心脏血管疾病手术麻醉典型病例解析

ANESTHESIA FOR CARDIAC AND VASCULAR SURGERY

TYPICAL CASE ANALYSIS

主　审　姚尚龙　薛张纲　刘　进

主　编　王月兰　邓小明　闵　苏　马　虹

人民卫生出版社

·北京·

图书在版编目（CIP）数据

心脏血管疾病手术麻醉典型病例解析/王月兰等主编 . —北京：人民卫生出版社，2021.12

ISBN 978-7-117-32492-2

Ⅰ. ①心… Ⅱ. ①王… Ⅲ. ①心脏血管疾病 – 麻醉学 Ⅳ. ①R54

中国版本图书馆 CIP 数据核字（2021）第 242142 号

| 人卫智网 | www.ipmph.com | 医学教育、学术、考试、健康，购书智慧智能综合服务平台 |
| 人卫官网 | www.pmph.com | 人卫官方资讯发布平台 |

心脏血管疾病手术麻醉典型病例解析

Xinzang Xueguan Jibing Shoushu Mazui Dianxing Bingli Jiexi

主　　编：王月兰　邓小明　闵　苏　马　虹

出版发行：人民卫生出版社（中继线 010-59780011）

地　　址：北京市朝阳区潘家园南里 19 号

邮　　编：100021

E - mail：pmph @ pmph.com

购书热线：010-59787592　010-59787584　010-65264830

印　　刷：北京汇林印务有限公司

经　　销：新华书店

开　　本：787 × 1092　1/16　印张：14

字　　数：349 千字

版　　次：2021 年 12 月第 1 版

印　　次：2022 年 1 月第 1 次印刷

标准书号：ISBN 978-7-117-32492-2

定　　价：138.00 元

打击盗版举报电话：010-59787491　E-mail：WQ @ pmph.com

质量问题联系电话：010-59787234　E-mail：zhiliang @ pmph.com

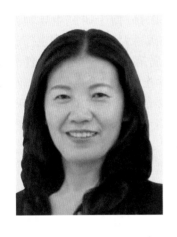

王月兰，二级教授、主任医师、博士研究生导师。山东第一医科大学第一附属医院（山东省千佛山医院）麻醉与围手术期医学科主任，外科重症监护治疗病房主任、山东第一医科大学麻醉学系主任，泰山学者特聘专家、享受国务院政府特殊津贴。中华医学会麻醉学分会常务委员兼任五官科麻醉学组组长，中国医师协会麻醉学医师分会常务委员，中国老年医学学会麻醉学分会副会长，山东省医学会麻醉学分会主任委员，山东第一医科大学临床医学专业建设委员会委员、首届学术委员会临床医学专委会委员、学术道德与医学伦理审查专委会委员，山东省医师协会副主任委员；《中华麻醉学杂志》常务编辑，《临床麻醉学杂志》编委，《国际麻醉与复苏杂志》编委。2014年于德国Uniklinikum Bochum学术交流主攻肺脏移植围手术期麻醉；2009—2010年美国伊利诺伊大学芝加哥分校医学院药理学实验室肺组攻读博士后。科研研究方向：围手术期脏器功能保护及急性肺损伤机制研究与干预；带教硕士、博士研究生100余名。承担国家自然科学基金面上项目4项，参与4项；获得山东第一医科大学学术提升计划1项，省部厅级课题21项，省部级二、三等奖9项；发表中、英论文150余篇，主编、参编著作11部。

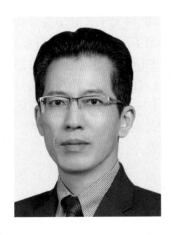

邓小明，二级教授、主任医师、博士研究生导师。海军军医大学第一附属医院麻醉学部名誉主任兼任中华医学会麻醉学分会候任主任委员及麻醉科护理学组组长、中国高等教育学会医学教育专业委员会常务委员与麻醉学教育学组组长、全国高等医药院校麻醉学专业第四届教材编审委员会主任委员以及《国际麻醉学与复苏杂志》总编辑和《中华麻醉学杂志》与《临床麻醉学杂志》副总编辑等。在疑难复杂高危患者麻醉与围手术期管理方面具有丰富的临床经验，主要研究方向为脓毒症。主编或主译著作或教材30余部。以第一作者或通讯作者发表论文400余篇，其中SCI论文100余篇。

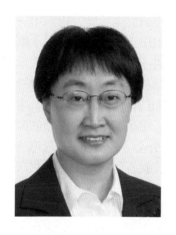

闵苏，中共党员，二级教授、主任医师、博士研究生导师，享受国务院政府特殊津贴。现任重庆医科大学麻醉系副主任、麻醉学教研室主任、重庆医科大学附属第一医院麻醉科主任。教育部高等学校临床医学类专业教学指导委员会麻醉学专业教学指导分委会委员、国家卫生健康委能力建设和继续教育麻醉学专委会委员、中国高教会医学教育专委会麻醉学教育研究会常务理事。

从事麻醉学医教研工作39年。任人民卫生出版社全国高等医药院校教材《麻醉生理学》第2、3版副主编、第4版主编，《外科学》第6~9版编委、《麻醉学》第2~4版编委。先后荣获全国职工职业道德建设标兵个人，全国五一劳动奖章，中国医师协会"白求恩式好医生"称号、"住陪心中好老师""优秀专业基地主任"，重庆市职工职业道德建设标兵个人，重庆市五一劳动奖章，重庆市最美教师，重庆英才·名家名师，重庆市学术技术带头人。

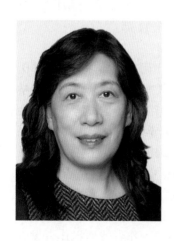

马虹，二级教授、主任医师、博士研究生导师。1986年毕业于中国医科大学。曾在美国加州大学洛杉矶分校及Cedars-Sinai医学中心做访问学者。现任中国医科大学麻醉学科带头人、麻醉专业负责人，中国医科大学附属第一医院麻醉教研室、麻醉科主任，中华医学会麻醉分会副主任委员、中国医师协会麻醉学医师分会常务委员、中华医学会麻醉分会急诊与创伤筹备学组组长、辽宁省医学会麻醉学分会主任委员、辽宁省临床麻醉质控中心主任，《中华麻醉学杂志》副主编、《临床麻醉学杂志》《国际麻醉与复苏杂志》常务编委。

　　随着老龄化社会的到来,以及快节奏的生活和各种竞争压力等均导致身体、心理与精神高度紧张,也促使心脏疾病发生率上升且越来越年轻化。因心脏疾病接受心脏及非心脏手术的人群呈逐年增多趋势,同时,心血管内外科新治疗技术、心脏超声,以及介入手术、微创手术和腔镜类心脏手术等新技术迅猛发展,促使了麻醉科医师对心脏手术或心脏疾病患者非心脏手术的围手术期管理的要求提高;对超高龄脆弱心脏和急诊大血管手术的抢救及降低并发症的管理技术难度更大、更要面临巨大的挑战。为此,掌握好心脏血管疾病围手术期麻醉管理一直被认为是对麻醉科医师专业技术水平的严峻考验。

　　该书正是应对上述临床困惑,王月兰教授等4位主编也代表广大一线麻醉科医师的心声和临床需求,邀请参编人员几乎涵盖了我国主要的大型心脏手术中心的知名医院,具有丰富临床经验的心脏麻醉专家、体外循环专家、老中青三代麻醉人,针对心脏血管疾病患者心脏或非心脏手术麻醉管理,成人、小儿、产妇的常见或疑难罕见病例及其并发症处理,体外生命支持及监测技术等共计8个章节,40余个病例,进行了详细阐述;更重要的是,该书首次以病例形式再现,每个病例都是来自临床的真实经历,更具实践性和说服力,值得广大读者学习和借鉴。同时,为了让本书更具有代表性、科学合理性和最大可使用借鉴性,征集了全国不同地区麻醉用药习惯、心脏专科医院和综合性医院对心脏麻醉管理的特色,综合了其共性核心技术和处理难点,是一本较为全面的心脏血管疾病围手术期管理的重要著作,值得学习和推荐。

　　同时,本书充分考虑麻醉科医师工作快节奏、不可预测性和时间紧迫性等特点,直接以疾病手术名称病例的形式呈现,结构框架包括导读、病例简介、麻醉方案与分析、经验与体会、麻醉小结及专家点评;内容简明扼要,专家点评精彩,临床实用性强,是极具指导意义的一部临床参考用书。

　　作为一名长期从事临床工作的麻醉科医师,十分希望这样的书籍不断涌现,将临床知识、管理经验和处理的难点与大家分享,切实有效地提升临床技能、提高麻醉管理质量和患者安全! 也教育培养出一代又一代的懂临床、会治病、具有综合能力的麻醉能手行家! 我坚信本书对推动和提高该类疾病麻醉管理将发挥重要的作用。

　　现在写一本好书实属不易,甘愿为此付出者,值得赞扬与鼓励! 再次感谢主审姚尚龙教授、薛张纲教授的指导! 感谢所有参编专家们的辛勤付出和知识分享;向为本书辛勤付出的麻醉同仁们致以崇高的敬意和由衷的感谢! 祝本书成为广大麻醉科医师喜爱的良师益友!

2021 年 8 月 19 日

心脏手术麻醉管理技术为整个麻醉管理的根基,无论是常规心脏手术或急诊,以及遭遇隐匿心脏疾患的产妇与小儿,还是心脏疾患的非心脏手术,抑或危重症患者抢救过程中发生心脏事件急需手术等,均考验着每一位麻醉科医师的知识、技能、智慧与综合管理能力。所以,掌握好心脏麻醉技能是每位麻醉科医师的"看家"本领;而且,随着我国人口老龄化及心脏病日趋年轻化,伴发心脏病接受心脏及非心脏手术者越来越多;术中及术后心血管不良事件的发生及患者预后与麻醉处理密切相关,而每一类心脏血管病围手术期处理原则不尽相同,麻醉方式及药物也对其影响各异。与此同时,心血管外科新技术的飞速发展对麻醉要求越来越高。因此,如何做好心脏血管疾病手术麻醉管理尤显重要,正基于此初衷而策划撰写此书。同时也是结合自己多年来的临床体会与心愿,亟须有一本以病例形式、随手可查、可学、可用的简明扼要的书籍,为广大一线麻醉科医师,尤其是住院医师解决心脏麻醉带来的挑战和考验。

为能够体现我国心脏麻醉管理水平和地域不同的代表性,同时兼顾本书内容的可普及推广性,特邀请既有亚太规模的心脏病专科医院,又有心脏手术领先的大型综合医院;针对成人、小儿、心肺移植、体外生命支持等各具特色的心脏领域著名医院和临床经验丰富的麻醉专家40余人撰写和点评,历经4年之久终于成稿,实属不易!

本书包含心脏血管疾病手术的麻醉管理以及心脏病人非心脏手术的麻醉管理、并发症防范、体外生命支持技术与监测等8大部分。书中全部为真实临床病例,甄选了临床上常见多发的病例作为麻醉处理的典范;也兼顾了罕见病例作为提醒和启发;增添了特发易误诊的并发症作为警示和借鉴等共计40余个病例,可谓倾尽编者及点评专家的心血和智慧!且本书在编写上考虑到麻醉科医师时间紧张的特点,需要尽快掌握知识点和要点,以导读、病例简介、麻醉方案与分析、经验与体会、麻醉小结及专家点评的形式展现,有着独到的风格和特点,希望该书能成为临床一线麻醉科医师临床实用参考书。

在此,感谢所有参编与点评的专家们辛勤付出和无私奉献!感谢主审专家们的厚爱和全方位指导!感谢人民卫生出版社编辑团队精心指导和帮助!感谢主编们团结协作和责任担当!

我虽有心愿希望该书成为业内爱不释手的看家之卷,但由于病例复杂多变,且每位编者所在医院的麻醉管理经验和习惯的不同,虽专家一再更新修改,难免有不妥之处,真诚欢迎广大读者提出宝贵意见和建议。

王月兰　邓小明　闵　苏　马　虹
2021 年 8 月

目　录

第一章 小儿先天性心脏病手术麻醉

1. 肺动脉闭锁手术麻醉管理

【导读】

肺动脉闭锁患者的早期死亡率非常高,如婴幼儿时期积极处理,肺血管尚有机会发育正常;多数患者肺段的血管供应由侧支和动脉导管双重供应,但侧支功能随着年龄增加会发生相应的变化,右心系统的发育个体间差异很人。因此,此类患者手术治疗的目的和方式有多种,麻醉科医师应对此足够重视。

【病例简介】

患者,7d,男性,G_1P_1,37周⁺,出生即发现有口唇发绀,反应低下,喂养困难,哭声轻微;心脏二维多功能彩超检查提示为肺动脉闭锁(pulmonary atresia,PA)、室间隔缺损(ventricular septal defect,VSD),伴有动脉导管未闭(patent ductus arteriosus,PDA);为进一步诊断治疗,带气管插管,以肺动脉闭锁、室间隔缺损、动脉导管未闭收治入院拟急诊手术治疗。

体格检查:产时无窒息,出生体重3.6kg,入院体重3.5kg,身长51cm,嗜睡中,左上肢经皮动脉血氧饱和度(SpO_2)34%~40%,腹部平软,肝右肋下1.5cm,前囟未闭,张力不高,四肢呈自然屈曲位,呼吸急促,35次/min,心率149次/min,左上肢无创血压55/32mmHg,皮肤弹性良好,四肢末梢暖,无苍白、无明显黄染、中央型发绀,未见明显出血点、无明显皮疹,毛细血管再充盈时间5s,眼睑无明显水肿,结膜无充血,巩膜无明显黄染,眼球活动自如,双瞳孔2mm,对光反射好。心尖部无震颤,心律齐,心音有力,心前区2~3/6级收缩期杂音,P_2低下。

母孕史无特殊。

辅助检查:吸氧浓度(FiO_2)21%:酸碱度(pH)7.244,动脉二氧化碳分压36.6mmHg,动脉氧分压14.8mmHg,修正酸碱度7.244,修正二氧化碳分压36.6mmHg,修正氧分压14.8mmHg,钠(Na^+)135mmol/L,钾(K^+)3.2mmol/L,钙(Ca^{2+})1.10mmol/L,氯(Cl^-)110mmol/L,血糖75.0mg/dl,乳酸10.2mmol/L,血细胞比容53.4%,碳酸氢根离子14.2mmol/L,二氧化碳总量31.1mmol/L,动脉血氧饱和度14.10%,实际碱剩余-11.2,标准碱剩余-10.6,Ca^{2+}1.01mmol/L,总血红蛋白17.5g/dl,动脉氧合血红蛋白分数14.0%,脱氧血红蛋白85.2%,渗透压274.90mmol/kg。

心脏彩超报告:心脏位置正常。右心房、右心室增大,右心室壁肥厚,左心室收缩活动正常。主动脉增宽,骑跨于室间隔上50%。左、右冠状动脉显示不清。肺动脉瓣闭锁,未测及明显前向血流,瓣环内径0.56cm,总干内径0.80cm,左肺动脉内径0.47cm,右肺动脉内径0.42cm。房室瓣开放活动可,三尖瓣轻度反流,反流束宽0.23cm,反流速3.70m/s,压差

54.9mmHg。房间隔卵圆孔未闭 0.30cm,右向左分流。室间隔缺损,对位不良型,双向分流。左位主动脉弓。动脉导管未闭 0.20cm(垂直型),左向右分流速 3.44m/s。室间隔内血流信号丰富,细小肌部室间隔缺损不能排除。诊断:肺动脉闭锁,室间隔缺损,卵圆孔未闭,动脉导管未闭。

胸部 X 线检查:所示胸廓骨骼及胸壁软组织未见异常。纵隔及气管居中未见移位,心影增大。两膈光整,两肋膈角锐利,两肺纹多。

【麻醉方案与分析】

患者急诊带气管插管入监护室,吸入 21% 浓度氧气。呼吸机压力模式支持,呼吸频率 24 次 /min,V_T 维持 8ml/kg,压力控制约 20mmHg。入手术室前给以肾上腺素 0.05μg/(kg·min),米力农 0.5μg/(kg·min),氯化钙 10mg/(kg·h)维持;前列地尔注射液 0.2μg/(kg·h)维持动脉导管开放。定时复查水电解质酸碱,注意循环呼吸支持、注意水进出量平衡、积极维护重要脏器功能,密切监测心律变化。患者经过上述处理后,血浆内乳酸持续升高,无 SpO_2 改善,遂决定急诊手术处理。

拟全身麻醉体外循环下手术。患者在麻醉科医师监护下转运,途中连续监测有创动脉压、心率、SpO_2 等并吸入 21% 氧气。入手术室后单次注射咪达唑仑 0.1mg/kg,依托咪酯 0.2mg/kg,持续输注丙泊酚 3mg/(kg·h)、罗库溴铵 0.6mg/(kg·h)和舒芬太尼 2.5μg/(kg·h)诱导并维持麻醉。心血管活性药物剂量根据血压、心率和 SpO_2 调整;前列地尔注射液 0.2μg/(kg·h)剂量不变以维持 PDA 开放,直到 PDA 结扎、新的肺血流通路建立;呼吸机采用间歇正压通气(intermittent positive pressure ventilation,IPPV)＋ 同步间歇指令通气(synchronized intermittent mandatory ventilation,SIMV)模式,呼吸频率 24 次 /min,V_T 维持 8ml/kg 左右,压力控制在 20cmH$_2$O 以下,维持 $P_{et}CO_2$ 30mmHg,适当过度通气,同步触发灵敏度为 −4cmH$_2$O,24G 桡动脉置管监测有创动脉压,右颈内静脉置入 4F-5cm 双腔深静脉导管,监测中心静脉压,22G-3.1cm 股静脉置管。

开胸探查后发现患者右心室偏小,小于正常的 1/3,左右冠状动脉皆有节段性扩张及异常梗阻,存在右心室窦状隙与冠脉相连,缺乏有效的主动脉 - 冠脉交通,即可能存在依赖右心室灌注的冠状动脉交通,左右肺动脉有中央共汇,但其远端分支发育不良,遂在平行循环下行用 4.0mm 膨体聚四氟乙烯管道连接右锁骨下和肺动脉(改良 B-T 分流术),结扎 PDA。

术中体外循环升主动脉插管型号选用 8 号,上下腔静脉插管型号使用 16 号,平行循环时间 35 分钟,体外循环总时间 55 分钟。体外循环结束前,根据体循环状况给予多巴胺 7.5μg/(kg·min),米力农 0.5μg/(kg·min),肾上腺素 0.02~0.08μg/(kg·min)持续输注以增强心肌收缩力。因患者心肌水肿比较明显且一期关闭胸骨有压迫心脏迹象,遂保持胸骨开放状态下将患者送入心脏重症监护室。手术后,将患者的心率、SpO_2、有创动脉压等维持在 145 次 /min、80%(吸入 40% 氧气)、65/40mmHg 上下。入监护室后持续机械通气,采用 IPPV ＋ SIMV 模式,予以呼气终末正压(positive end expiratory pressure,PEEP)4cmH$_2$O,心血管活性药物调整为多巴胺 7.5μg/(kg·min),肾上腺素 0.05μg/(kg·min);加用 CaCl$_2$ 10mg/(kg·h),并于术后当天即给以甲泼尼龙 1mg/(kg·48h),同时予以磷酸肌酸营养心肌、低分子量肝素钙注射液抗凝、抗生素抗感染治疗。患者血气电解质紊乱逐步恢复正常,3 天后正常关闭胸骨及皮肤,5 天后拔除气管导管撤离呼吸机,7 天后出心胸外科重症监护室(CICU),15 天后出院随访。拟在 6 个月后首次随访彩超评估肺血管发育情况及心脏功能,根据肺血管发育情况再决定下一步手术方案。

麻醉分析:

肺动脉闭锁行改良 B-T 分流术(modified blalock-taussig shunt,MBTS)的目的是增加肺血流、改善低氧血症和促进肺血管发育。麻醉诱导和维持时管理要点是维持 Q_P/Q_S 平衡,适当补充容量,避免肺过度充血或肺动脉血流减少。

手术完成后应该做到:

1. 保证充分的液体量,维持动脉血压适宜,中心静脉压(CVP)12~15mmHg,左心房压力 10~12mmHg,右心房压力可达 15mmHg,HCT 40% 左右,术后动脉收缩压维持在 75~90mmHg。

2. 维持适宜心率,小年龄应在正常年龄组高值范围,尽量房室同步。

3. 小于 3 个月的婴儿可选用 5%$CaCl_2$ 5~10mg/(kg·h)、小剂量联合应用多种儿茶酚胺类药物。

4. 维持电解质酸碱液体平衡,尿量大于等于 2ml/(kg·h),保持体温 36~37℃,监测血清乳酸变化率[小于 0.75mmol/(L·h)]。

5. 合理使用机械通气,吸入 FiO_2(0.4)时 SpO_2 在 75%~85%,呼气末二氧化碳分压($P_{et}CO_2$)在 40~45mmHg。呼吸机应尽量减少胸内压,不妨碍静脉回流,潮气量 6~8ml/kg,通常不用或少用 PEEP,早期撤机;停机前积极处理肺不张。

6. 一般非 CPB 术后 3 小时或 CPB 术后 6 小时起用肝素 5~10U/(kg·h);少用止血剂和凝血因子。

7. 使用超声心动图检查了解人工管道的内径和血流速度。

【经验与体会】

肺动脉闭锁可分为 PA/ 室间隔完整(intact ventricular septum,IVS)或 PA/VSD 型两类,有学者认为使用“法洛四联症合并肺动脉闭锁”可以更好地表述后者的病理和治疗特点。

麻醉科医师需注意该病有无多发性 VSD 及房间隔缺损(atrial septal defect,ASD),是否存在冠状动脉异常,有无主肺动脉侧支;麻醉时输注前列腺素 E_1 可维持动脉导管开放,如肺血流足够,可维持 SpO_2 在 80%~90%;尚需注意其是否伴发其他的畸形,如 VACTERL 综合征(脊椎、肛门、心脏、气管、食管、肾和肢体的先天性畸形)和先天性食管闭锁。该病如有多发性主肺动脉侧支血管,则可能在出生时没有明显的体征和症状;法洛四联症合并肺动脉闭锁的患者偶有缺氧发作,麻醉时必须保持体、肺循环血管阻力的平衡,避免出现体循环血管阻力降低加重发绀。

法洛四联症合并肺动脉闭锁(图 1)存在一个前向对位不良型 VSD;右心室漏斗部终点是一个盲端;肺动脉的解剖存在极大的变异,左右肺动脉可不连续也可不连续,也可以与退化的残余肺总动脉相连,也可由动脉导管供血;有部分病例由主肺动脉侧支血管供应肺循环,当侧支入肺的血流过多时候,则可引起充血性心力衰竭且迅速发生肺血管梗阻性病变,氧饱和度恶化。

图 1 法洛四联症合并肺动脉闭锁的解剖。① I 型 TOF/PA。短段肺动脉闭锁,肺动脉大小基本正常,分支肺动脉连续;右位主动脉弓;肺血流由一支来自左锁骨下动脉的粗大体肺侧支和右位 PDA 提供。② III 型 TOF/PA。肺总动脉缺如,分支肺动脉细小,但连续;肺血流

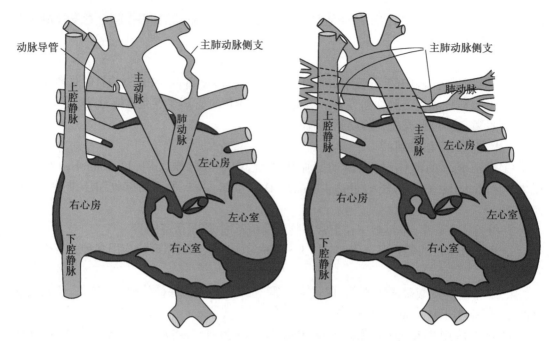

图 1   法洛四联症合并肺动脉闭锁的解剖

由粗大体肺侧支提供。

药物和介入治疗：

动脉导管依赖性的婴儿需要输注前列腺素 E_1(维持动脉导管开放)以获得足够的肺血流；不宜使用 β 受体阻滞剂作长期预防性治疗缺氧发作,慎用去氧肾上腺素等血管收缩药物处理缺氧发作,避免心肺转流前的即刻发生血管收缩。充血性心力衰竭的患者,需要使用地高辛和利尿剂进行治疗。

使用前列腺素 E_1 后能够维持动脉导管开放、肺动脉的连续性保持完整、SpO_2 能够维持在 85% 的患者,可以进行一期根治手术。如果还有其他肺血来源,试验性封堵时仍能维持足 70%~75% 的 SpO_2,则应该将双重供血的侧支血管封堵后再接受根治手术。

分期手术：姑息性手术一般有体肺动脉分流术、主肺动脉中央分流手术。经过体肺动脉分流术后,肺血流可以增加,肺动脉直径扩大,有的细小肺动脉也能够发育扩大,在术后 1 年至 2 年左向右分流占优势的情况下,择期行根治手术。右心室 - 肺动脉(中央共汇)建立连接 3 个月至 6 个月后再实施心导管术检查,评估肺动脉的生长,择机堵闭主肺动脉侧支血管,对非双重供血的侧支行单源化手术(unifocalization operation,UF,是指直接把大的体肺侧支血管联通或通过各种方法连接到肺动脉主干上,使肺血的来源单一化,即由中心肺动脉供血)。

【麻醉小结】

肺动脉闭锁患者行姑息性手术的麻醉要点：①麻醉前需仔细评估冠状动脉功能。②已行体肺动脉分流术或主肺动脉分流术的患者,尽量避免肺动脉压力过度降低,以免肺充血导致心力衰竭。③手术完成后应当给以足够的容量和相对比较高的动脉压力,以保证管道内有足够的血流灌注。④术后谨慎合理使用各类止血药物,适当保持相对的低凝状态,以免管道堵塞。⑤手术前吸入 40% 的 O_2 比较妥当,手术中尽量避免使用 100% 的 O_2。

(顾洪斌　张马忠)

【专家点评】

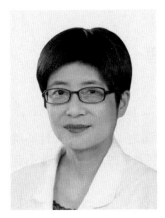

白洁,女,1965 年出生,现任上海交通大学医学院附属上海儿童医学中心麻醉科主任医师。1988 年毕业于上海第二医科大学儿科系。从事儿科临床麻醉一线工作 30 余年,曾赴以色列施耐德儿童医学中心进行临床和科研工作。对先天性心脏病手术麻醉具有丰富的经验。主要研究婴幼儿复杂先天性心脏病的麻醉管理、先天性心脏病围手术期肺高压的处理。近年来,参加多项国家自然科学基金、上海市科学技术委员会课题等重要科研项目研究。发表 SCI 论文 2 篇,国内核心期刊上发表论著和综述 10 余篇,参与翻译出版《当代小儿麻醉学》《实用小儿麻醉技术》等多本专著。

肺动脉闭锁早期死亡率非常高,这类患者常合并冠状动脉严重畸形(包括冠状动脉近端狭窄,以及存在冠状动脉瘘并由右心室向远端冠状动脉供血),任何对右心室进行减压的举措均会引起左心室肌大面积缺血甚至梗死,并导致患者死亡;右心室大小和形态学发育存在很大的变异,外科治疗必定会遵循的处理方案多样化的原则,麻醉科医师更要研究这种情况,并协助制订最佳处理原则。

法洛四联症合并肺动脉闭锁的患者手术方案多样,一般需要根据右心室的发育情况(比如三尖瓣的 Z 值大小)、肺血管的发育情况,有无合并其他畸形等决定是否行根治手术抑或行单源化手术等。本病例比少见,合并冠状动脉畸形时肺血管发育和右心室发育均比较差,所以行体肺动脉分流术。在新生儿期,该病例因为依靠 PDA 供血,所以在有效的肺血流来源建立之前,应当吸入空气为主,避免吸入纯氧以免加速 PDA 关闭;在手术期前,应当维持合适的通气量,避免过度通气造成肺血流过多、左心回心血量增加,从而导致左心功能衰竭;在手术期间,麻醉科医师应将动脉收缩压维持在 80mmHg,SpO_2 在 75%~85%,$ETCO_2$ 在 40~45mmHg 左右;手术期间可适当使用 5% $CaCl_2$ 以加强心肌收缩力,改善体外循环后的低钙血症;本例手术的麻醉处理比较成功,值得借鉴。

参考文献

[1] 丁文祥,苏肇伉.小儿心脏外科重症监护手册[M].上海:世界图书出版公司,2009:247-383.

[2] 刘锦纷,孙彦隽.先天性心脏病外科综合治疗学[M].上海:世界图书出版公司,2016:581-599.

[3] 郑吉建,张马忠,白洁.小儿心脏麻醉手册[M].上海:世界图书出版公司,2018:133-136.

[4] WU Q,WANG T,CHEN S,et al. Cardiac protective effects of remote ischaemic preconditioning in children undergoing tetralogy of fallot repair surgery:a randomized controlled trial[J]. Eur Heart J,2018,39(12):1028-1037.

[5] 刘锦纷,孙彦隽.先天性心脏病临床治疗——从婴儿期到成年期[M].上海:世界图书出版公司,2018:93-122.

[6] HOLLY BAUSER-HEATON,MICHAEL MA,LISA WISE-FABEROWSKI,et al. Outcomes After Initial Unifocalization to a Shunt in Complex Tetralogy of Fallot With MAPCAs[J]. Ann Thorac Surg,2019,107(6):

1807-1815.

［7］QUINONEZ ZA,DOWNEY L,ABBASI RK,et al. Anesthetic Management During Surgery for Tetralogy of Fallot With Pulmonary Atresia and Major Aortopulmonary Collateral Arteries［J］. World J Pediatr Congenit Heart Surg,2018,9（2）:236-241.

［8］SOQUET J,BARRON DJ,D'UDEKEM Y. A Review of the Management of Pulmonary Atresia,Ventricular Septal Defect,and Major Aortopulmonary Collateral Arteries［J］. Ann Thorac Surg,2019,108（2）:601-612.

2. 小儿房间隔缺损手术麻醉管理

【导读】

房间隔缺损（atrial septal defects,ASD）是最常见的先天性心脏病之一,约占先天性心脏病的 7%~10%。它可单独发生或与其他心血管畸形共同存在。长期大量的左向右分流引起右心增大,诱发肺动脉高压。

【病例简介】

患者,男性,1岁6个月,因发现"心脏杂音约1年"入院。患者1年前曾因"喘息性肺炎"入院,查体时发现心脏杂音,进一步行心脏超声心动图检查发现"先天性心脏病:房间隔缺损"。患者生长发育尚可,无喂养困难,有呼吸道及肺部感染史,无心力衰竭史。

体格检查:发育正常、营养中等、意识清楚、查体合作。皮肤黏膜色泽正常,未见皮疹,皮下无出血。胸廓正常,心前区无隆起。双肺呼吸音清晰。心率116次/min,心律齐,S_1 正常,S_2 正常,$P_2>A_2$,未闻及额外心音,胸骨左缘2~3肋间听诊区可闻及柔和吹风样3/6级杂音,不传导,未闻及心包摩擦音。

既往史:蚕豆病,有反复肺炎病史,易出汗。

实验室检查:血常规:血红蛋白122g/L,血小板 $242×10^9$/L;凝血检查:纤维蛋白原1.7g/L,余均无异常。

影像学检查

（1）术前超声心动图（图1）报告:房间隔中部可见回声中断,大小约19mm（大动脉短轴切面）×19mm（心尖四腔心切面）×17mm（剑突下双房心切面）,缺损紧邻主动脉瓣环,对侧缘残端约4mm,距房室瓣环约4mm,距房顶部约7mm,上腔静脉入口处残端约13mm,下腔静脉入口处残端约4mm;房水平见左向右分流信号。室间隔回声连续完整。主动脉左弓发育良好。上、下腔静脉及肺静脉回流未见异常。主、肺动脉间未见异常通道。左、右冠状动脉开口位置未见异常。右心增大,左心房、左心室不大。室间隔与左心室游离壁不厚,运动良好。肺动脉稍宽。升主动脉不宽。心包腔内未见液性暗区。左心室

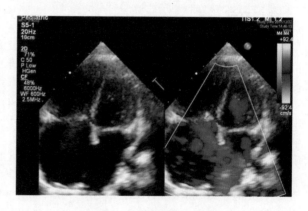

图1　术前超声心动图

舒张末容量（EDV）18.7ml,左心室收缩末容量（ESV）5.6ml,左心室每搏输出量（SV）13.1ml。

（2）胸部 X 线检查:肺血增多,右心增大,心胸比 0.59。

心电图:窦性心律,右心房、右心室增大,不完全右束支传导阻滞。

诊断:先天性心脏病,房间隔缺损(继发孔中央型,左向右分流),轻 - 中度肺动脉高压。

【麻醉方案与分析】

1. 手术指征　术前心脏超声诊断明确,先天性心脏病,房间隔缺损(继发孔中央型,左向右分流),轻 - 中度肺动脉高压,手术指征明确。

2. 麻醉术前评估　体温 36.8 ℃,心率 116 次 /min,呼吸 25 次 /min,血压 92/62mmHg;身高 79cm,体重 9.95kg;活动后无呼吸急促,心功能良好;气道正常;听诊呼吸音清,无干湿性啰音;双手艾伦试验阴性;血红蛋白 122g/L,血小板 242×10⁹/L,纤维蛋白原 1.71g/L;左心室舒张末内径（LV-Dd）26mm,右心室舒张末内径（RV-Dd）29mm,左心房（LA）内径 19mm,右心房（RA）内径 30mm,射血分数（EF）70%;心胸比:0.59。

3. 麻醉方案　拟行静 - 吸复合全身麻醉,入室后,建立有效外周静脉,经口气管插管,桡动脉有创血压监测,右侧颈内静脉穿刺置管。七氟烷、右美托咪定、顺苯磺阿曲库铵输注维持麻醉。手术开始即刻静注氨甲环酸 5mg/kg,之后氨甲环酸 5mg/(kg·h)持续泵入。复温即刻静注米力农 50μg/kg,之后 0.5μg/(kg·min)持续泵入,地塞米松 1mg。

4. 麻醉管理

（1）手术过程:全身麻醉诱导。氯胺酮 15mg、咪达唑仑 0.5mg、顺苯磺阿曲库铵 2mg、舒芬太尼 5μg、长托宁 0.1mg 静脉注射。经口插入 4.5# 气管导管,建立桡动脉有创血压监测,右侧颈内静脉穿刺置管。右美托咪定 1μg/(kg·h)、顺苯磺酸阿曲库铵 0.2mg/(kg·h)静脉输注、1%~2% 七氟烷吸入。于切皮前、体外循环复温后静注舒芬太尼 5μg、体外循环中静注咪达唑仑 1mg。正中开胸建立体外循环,主动脉阻断,降温至 35℃,补片闭合缺损,排气后开放主动脉,心脏自动复跳,窦性心律,复温至 36.2℃,米力农 0.5μg/(kg·min)静脉输注,循环稳定后停机。停机后改良超滤,之后缓慢静注鱼精蛋白中和肝素,中和至三分之一时,气道压逐渐升至 28cmH₂O,脉搏氧饱和度由 99% 降至 85%,经对症处理后逐渐缓解,继续静注鱼精蛋白。术中无其他特殊不良反应及并发症,止血后关胸。

（2）预后:术后转入 CCU,1 小时患者脱离呼吸机并拔除气管导管,呼吸循环稳定、胸腔引流量不多。术后第 5 天复查超声(图 2)显示房水平分流消失,右心室体积比术前缩小,LV-Dd 25mm、RV-Dd 22mm、LA 18mm、RA 23mm,顺利出院。

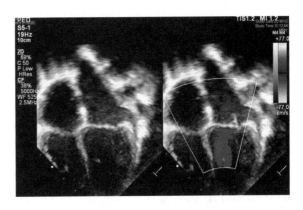

图 2　术后超声心动图

5. 术后注意事项

（1）术后早期强心利尿,适当补充电解质。

（2）若患者左心室发育较差,术后早期适当限制液体入量,降低左心前负荷。

（3）根据血流动力学情况应用正性肌力药物和降低肺动脉压力的药物。

（4）保证合适的心率,以利于患者左心室功能快速恢复。

【经验与体会】

婴幼儿房间隔缺损修补术的特点:

1. 此类患者房间隔缺损较大时,左向右分流量较大,肺血增多,常合并不同程度的肺动脉高压;右心增大,左心发育相对右心为小,术中和术后早期需要一定量的正性肌力药物支持。根据患者病情选择多巴胺,多巴酚丁胺,米力农等。

2. 此类患者常因心房水平左向右分流量较大导致肺动脉高压,房间隔缺损修补后,房水平左向右分流消失,大部分患者肺动脉压力会较术前有所降低。但术中和术后早期也要重视肺动脉压力升高,尤其鱼精蛋白中和肝素时,肺动脉血管比无肺高压的患者更易收缩,引起小气道痉挛、肺动脉压升高,引起循环波动和低氧血症。所以中和肝素前需要维持合适的麻醉深度和心脏前负荷,预先将吸氧浓度短暂升高至80%左右,给患者以充分的氧储备,将患者的心率和血压调整至合适的范围;将鱼精蛋白稀释1倍,给药速度要缓慢,一般要在5~10分钟左右静脉推注,给药完成后观察2~3分钟,有无呼吸和循环波动。术后早期各种刺激性的操作需在一定镇静下完成,如吸痰、拔管等,避免肺动脉压升高。

3. 部分患者营养状况较差,合并低纤维蛋白原血症,但降低的程度往往并不影响择期手术。术中合理使用氨甲环酸和血凝酶等凝血药物,进行血液保护和改善术后凝血状态,如患者贫血较重或凝血功能较差可输入浓缩红细胞或新鲜冰冻血浆及冷沉淀。

4. 此患者患有蚕豆病,接触外界各类物质可能诱发溶血反应引起心力衰竭、肾衰竭等后果。术中应密切观察患者体温,尿液颜色及其他生命体征,给予小剂量地塞米松预防溶血,积极纠正贫血和酸中毒的发生。该患者围手术期未发生明显溶血反应,恢复顺利预后良好。

【麻醉小结】

据报道,房间隔缺损(ASD)是最为常见的先天性心脏病之一。分为原发孔型、继发孔型、静脉窦型、冠状窦型、单心房。可单独或作为部分病征与其他先天性心脏病变共同存在。部分小型房间隔缺损对患者生理影响较小,可以行介入或外科封堵治疗。较大房间隔缺损或解剖上不适合封堵的患者可选择外科手术治疗。这类患者通常对于手术麻醉的耐受能力较好,手术成功率可达99%。但较大房间隔缺损的患者常合并心脏扩大、心力衰竭、呼吸道易感、肺循环高压及其他合并症,是接受ASD手术的相对高风险群体。术前做好麻醉预案,术中注意观察,积极处理各种情况,维持呼吸循环等系统的稳定,可使患者安全平稳渡过手术期,预后恢复良好。

（李硕鹏　王洪武）

【专家点评】

王洪武,主任医师,硕士研究生,硕士研究生导师,泰达国际心血管病医院麻醉科主任。现任中华医学会麻醉学分会心胸学组委员,国家心血管病专家委员会麻醉专业委员会常务委员,中国心胸血管麻醉学会理事、小儿麻醉分会副主任委员、心血管麻醉分会常务委员,天津市医学会麻醉学分会常务委员,天津市滨海新区医学会麻醉学专业委员会主任委员。

房间隔缺损是最常见的先天性心脏病之一。此畸形存在于心房水平,分流量要比心室

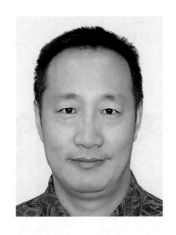

水平的分流量小,所造成的右心室负荷也就小,形成肺动脉高压的进程比较慢。一旦房间隔缺损合并严重的肺动脉高压则可能形成了器质性的肺动脉高压而不是动力性的肺动脉高压,这在临床实施麻醉时要特别引起注意。由于心房水平产生左向右分流导致左心室舒张末期容量下降,最终会使左心室发育较正常为小。一旦缺损被矫正后,正常的回心血量会加重左心室的负担,处置不当会导致左心功能不全。针对左心室比较小的患者,麻醉科医师一定不要通过补充体循环量来增加血压或者将血压提升到非常高的水平,因为此类患者的小左心室的特点维持一定高度的血压能保证有效的组织灌注即可,这样既可以保证比较低的左心室前负荷又不至于让左心室承受比较高的后负荷打击。另外,要注意心率,一定要维持心率高于正常水平,一旦发现心脏跳动比较慢,要积极的应用增加心率的变时性药物。对于比较大的房间隔缺损修补后,外科医师特别注意是否产生了误修补,例如将冠状静脉窦隔入了左心房或者将下腔静脉流入口隔入了左心房等,出现血氧分压降低的现象,提高供氧浓度都不会出现理想的高氧分压。由于鱼精蛋白的特殊负效应,在进行肝素中和时要特别注意,应该在中和前进行预处理,例如加深麻醉、钙剂、利多卡因、稀释给药、外周途径、主动脉根部给药、增加结率、体外循环后并行期间超滤、高浓度氧等措施。

该例手术的麻醉科医师针对患者的特点做了充分准备,处理过程得当,并且同时实行了快通道管理,是一个成功的麻醉实施案例。

参考文献

[1] LAKE CL,BOOKERP D. 小儿心脏麻醉学[M].4 版. 晏馥霞,李立环,译. 北京:人民卫生出版社,2008.
[2] JONAS R A. 先天性心脏病外科综合治疗学[M].2 版. 刘锦纷,孙彦隽,译. 上海:世界图书出版公司,2016.

3. 小儿动脉导管未闭手术麻醉管理

【导读】

动脉导管未闭(patent ductus arteriosus,PDA)约占全部先天性心脏病的 10%~15%,通常在非体外循环下完成动脉导管的结扎或切断缝合,在组织结构上,动脉导管与真正的血管组织不同,内膜不是由弹性纤维组成,平滑肌只有纵行和环形两种,因此术中撕裂大出血的风险大;动脉导管连接主动脉和左肺动脉,三根血管尺寸可能非常相似,有误结扎的风险,因此需要采取正确的麻醉管理策略,保证患者的安全及顺利快速康复。

【病例简介】

患者,男性,12 岁,因“乏力胸闷,气短,咳嗽两天”入院,体格检查:意识清楚,T 38.5℃,BP 115/35mmHg,HR 110 次/min,听诊双肺呼吸音粗,胸前区胸骨左缘第 2 肋间有收缩和舒张期连续性杂音。

胸片提示:左心系统增大,有"漏斗征",肺充血,双肺纹理增粗,见图1。

超声心动图:动脉导管未闭(降主动脉与主肺动脉分叉处近左肺动脉起始处之间见一近似漏斗样通道,长约12mm,主动脉端宽约13mm,肺动脉端宽约8mm),左心扩大,中度肺动脉高压,见图2。

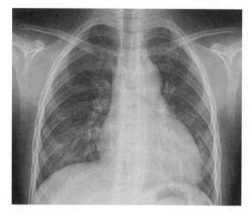

图1　术前胸片(左心系统增大,有"漏斗征",肺充血,双肺纹理增粗)

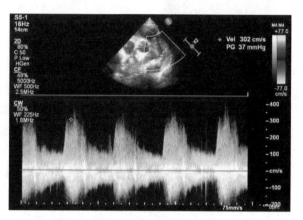

图2　术前超声心动图(降主动脉与主肺动脉分叉处近左肺动脉起始处之间见一近似漏斗样通道,长约12mm,主动脉端宽约13mm,肺动脉端宽约8mm)

心电图:左、右心室肥厚,以左心室肥厚显著。

血常规:白细胞 12.8×10^9/L。

诊疗计划:控制呼吸道感染,择期行非体外循环下动脉导管结扎术。

【麻醉方案与分析】

1. **麻醉前评估**　精神状态佳,T 36.7℃,BP112/40mmHg,HR 80 次/min,体重35kg。听诊双肺呼吸音清,心前区胸骨左缘第2肋间有收缩和舒张期连续性杂音。实验室检查:血常规、肝肾功能、凝血四项等均正常。体格检查:未发现异常。

2. **麻醉计划**　患者一般情况好,拟在静脉吸入复合麻醉下行右侧卧位动脉导管未闭结扎术。麻醉诱导:咪达唑仑 0.05mg/kg,丙泊酚 2~3mg/kg,舒芬太尼 0.5μg/kg,罗库溴铵 0.6mg/kg;麻醉维持:持续七氟烷吸入,丙泊酚,右美托咪定静脉泵入,间断静注舒芬太尼(控制舒芬太尼总量 1μg/kg),罗库溴铵。导管游离及结扎时拟硝普钠连续输注行控制性降压。关胸前,外科医师给予罗哌卡因阻滞肋间神经,用于预防及治疗术后疼痛。拟在手术间内拔除气管导管。右侧卧位,外科手术暴露需要,左肺通气受限,监测通气功能,避免通气不足。麻醉前电话通知血库,PDA 有意外出血可能。

3. **麻醉管理**　患者入手术室,BP 115/45mmHg,HR 72 次/min,SpO₂ 100%(右上肢)。麻醉诱导:静脉注射咪达唑仑 1mg、丙泊酚 50mg、舒芬太尼 15μg、罗库溴铵 20mg;诱导平稳,气管插管顺利。建立 16G 肘正中静脉通路,7F 三腔右侧颈内静脉通路,22G 左侧足背动脉测压。麻醉维持:1%~1.5% 七氟烷持续吸入,丙泊酚 2~3mg/(kg·h),右美托咪定 1μg/(kg·h)静脉泵入;切皮前静注舒芬太尼 10μg,罗库溴铵 20mg。开胸后控制肺组织膨胀,为术者提供理想术野,麻醉科医师关注手术过程并与术者及时沟通,游离动脉导管时开始泵入硝普钠 0.3~0.6μg/(kg·min),控制收缩压在 85mmHg 左右,游离套带完毕,加大硝普钠用量至

$1\mu g/(kg\cdot min)$,心率由 82 次/min 增快至 110 次/min,收缩压控制不理想,静脉注射艾司洛尔 30mg,心率逐渐降至 65 次/min,BP 最低 58/35mmHg,结扎后降低硝普钠剂量至 $0.5\mu g/(kg\cdot min)$。足背动脉压力维持在 100/60mmHg 左右。观察无外科出血,充分膨肺,关胸前 0.375% 罗哌卡因阻滞切口两侧肋间神经。手术过程顺利,关胸后停七氟烷吸入,停丙泊酚输注和右美托咪定输注,硝普钠 $0.5\mu g/(kg\cdot min)$ 控制血压,给予吗啡 $20\mu g/(kg\cdot h)$ 持续镇痛,诱导自主呼吸,手术完毕,由右侧卧位改为仰卧位,膨肺吸痰,患者自主呼吸满意,潮气量 290ml,呼吸频率 16 次/min,SpO_2 100%,$ETCO_2$ 38mmHg,BP 116/65mmHg,HR 87 次/min,拔除气管导管,患者清醒安静,返回 ICU。

【经验与体会】

非体外循环下动脉导管未闭结扎术有两大风险,一是大出血风险,二是误结扎的风险,尤其是对于年龄大、动脉导管粗大患者,针对可能出现的这两种严重的并发症,麻醉科医师在术前应全面评估患者,包括患者一般情况,循环系统病理生理变化,动脉导管的病理解剖,术中密切关注手术过程,积极与外科医师沟通,有效控制性降压,是手术成功的关键。

1. 本例患者年龄较大,动脉导管粗大,麻醉诱导后建立 16G 肘正中静脉通路,7F 三腔颈内静脉通路,以备大量出血时有足够的静脉通路。提前预警,通知血库 PDA 患者有意外出血可能,能在最短的时间内拿到血制品。

2. 非体外循环下动脉导管未闭结扎术麻醉管理的关键是安全范围内有效的控制性降压。降压药物我们选择硝普钠(SNP)。SNP 起效快(仅 30s),作用时间短(血管内生物半衰期 2min),临床应用易于控制。SNP 优先扩张小动脉,降低动脉张力改善器官灌流,降低心脏后负荷但不抑制心肌,能改善心功能,降低了动脉压和动脉张力,有利于动脉导管的结扎或缝扎。针对肺动脉压力的控制硝普钠同时有效。SNP 的缺点是引起心动过速。处理措施:①使用 β 受体阻滞剂。②术中维持稳定的麻醉状态。③维持适量心脏前负荷。控制性降压过程应与手术进展同步。降压开始必须慢慢诱导,手术解剖动脉导管三角前即开始降压,使脑、心及肾有一定的时间逐渐适应低血压,以维持足够血流灌注。复压过程开始也不能过快,以防血压突然升高导致动脉导管再通或发生大出血及脑部并发症。大的 PDA 分流量可达左心排血量的一半或更多,动脉导管阻断后左心排血量全部流入体循环,增加体循环容量,此时要控制液体入量。该患者年龄较大,PDA 手术术野较深,在单肺通气时,应适时减少机械通气潮气量、增加呼吸频率、提高吸入氧浓度,为手术创造良好术野,满足控制性降压时的氧供需平衡。

3. 建立下肢有创血压的监测,能在第一时间规避误结扎的风险。收缩压降至 60mmHg 左右时,外科医师试阻断,麻醉科医师密切观察,若足背动脉血压良好,舒张压上升,则手术继续进行。有学者建议同时监测上下肢血氧饱和度,作者认为血氧饱和度会有滞后,直接动脉测压,更能在第一时间发现误结扎操作。

【麻醉小结】

非体外循环下动脉导管未闭结扎手术麻醉管理存在较大的风险,要求麻醉科医师掌握患者术前病理解剖和病理生理变化,术前全面评估患者,预测术中可能出现的风险,制定全面的麻醉计划,保证麻醉中患者的安全。

(程文莉　王洪武)

【专家点评】

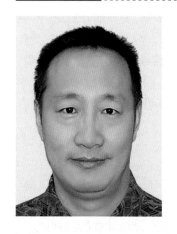

王洪武,主任医师,硕士研究生,硕士研究生导师,泰达国际心血管病医院麻醉科主任。现任中华医学会麻醉学分会心胸学组委员,国家心血管病专家委员会麻醉专业委员会常务委员,中国心胸血管麻醉学会理事、小儿麻醉分会副主任委员、心血管麻醉分会常务委员,天津市医学会麻醉学分会常务委员,天津市滨海新区医学会麻醉学专业委员会主任委员。

动脉导管是胎儿时期肺动脉与主动脉之间正常血流通路,此期由于肺脏没有呼吸功能,肺循环的阻力比较高,来自右心室经肺动脉到达动脉导管的血液绝大部分供给降主动脉。左心室的血液主要供给升主动脉。动脉导管是胚胎时期必需的一种方式。婴儿出生后由于肺出现呼吸动作肺泡张开、肺循环阻力急剧下降略高于和／或接近主动脉压力而导致流经动脉导管的血流减少或停止,不久动脉导管因废用而闭合。有些婴儿因为特殊因素而导致其不闭合,持续保持开放状态而形成此种疾病。动脉导管未闭是一种常见的心血管畸形,占先天性心脏病的 12%~15%,女性高于男性。约 10% 的患者还合并其他心脏畸形。

由于动脉导管的存在,使得降主动脉和肺动脉之间存在血流交通,血流方向是依据压力梯度变化的。初期,由于降主动脉的压力高于肺动脉,血流方向是左向右分流的,肺动脉在这种高血流及高压力作用下,肺动脉血管弹性发生变化,引起肺动脉高压。当这种高的压力长时间存在就会引起肺血管床的纤维性变化,最终导致压力超过降主动脉压力,使血流方向发生变化,变成右向左的分流,引起患者表现为差异性发绀。又由于高肺循环压力持续存在致使右心室衰竭,所以掌握好此类手术的时机至关重要。根据不同的病变程度选择不同手术方法非常重要。

动脉导管未闭手术包括介入方法和外科手术方法。比较小的、长度合适的动脉导管可以通过介入封堵的方法完成。而外科手术的方法又分为体外循环下和非体外循环下完成,手术入路又分为左侧腋下侧切口和胸骨正中切口,导管局部又分为缝线结扎法、切断缝闭法和体外循环下肺动脉端内口缝闭和补片法。

此病例的麻醉科医师成功地完成了手术配合,并且完成了快通道麻醉。在完成此例麻醉过程中,麻醉科医师做了充分的术前准备、麻醉计划、周密的术中管理,选择了合理的降压药物以及可能出现并发症(术中大出血)的备用方案——准备一条大口径的外周静脉通路。只有小手术没有小麻醉,麻醉科医师在实施麻醉时一定要做好充分的术前准备、充分的麻醉前计划、并且在实施麻醉时要建立快速准确的有创压力监测和可以快速输液的静脉通路。

此例患者术前存在的潜在风险包括年龄相对较大、肺动脉压力较高、手术前存在呼吸道感染病史。在麻醉诱导期间应注意高气道反应的发生,应做到足够的麻醉诱导深度、足够的肌肉松弛度、足够的气道干爽没有分泌物刺激,才能预防高气道反应的发生,还要准备好气道解痉药物,充分给氧又不能使氧分压过高,否则也会导致肺动脉血流增加。麻醉科医师在计划实施超快通道麻醉时合理的使用了镇痛药物、催眠药物和肌肉松弛药,使得整个麻醉顺利进行。在分离动脉导管局部时,即开始连续输注硝普钠进行控制性降压,尤其是在结扎动脉导管时更是将血压降至安全范围而防止动脉导管因结扎而出现切割的风险。为了更好地实施超快通道麻醉,应用了静脉连续输注镇痛剂量的吗啡作为术后疼痛治疗的方法,同时,外科医师也进行肋间神经阻滞的,以减少术后切口疼痛。

本例麻醉的不足之处为术前患者存在呼吸道感染疾病,在感染未得到控制即开始手术,存在着高度的麻醉后高气道反应的风险。另外,实施超快通道麻醉气管拔管时患者已经清醒,这时可能引起患者血压一过性升高,有导致动脉导管结扎处切割效应而引起大出血的风险,正确的处理方法是患者在充分的镇静下,潮气量和呼吸频率满意时即拔除气管插管会更加安全。

参考文献

［1］刘锦纷,孙彦隽. 小儿心脏外科学［M］. 上海:世界图书出版公司,2017:258-266.
［2］郑吉建,张马忠,白洁. 小儿心脏麻醉手册［M］. 上海:世界图书出版公司,2018:69-71.
［3］吴新民. 麻醉学高级教程［M］. 北京:中华医学电子音像出版社,2016:446- 453.

4. 小儿室间隔缺损手术麻醉管理

【导读】

单纯室间隔缺损患者的麻醉和手术风险相对较小,若合并多种先天性心脏畸形,或术前存在左向右大量分流导致心力衰竭或严重肺动脉高压者,以及体外循环后肺动脉高压危象急性发作时,将大大增加麻醉和手术难度。此时,应遵循合并肺动脉高压麻醉处理的多项原则。

【病例简介】

患者,男性,1 岁 6 个月,因"发现室间隔缺损 1 年余"要求手术入院。

既往史:患者于出生后 17d 时因"上呼吸道感染"于当地医院就诊,听诊发现心脏杂音,平素多汗,无活动后口周青紫、晕厥、抽搐等症状,心脏超声诊断为"先天性心脏病室间隔缺损"。

体格检查:神志清,精神尚可,多汗,身高 101cm,体重 9.8kg,BP99/58mmHg,HR105 次 /min,R 22 次 /min,$SpO_2$98%,口周无青紫,双肺听诊音清,未闻及明显干湿啰音,心律齐,胸骨左缘第 3~4 肋间可闻及 3/6 级收缩期杂音,P_2 亢进,肝脾肋下未及,双下肢无水肿,股动脉搏动减弱,未触及足背动脉搏动。

实验室检查:

(1) 心电图:窦性心律,右心房异常,双侧心室肥大。

(2) 血气分析无异常。

影像学检查:

(1) 心脏超声:先天性心脏病室间隔缺损(干下型 9mm),动脉导管未闭(管型),卵圆孔未闭(2mm),肺动脉高压(重度,TI 法估测 106mmHg),室水平双向低速分流,主、肺动脉间右向左分流,二尖瓣、三尖瓣、肺动脉瓣反流(轻度)。

(2) 胸 X 线片:肺血明显增多,肺动脉段明显突出,左、右心室增大。心胸比例 0.61(图 1)。

诊断:先天性心脏病,室间隔缺损,动脉导管未闭,卵圆孔未闭,重度肺动脉高压。

【麻醉方案与分析】

1. 麻醉前评估

(1)患者一般情况尚可,呼吸系统和血气结果无异常,诊断明确,具备手术指征;合并重度肺动脉高压,心功能Ⅲ级,麻醉手术风险极大。

(2)重度肺动脉高压与艾森曼格综合征(Eisenmenger's syndrome)的概念并无明显界定,建议外科医师术前对患者行心导管检查,判断肺血管病变是否可逆。

(3)术中经食管超声心动图(transesophageal echocardiography,TEE)不但可以诊断心内残

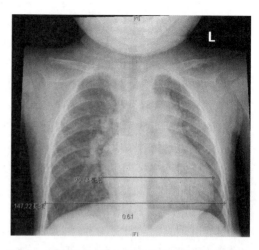

图1   术前胸片:肺血管明显增多,肺动脉段明显突出,左、右心室增大。心胸比例 0.61

余分流,而且可以评估右心室和肺动脉压力,提供多方面的有效信息,有助于麻醉管理。

2. **麻醉方案**   选择全身麻醉,采用氯胺酮+咪达唑仑+舒芬太尼+顺式阿曲库铵进行麻醉诱导,麻醉维持选择七氟烷+顺式阿曲库铵+右美托咪定持续给药,并根据手术步骤间断静脉注射舒芬太尼、咪达唑仑;体外循环采取中低温中高流量方式,术后拟在多巴胺+多巴酚丁胺+米力农等血管活性药物支持下脱离体外循环,鱼精蛋白中和肝素后常规止血关胸,送返ICU。

3. **麻醉注意事项**

(1)在此类患者中使用氯胺酮仍存在争议,有学者认为氯胺酮有助于控制术前患者哭闹状态,防止缺氧诱发肺高压危象。

(2)麻醉前应准备好连续输注的血管活性药物,同时准备好单次注射的升压药物,以备应急时使用。

(3)麻醉过程中保持血流动力学稳定至关重要,无论采用何种麻醉药物或何种呼吸参数,关键环节是保持足够麻醉深度,维持合适心排血量,降低肺循环阻力(PVR)和保持合适体循环阻力(SVR),防止缺氧酸中毒。

4. **麻醉诱导及体外循环过程**   该患者未予术前药,使用玩具和糖果安慰进入手术室,面罩吸氧,心电监测和下肢脉搏氧饱和度监测,快速麻醉诱导气管插管,机械通气,建立左桡动脉测压和外周静脉通路,BP115/55mmHg,HR 124 次/min,麻醉诱导后放置5.5F三腔中心静脉导管。取胸骨正中切口,开胸后直接测压显示肺动脉压 80/40mmHg,主动脉压 92/45mmHg。

常规建立体外循环后,结扎动脉导管,取右心房切口暴露室间隔缺损,用涤纶补片修补室间隔缺损,主动脉开放后,心脏自动复跳。

体外循环复温期间,经中心静脉导管泵注多巴胺+多巴酚丁胺+米力农,尝试停机期间出现频发室性心律失常,改为临时起搏器行房室顺序起搏效果不佳,加用肾上腺素不能维持体循环压力,遂再次全流量体外循环辅助。再次尝试停机时,加用去甲肾上腺素,在体外循环回输血液过程中测压,肺动脉压(PAP)88/40mmHg等于主动脉根部压(有创动脉压90/40mmHg),同时术中 TEE 显示"右心室壁明显增厚",改用垂体后叶素持续输注,顺利停

机(图2)。其后患者可维持血流动力学基本平稳，血压 102/50mmHg，肺动脉压 90/43mmHg，心率 132 次 /min。经外周静脉静注鱼精蛋白中和肝素，延迟关胸返回 ICU，此时应用的血管活性药物为多巴酚丁胺＋肾上腺素＋米力农＋硝酸异山梨酯＋垂体后叶素。

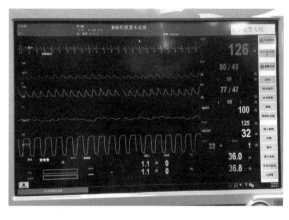

图 2　再次停机时的肺动脉压力和主动脉压力(红色波形为主动脉压力，蓝色波形为肺动脉压力)

5. 预后　患者于术后 3d 入手术室行关胸术失败，术后 8d 行床旁关胸术成功，术后 12d 顺利脱离呼吸机，自主呼吸，拔除气管插管，术后 19d 转出 ICU，术后 36d 出院(PAP 51/20mmHg)，见图 3。

术后 2d 开始给予西地那非，术后 3d 持续泵入垂体后叶素，机械辅助呼吸时间为 276h。术后胸片显示"心影缩小，恢复正常大小，肺动脉段回缩，肺血减少"(图 4)。

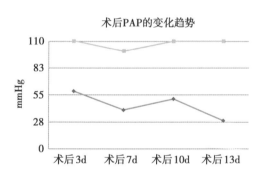

图 3　术后肺动脉压力的变化趋势图(红色曲线为肺动脉压力变化曲线，蓝色为主动脉压力变化曲线)

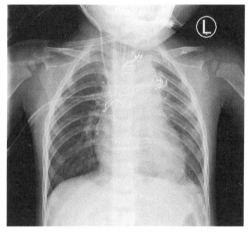

图 4　术后胸片显示"心影缩小，恢复正常大小，肺动脉段回缩，肺血减少"

【经验与体会】

1. 肺动脉高压及其术前评估、术中监测

(1) 肺动脉高压(pulmonary hypertension，PH)：是目前儿童先天性心脏病术后最常见且最危险的并发症之一，术前肺血流量大，肺动脉压力高的患者，由于体外循环后肺血管内皮功能障碍，术后常出现肺血管阻力升高，即使修补手术成功也可出现肺动脉高压危象。在这种情况下，肺动脉压力急剧升高超过体循环压力，导致急性右心衰竭、心排量显著减低，最终发生心动过缓甚至心搏骤停，因此肺动脉高压是术后死亡的重要原因。

(2) 唐氏综合征和房室间隔缺损都是 PH 的独立危险因素，室间隔缺损的发生率是

14%。本例患者术前未行吸氧试验和心导管检查,未明确获悉肺动脉压力的情况,造成术后麻醉管理极其被动的局面。外科医师出于个人经验,认为术前血气结果无异常,或是费用的原因,未对患者积极进行右心导管检查,如造成不可挽回的后果,都是非常遗憾的。

右心导管检查和吸氧试验的目的是判定肺血管病变是否可逆,具体方法为:心导管检查过程中,通过吸氧或药物扩张肺血管后,检测肺动脉压力和肺血管阻力的变化,若平均肺动脉压或肺血管阻力指数较基础值降低超过 20%,且不伴有心排指数降低者为肺血管扩张试验阳性,即可能有手术指征。

(3) 若患者有术后出现肺动脉高压的风险,应在术中放置肺动脉导管持续监测压力并指导治疗,但肺动脉导管的应用在儿科患者中受限。在开胸手术中,可直接测量右心室和肺动脉的压力。推荐 TEE,它通过测量三尖瓣反流速度评估右心室和肺动脉压力;TEE 除用于鉴别肺动脉高压的病因之外,还能诊断心内残余分流的位置和大小。

2. 体外循环后肺动脉高压和右心衰竭的治疗

(1) 发现患者有肺动脉高压的危险因素,应早期开始最佳治疗,预防肺高压危象的发生比治疗危象更可取。包括纠正酸碱平衡紊乱、低体温、低血糖;使用大剂量阿片类药物和肌松药,高浓度吸氧和过度通气治疗,体外循环后立即纠正可能的诱发肺动脉高压的因素。

从外周静脉缓慢输注鱼精蛋白,一旦出现血压下降及肺动脉高压的情况,立即给予升压药物,必要时应建立体外循环再次进行机械辅助。

(2) 患者一旦出现肺动脉高压和右心室功能障碍,应积极治疗。在无肺动脉压监测的情况下,患者出现无法解释的心动过速、右心房高压力、低血压、血氧饱和度低,应高度怀疑发生肺高压危象;肺高压危象的诊断,一是可通过直接测压,二是可利用心脏超声测量三尖瓣反流束,并评估右心室扩张。

处理包括纯氧手控过度通气,如诱因为手术或操作刺激,可给予阿片类药物加深麻醉,检查动脉血气排除酸中毒等措施。总之,治疗目标是改善右心室的血流动力学状态,扩张肺血管,降低右心室后负荷。降低肺动脉压力可以考虑使用肺血管扩张剂,如磷酸二酯酶抑制剂米力农和前列环素。对右心室的支持治疗非常重要,提高外周收缩压以维持右冠状动脉的灌注压力,右冠状动脉 2/3 的血液灌注是发生在收缩期;同时要降低右心室的前后负荷,纠正心律失常。

(3) 本例患者未使用术前用药,而是静脉给予氯胺酮使患者顺利进入麻醉状态,避免分离焦虑所致哭闹。已有证据表明只要控制通气,严格控制动脉二氧化碳分压,氯胺酮对 PVR 就无明显影响,在肺动脉高压儿童中使用是安全的。

是否吸入一氧化氮(NO)依然存在争议,价格高昂也限制其使用范围。前列环素可有效降低先天性心脏病患者的肺动脉压,但作用比 NO 弱,可用于外科术前评价肺血管收缩的可逆性,也可用于控制体外循环后急性肺动脉高压。前列环素可静脉输注,也可雾化吸入,吸入性前列环素同 NO 一样是特异性肺动脉扩张剂,而不会产生有害物质,如突然停药也可导致肺动脉高压严重反弹。

【麻醉小结】

小儿室间隔缺损修补术术后死亡的最主要原因为肺动脉高压,应高度重视低龄和术前合并肺动脉高压患者的术前评估,掌握肺动脉高压的临床表现和规范治疗措施,完善麻醉计划,以备不测。

(张　璐　王洪武)

【专家点评】

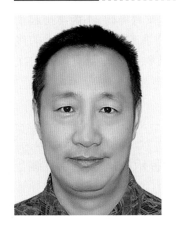

王洪武,主任医师,硕士研究生,硕士研究生导师,泰达国际心血管病医院麻醉科主任。现任中华医学会麻醉学分会心胸学组委员,国家心血管病专家委员会麻醉专业委员会常务委员,中国心胸血管麻醉学会理事、小儿麻醉分会副主任委员、心血管麻醉分会常务委员,天津市医学会麻醉学分会常务委员,天津市滨海新区医学会麻醉学专业委员会主任委员。

室间隔缺损是位于左右心室间隔上的缺损,根据不同位置常分为干下型、嵴内型、膜部、膜周型、肌内型。根据缺损的大小和位置不同会产生不同的分流量、产生肺动脉高压的时程也不尽相同。如果再合并动脉导管未闭则肺动脉高压形成的时程会缩短而加重病情,选择手术时机非常重要。

对于重度肺动脉高压的患者,在麻醉诱导期间要特别注意气道高反应的发生,尤其是术前合并呼吸道感染的患者要更加注意。此例患者在应用鱼精蛋白中和肝素时出现了严重的反应,处理过程比较合适。处理的基本原则应该遵循充分有效的肺泡内供氧、保持合适的心排血量和动脉血压、合适的前负荷、比正常稍快的心率、小剂量的具有肺血管扩张效应的药物。另外,此例患者最后延迟关胸,勉强维持循环稳定,经过长时间的锻炼,渡过了危险,最后平安康复。这是一种危重患者的妥协办法。对于重度肺动脉高压患者,术前右心导管检查及吸氧试验排除肺血管纤维样变化很有必要,为手术的选择提供最佳方案。对于接受手术的肺高压患者,术中要注意右心室功能的保护。体外循环中保证充分的心肌保护液灌注、低温防护、避免过度牵拉损伤、避免过高容量,这些措施都能够对右心室起到防护效果。在低血压期间尤其是肺动脉压力接近主动脉压力时,更要积极地使用强心药物以增加心室输出,应用强效的缩血管药物如去甲肾上腺素及垂体后叶素以提升外周血管张力增加冠状动脉供血。只有把心脏功能调整到非常强大,右心室才能克服严重的肺循环阻力,保证足够的血液流经肺脏进行氧合,最后经过适应和调整过程,肺动脉压力会逐渐下降。

该病例的麻醉科医师所选用的麻醉方案比较理想,对手术过程中发生的事件处理得当,详细地解读了此类病例麻醉处理的要点和理论基础,对于学习者具有很大的指导意义。

参考文献

[1] LAKE CL, BOOKERP D. 小儿心脏麻醉学[M].4版.晏馥霞,李立环,译.北京:人民卫生出版社,2008.
[2] 刘进,于布为.麻醉学[M].北京:人民卫生出版社,2014:418-422.

5. 小儿二期房坦手术麻醉管理

【导读】

小儿先天性心脏病中,某些类型的先天性心脏病由于某一心室发育障碍,不能承担起正常的心泵功能,只能行一个心室纠治的姑息性手术,房坦(Fontan)手术即为此类手术的代表。接受二期 Fontan 手术的患者,由于病情复杂,Fontan 循环的特殊生理学特点以及二次开胸的风险,麻醉实施挑战较大。

【病例简介】

患者,男性,2 岁 6 个月,11kg,右心发育不良综合征行双向格林(Glenn)手术后 2 年,为行二期 Fontan 手术入院。患者出生后因口唇青紫就诊,心脏彩超提示:右心发育不良综合征(肺动脉闭锁伴室间隔完整,动脉导管未闭,卵圆孔未闭)。2 年前行双向 Glenn+ 动脉导管未闭(patent ductus arteriosus PDA)关闭术,手术顺利。术后患者口唇略青紫,无蹲踞和缺氧发作,无生长发育迟缓,活动耐力尚可。

体格检查:神志清,胸前可见陈旧性手术瘢痕,口唇青紫,静息状态下 SpO_2 90% 左右。双肺呼吸音清,未及啰音。血压 100/50mmHg,心率 120 次 /min,心律齐,胸骨左缘 2~3 肋间可及闻及 3/6 级收缩期杂音,肝脏肋下未及,四肢末梢暖,无水肿。

实验室检查

(1) 血常规:白细胞计数(WBC)9.25×10^9/L,红细胞计数(RBC)4.49×10^{12}/L,血红蛋白(Hb)128g/L,血细胞比容(Hct)37.2%,血小板计数(Plt)138×10^9/L。

(2) 肝肾功能:谷草转氨酶(GOT)46IU/L,谷丙转氨酶(GPT)24IU/L,总胆红素(TBIL)16.6μmol/L,尿素氮(BUN)7.7mmol/L,肌酐(Cr)26μmol/L。

(3) 凝血功能:凝血酶原时间(PT)9.8s,活化部分凝血活酶时间(APTT)27.3s。

心电图:窦性心律,双房肥大,ST-T 变化。

心脏彩超:右心发育不良综合征(肺动脉闭锁伴室间隔完整,动脉导管未闭,卵圆孔未闭)行双向 Glenn+PDA 关闭术后,吻合口无明显梗阻,卵圆孔未闭,未测及动脉导管分流血流,右心房增大,右心室明显肥厚,腔极小,左心室壁收缩活动可,三尖瓣发育小。

心脏磁共振平扫 + 增强:右心发育不良综合征(肺动脉闭锁伴室间隔完整,动脉导管未闭,卵圆孔未闭)行 Glenn+PDA 关闭术后,吻合口未见狭窄,肺动脉发育可,左心室收缩功能好。

【麻醉方案与分析】

患者入手术室前 30min 口服 5mg 咪达唑仑糖浆,待患者安静后入室。入室后常规行心电图、无创血压、SpO_2 及呼气末二氧化碳($ETCO_2$)监测,开放外周静脉,给予咪达唑仑 1mg,舒芬太尼 20μg,依托咪酯 3mg,罗库溴铵 6mg,肌松满意后行气管插管,经口插入 4.5 号带囊气管导管,听诊双肺后将气管导管深度固定在 13cm。采用压力控制通气模式,压力水平的调节以 $ETCO_2$ 维持在 35~45mmHg 为宜,通气频率为 16~20 次 /min,吸呼比 1:2,吸入氧浓度为 60%~80%。麻醉诱导后行左侧桡动脉穿刺置管以连续监测动脉血压,右侧颈内静脉穿刺置入双腔中心静脉导管以监测中心静脉压以及输入血管活性药物,开放左侧股静脉以便快速补液。麻醉诱导后患者的收缩压维持在 90~80mmHg,舒张压维持在 50~40mmHg,CVP 为 12mmHg 左右,SpO_2 为 95% 左右。术中吸入七氟烷联合静脉输注舒芬太尼、丙泊酚、罗库溴铵维持麻醉。

开胸建立体外循环,在浅低温体外循环下阻断主动脉,切开右心房将肺总动脉远心端通过 16 号 GORE-TEX 管道与下腔静脉连接,管道上开窗 4mm,形成心内管道开窗 Fontan。主动脉阻断时间 46min,体外循环时间 85min。主动脉开放后,心脏自动复跳且为窦性心律。TEE 检查示吻合口无明显梗阻,管道开窗右向左分流,流速 1.7m/s。腔静脉开放后给予多巴胺 5μg/(kg·min)增强心功能,超滤结束后给予鱼精蛋白拮抗肝素。停体外循环后 CVP 为 18mmHg 左右,SpO_2 为 95%,但血压较低,难以维持。立即加强通气使 $ETCO_2$ 维持在 30~35mmHg 并吸入纯氧,另给予血浆 100ml 扩容,但效果不佳,用肾上腺素 0.03μg/(kg·min)静脉维持后低血压情况明显改善。术毕带气管导管返回 CICU;术后第 2 天成功撤离呼吸机,术后第 5 天转出 CICU,术后第 12 天顺利出院。

此类手术患者多为发绀型先天性心脏病,术前给予口服咪达唑仑糖浆可减少与家长分离哭吵所造成的进一步缺氧。大剂量阿片类药物对心肌收缩力影响小,且可抑制气管插管刺激导致的心血管反应及手术应激,所以大剂量阿片类药物是该类手术麻醉的首选药物。为应对二次开胸分离粘连可能的大出血,开胸过程中应适当控制性降压,并密切关注出血量。停体外循环后该患者血压偏低,予以加强通气降低肺血管阻力及扩容处理后无明显改善,考虑患者心功能较差,所以在多巴胺的基础上加用小剂量肾上腺素,结果低血压的情况得到好转。

【经验与体会】

1. **Fontan 手术与分期 Fontan 手术的概念** 1968 年法国医师 Francis Fontan 为 1 例 9 岁三尖瓣闭锁患者施行手术治疗获得成功,并于 1971 年在 Thorax 杂志首次报道,此即经典 Fontan 手术。然而,有基于血流动力学的研究发现,Fontan 术后血液通过扩大的右心房会引起能量损失。因此,随后几十年,Fontan 手术经历多次改良。目前,临床最常用的改良术式为全腔肺血管吻合术(total cavopulmonary connection,TCPC),即将体循环静脉与肺动脉连接,体循环静脉血直接进入肺循环,而非经由肺循环心室泵出。根据术中使用管道的位置位于心房内或心房外,将手术分为心房内侧隧道 Fontan(the lateral tunnel Fontan,LT)和心外管道 Fontan(the extracardiac conduit Fontan,ECC)两种,两者比较见表 1。在一些高危患者,有时会在 Fontan 管道和右心房间实施开窗术(fenestration),目的是降低静脉压并增加心排量,但这会造成部分静脉血与氧合血混合,使氧饱和度下降,并且有血栓形成的潜在危险。

由于改良 Fontan 术式的不断改进,手术指征已不再局限于三尖瓣闭锁,也适用于其他功能性单心室疾病。Fontan 手术高风险者或小于 1 岁患者,现多主张先行双向腔肺分流术(bidirectional cavopulmonary anastomosis,BCPA)也称双向 Glenn 术,增加肺血流量,以减少心脏容量负荷,改善心室顺应性和舒张功能;术后 1~2 年再行二期 Fontan 术。分期手术不仅能早期纠正严重缺氧或心室容量超负荷的状态,还能使患者逐步适应 Fontan 术后血流动力学的急剧变化,从而降低死亡率。

表 1   两种改良 Fontan 手术的比较

	心房内侧隧道 Fontan 手术	心外管道 Fontan 手术
手术方法	将离断的上腔静脉两端分别与右肺动脉上下缘行端侧吻合,再用补片沿着终嵴缝-纵向板障,将下腔静脉血引至上腔静脉	离断肺总动脉并关闭两端,将上腔静脉分离后与同侧肺动脉做端侧吻合,离断下腔静脉,关闭近心端,远心端通过管道与肺动脉下缘连接
优点	术式简便,易于开窗;保留自身右心房组织,有生长潜力	无需阻断主动脉,可在平行循环下完成手术;减少了心房处的缝线,降低了术后心律失常的发生;使整个心房处于低压腔
缺点	右心房压力较高;心房缝线可能导致术后心律失常	开窗操作难;外管道无生长潜力

2. 二次开胸的风险与麻醉管理对策   由于是二期手术,开胸分离粘连时患者可能有大血管、心脏破裂及心律失常甚至心室颤动的危险。因此,麻醉科医师应适当控制性降压、开放足够的静脉通路,备好抢救药品、血制品、除颤仪,甚至术前即应粘贴体外除颤电极。开胸过程中一旦发生大出血,外科医师应立即压迫止血,同时快速建立股动静脉体外循环。

3. Fontan 循环建立后的麻醉管理要点   Fontan 手术麻醉管理的关键是熟悉 Fontan 循环的生理学特点。Fontan 循环建立后,患者体循环和肺循环的唯一动力来源是单一心室,因此在 Fontan 循环中体循环静脉血动能羸弱,决定其能否进入肺循环的关键是肺血管阻力和单一心室的舒张功能。具体而言,术中任何影响体静脉压力、肺血管阻力、房室瓣功能、心脏窦性节律及单一心室功能的不利因素都会引起心排量下降。

Fontan 循环建立后麻醉管理的目标是维持较低的肺血管阻力及较高水平的右心房压力,以保证足够的肺血流量和心排量。

(1) 在呼吸管理方面:可通过吸入高浓度氧并适当过度通气以降低肺血管阻力。正压通气时静脉血回流减少、肺血管阻力增加,因此术中应尽量维持气道峰压在最低水平;术后如果患者心功能情况允许应考虑尽早撤离呼吸机。使用生理性呼气末正压(PEEP)($2\sim4cmH_2O$)不增加肺阻力,反而能维持功能残气量,避免肺不张,有利于氧合。但也有人认为 PEEP 可能对肺阻力和左心充盈产生负面影响,故不宜采用。

(2) 在容量管理方面:Fontan 术后通常需要较高的容量以维持心排量,扩容限度以中心静脉压(CVP)维持在 $15\sim20mmHg$、左心房压(LAP)维持在 $10\sim15mmHg$ 为宜。补液途径首选下腔静脉(股静脉),尤其对一期 Fontan 患者,以减少对腔肺吻合口的影响,避免上腔静脉形成血栓。

(3) 在监测方面:CVP 和 LAP 对 Fontan 循环患者有重要意义。一方面,麻醉科医师可基于两者判断患者容量;另一方面,监测两者差值(即跨肺压差)可估计肺血管阻力。理想的跨肺压差是 $5\sim10mmHg$,如大于 $10mmHg$ 且升压药已维持较高剂量,但仍合并低血压或低氧($SpO_2<75\%$),应考虑采取降低肺血管阻力的措施,如改善呼吸管理或使用吸入用伊洛前列素溶液、曲前列尼尔注射液等降低肺动脉高压的药物。

(4) 在血管活性药物使用方面:一般以小剂量多巴胺和米力农为主,米力农是唯一能降低肺血管阻力并能改善心室舒张功能的药物。心功能低下患者可使用小剂量[$<0.06\mu g/(kg\cdot min)$]肾上腺素,不会产生明显的收缩肺血管效应。不提倡大量使用扩血管药物,因为扩血管药物会导致部分血液积聚于容量血管,进一步加重血液回流入肺循环的困难。

除了维持较低肺血管阻力及较高水平的右心房压力,维持正常窦性心律对 Fontan 循环患者也至关重要。因此,外科医师应减少不必要的心房操作,放置备用起搏导线,麻醉科医师应维持电解质平衡,避免过度使用正性肌力药物以及避免过度扩容导致的心房过胀。

【小结】

小儿二期 Fontan 手术麻醉管理的关键在于通过有效的呼吸、容量管理,维持较低的肺血管阻力及较高水平的右心房压力,并且合理应用血管活性药物以保证肺血流量和心排量,维持患者循环功能稳定。

（胡　洁　张马忠）

【专家点评】

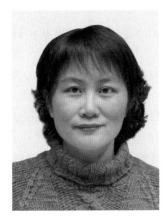

孙瑛,上海交通大学医学院附属上海儿童医学中心麻醉科主任医师,硕士研究生导师,危重病医学教研室副主任。中国心胸血管麻醉学会心血管麻醉分会委员,上海市医学会麻醉科专科分会小儿麻醉学组委员。从事小儿麻醉临床工作20年,2010年赴美国 Cincinnati Children's Hospital 学习。常年从事小儿先天性心脏病手术麻醉,对小儿心血管麻醉具有丰富的临床经验。近年来以第一负责人完成市级以上课题2项,参编专业著作多本。以第一作者或通讯作者撰写论文数十篇,其中包括数篇 SCI 论文,发表于 *British J Anaesthesia*,*Pediatric Aesthesia*等杂志上。

本例病例为复杂发绀型先天性心脏病纠正手术的麻醉,行文流畅,讨论有据。外科手术和麻醉技术的进步使许多以前不可能手术救治的复杂危重先天性心脏病得以救治成功。二期 Fontan 手术为一种姑息手术,主要用于治疗一个心室发育不良或无功能的先天性心脏病,包括三尖瓣闭锁、单心室、肺动脉闭锁等,手术是将全部腔静脉血液引流至肺循环,将体肺循环完全分开从而在生理上恢复正常血流,但并非解剖纠正。由于 Fontan 手术后,右心室的泵血功能已从循环中去除,肺循环灌注依赖右心房充盈压,所以术后需要维持较高水平的右心房压和血容量,尽量降低肺血管阻力,同时合理使用血管活性药物增强心肌收缩力,以保证心排血量。总之,充分理解 Fontan 循环的特殊生理性改变,是麻醉管理的关键。

参考文献

[1] GEWILLIG M,BROWN S C. The Fontan circulation after 45 years:update in physiology [J]. Heart,2016,102(14):1081-1086.

[2] JOLLEY M,COLAN S D,RHODES J,et al. Fontan physiology revisited [J]. Anesth Analg,2015,121(1):172-182.

[3] STAUDT G E,HUGHES A K,EAGLE S S. Anesthetic considerations for pediatric patients with fontan physiology undergoing noncardiac surgery [J]. Int Anesthesiol Clin,2019,57(4):42-60.

[4] RYCHIK J,ATZ A M,CELERMAJER D S,et al. Evaluation and management of the child and adult with fontan circulation:a scientific statement from the American Heart Association [J]. Circulation,2019,140(6):234-284 .

6. 左冠状动脉起源于肺动脉手术麻醉管理及左心室辅助装置的应用

【导读】

左冠状动脉起源于肺动脉(anomalous origin of left coronary artery from pulmonary artery, ALCAPA)是指左冠状动脉异常起源于肺动脉而右冠状动脉正常起源于主动脉的先天畸形, 是冠状动脉起源异常中最常见及最具有临床意义的一种类型。如不能及时手术治疗, 预后十分凶险, 在出生后第一年病死率高达90%。

【病例简介】

患者, 男性, 9个月, 身高72cm, 体重7.3kg。因发热咳嗽于外院检查后确诊左冠状动脉起源于肺动脉。为进一步手术治疗转入上海儿童医学中心胸外科。出生史: 孕38周[+2], 剖宫产, 出生体重2.85kg, 出生后Apgar评分不详。有上呼吸道感染及肺炎病史, 混合喂养, 否认喂养困难, 喂奶后气促。平素多汗, 体重增长缓慢。

体格检查: 意识清楚, 体温37.1℃, 心率158次/min, 血压90/52mmHg, 呼吸25次/min。口唇及四肢末端无青紫。

专科体检: 心脏浊音界扩大, 心音低钝, 心律齐, 心前区杂音3/6级。肺部听诊双肺呼吸音粗, 无啰音。腹部触诊肝达肋缘下1指, 腹部平软, 无移动性浊音, 全身四肢无水肿。

既往史: 反复上呼吸道感染及肺炎史。

实验室检查: NT-proBNP 1 965pg/ml(0~125), C Troponin I: 0.02μg/ml(<0.02), 血常规及肝肾功能正常, 心电图提示窦性心动过速, ST-T改变, avL导联深Q波, QRS增宽。

影像学检查:

胸片: 心影大, 肺纹理增粗(图1)。

心脏超声: LVEF 22%。左心房增大, 左心室呈球样扩张, 左心室收缩活动弥漫性减弱, 左冠状动脉开口于肺动脉内侧壁, 左右冠状动脉内径0.19cm, 肺动脉无明显增宽, 心脏瓣膜活动可, 乳头肌位置正常, 腱索增粗。轻微反流。心脏房室均无分流。

心脏CT: 左侧支气管远端狭窄, 左冠状动脉开口于肺动脉内侧壁(图2, 图3)。

诊断: 左冠状动脉起源异常, 二尖瓣反流, 心功能不全。

手术过程: 患者于全身麻醉浅低温体外循环下行冠脉异常起源纠治术+肺动脉补片扩大成形术。术中见左冠状动脉开口于

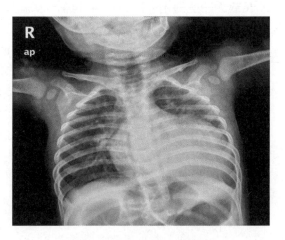

图1 胸片显示心影增大

肺动脉后壁, 剪下左冠状动脉开口钮片与主动脉切口吻合。心包补片修补肺动脉瓣窦, 与远端肺动脉缝合。二尖瓣反流未作处理。

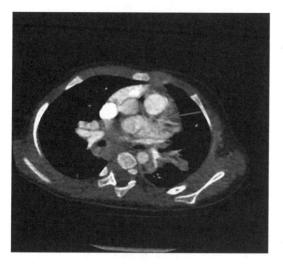

图 2　患者心脏增强 CT
箭头所指为左冠状动脉。

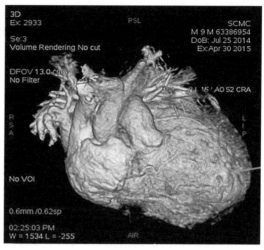

图 3　患者心脏 CT 三维重建
红色箭头所指为起源于肺动脉的左冠状动脉,绿色箭头所指为异常扩张的冠状动脉分支。

【麻醉方案与分析】

1. **麻醉过程**　患者在全身麻醉体外循环下行冠状动脉再植手术。基础心率 160 次 /min,无创血压 85/48mmHg,SpO₂95%。咪达唑仑 0.1mg/kg,舒芬太尼 2μg/kg,依托咪酯 0.2mg/kg,罗库溴铵 0.6mg/kg 静脉诱导后气管插管;PCV 模式控制呼吸,潮气量 8~10ml/kg,频率 24 次 /min,维持 ETCO₂30~35mmHg;桡动脉置管监测有创动脉压,有创动脉压维持在 80/42mmHg 左右。右颈内静脉置入双腔深静脉导管,监测中心静脉压,CVP8~10cmH₂O。股静脉置管;麻醉维持采用舒芬太尼 2.5μg/(kg·min),罗库溴铵 0.6mg/(kg·min),丙泊酚 4mg/(kg·h)。打开心包后分离主动脉准备行主动脉插管过程中,患者出现有创动脉压骤降至 55/28mmHg,并有进一步下降趋势。同时出现模拟Ⅱ导联 ST 段显著压低 >2mV。立即启用多巴胺 7.5μg/(kg·min)持续输注。维持有创动脉压提升至 62~70/38~45mmHg,随后 ST 段压低显著改善。右心房插管后快速给予晶体液 15~20ml,维持 CVP 10cmH₂O,动静脉插管建立 ACT>380s 后开始体外循环。浅低温体外循环下行左冠状动脉再植术,将左冠状动脉开口植入主动脉根部。体外循环主动脉使用 12# 插管,上下腔静脉分别使用 18# 插管,HTK 心肌保护液 380ml 顺序灌注 1 次,主动脉阻断时间 78min,后平行时间 42min,体外循环总时间 123min。主动脉开放后立即予以多巴胺 5μg/(kg·min),硝酸甘油 0.5μg/(kg·min)持续输注,2min 后恢复窦性心律。有创动脉压 40/32mmHg,启用肾上腺素 0.02μg/(kg·min)持续输注增强心肌收缩力,腔静脉开放后予以 PCV 模式控制通气,潮气量 6~8ml/kg,频率 24 次 /min,后平行期间有创动脉压上升困难,体外循环流量维持在 100~120ml/min,心率 170~175 次 /min。置入左心房测压管测定左心房压 12mmHg。随后调整多巴胺至 7.5μg/(kg·min),肾上腺素用量逐渐调整至 0.1μg/(kg·min),并逐渐降低体外循环流量,血压逐步上升并维持在 70/38mmHg 左右,CVP12cmH₂O,左心房压 11mmHg。停体外循环后经过改良超滤,血气监测 pH 7.35,LAC 2.1mmol/L,Ca²⁺0.95mmol/L,经左心房测压管予以 CaCl₂10mg/kg/h 持续输注,并予以冷沉淀、凝血酶原复合物(PPSB)等增强凝血功能。术中自体血回收 100ml,止血过程中予以红细胞悬液 30ml,维持 HCT35%。超滤后收集尿量 50ml。出室时心率 152 次 /min,有创动脉压 78/39mmHg,CVP 10cmH$_2$O,左心房压 11mmHg。延迟关胸送入 CICU。

2. **术后并发症** 患者入 CICU 后持续机械通气,IPPV+SIMV 模式,PEEP10cmH$_2$O。维持强心、利尿、扩血管治疗。同时予以磷酸肌酸营养心肌、那屈肝素钙注射液抗凝、抗生素抗感染治疗。术后 17 小时,患者频发室性心动过速、心室颤动,有创动脉压 35/30mmHg 监测左心房压大于 25mmHg,NT-proBNP 4 853pg/ml,C Troponin I 7.74μg/ml。立即予以床边心肺复苏,肾上腺素提高至 0.3μg/(kg·min),启用去甲肾上腺素 0.15μg/(kg·min),效果不理想。即刻床边安装左心辅助(VAD),流量 80ml/kg。调整肾上腺素至 0.1μg/(kg·min),同时启用吸入用伊洛前列素溶液降低肺血管阻力,胺碘酮 10μg/(kg·min)维持,抗心律失常,维持窦性心律。VAD 辅助期间再次发生心室颤动,予以 1J/kg 心内除颤。4d 后心功能改善,撤除 VAD 并关胸。18h 后,再次频发室性心动过速、心室颤动,第三次开胸探查,同时置入右心室起搏导线连接临时起搏器,并延迟关胸。后患者仍时有室性心律失常多次予以电击除颤。同时持续抗心律失常药物维持治疗。4d 后再次关胸。此后发生心室颤动 1 次,后经腹膜透析调整内环境,调整心血管药物剂量,患者心功能逐渐稳定。22d 后离开 CICU 返回普通病房。

3. **病例分析** 左冠状动脉异常起源于肺动脉(ALCAPA)是一种罕见的先天性畸形,可导致心肌缺血或梗死、二尖瓣关闭不全、充血性心力衰竭,如不加以治疗会致患者在婴儿期早期死亡。

手术患者通常年龄小,术前心功能极差。由于存在冠状动脉窃血,麻醉期间有发生心肌缺血、心室颤动的风险。本病例中患者术前左心室球形扩大,EF22%,各项实验室和影像学检查表明患者心功能受损严重。围手术期应尽量减少麻醉药对心肌收缩力、心率和血压的抑制。因此在麻醉诱导阶段,选择依托咪酯、舒芬太尼为主要镇静镇痛药。两者均具有较为平稳的心血管效应,轻度抑制心率血压。体外循环插管期间,主动脉牵拉、主动脉导管和右心导管置入时容量的流失等可能引起体循环血压骤降,以舒张压降低尤为显著,可能导致严重心肌供血不足,出现 ST 段显著压低、甚至心室颤动。此时应予以正性肌力药提高血压,维持适当的容量,同时做好除颤准备。体外循环主动脉开放后,应积极选择肾上腺素、多巴胺等正性肌力药物,维持舒张压达 40mmHg 以上才能保证冠脉供血充分。早期联合使用硝酸甘油等扩血管药物(0.5μg/(kg·min)开始),既能改善冠脉供血,又能对抗肾上腺素的部分 α 受体缩血管作用,降低外周阻力,减轻左心室后负荷,增加心排量。患者应常规放置左心房测压管监测左心房压,当血压低于 50mmHg 上升困难,左心房压持续升高大于 10mmHg 时可增加肾上腺素输注速率。

【经验与体会】

1. **ALCAP 患者的病理生理特点** ALCAPA 患者临床症状取决于左右冠状动脉间有无侧支血管。成人型冠脉循环患者,左右冠脉间侧支血管丰富,来自主动脉的氧合、高压血液经过右冠状动脉通过侧支循环供应左冠状动脉,左心室功能下降较慢,患者甚至可以生存至成年。婴儿型 AICAPA 左、右冠状动脉间侧支循环缺乏或很少。因此,出生后数周内,随着动脉导管闭合及肺循环血管阻力下降,左冠状动脉正向血流灌注减少,不可避免地导致左心室心肌灌注不良。因此,约 90% 病儿在出生后第 1 年因缺血性左心室功能障碍造成的充血性心力衰竭死亡。故本病一经诊断即应手术,以尽可能保护心肌。但是手术操作和心肺转流可导致心肌细胞变性水肿、缺血再灌注损伤,进一步降低左心室收缩功能。术后早期容易发生严重低心排血量综合征,是导致婴儿型 ALCAPA 术后早期病死率较高的主要原因。

2. **术中心肌保护**　体外循环过程中需采取综合措施保护心肌。转流前安置左心房引流管以有效降低左心室压力,避免心肌细胞缺血性改变;传统低温是降低心肌细胞代谢率的有效方法;体外循环中和体外循环结束时联合应用超滤技术可很大程度上减轻心肌细胞水肿;主动脉根部和肺动脉干同时阻断灌注心肌保护液,使左右冠状动脉同时得到灌注可以取得良好的心脏停跳效果;缩短体外循环开始后前平行循环时间,可能更有利于缩短左心室心肌细胞缺血时间。除此之外,最重要的是外科医师要熟悉异常位置左冠状动脉的病理解剖,对左冠状动脉再种植主要是防止牵拉变形导致冠状动脉狭窄、心肌缺血。术后心电图监测可以反映左冠状动脉的供血效果。

3. **ALCAPA 术后低心排**　ALCAPA 术后 24 小时是发生严重低心排的高峰期。根据心率、血压、左心房压、射血分数评估左心室功能:心率 >200 次 /min 为心动过速,血压收缩压 <55mmHg、平均压 <35mmHg 为低血压,连续 4h 排尿量 <0.5ml/(kg·h) 为少尿,心电图出现病理性 Q 波为心肌梗死,左心房压 >15mmHg、血乳酸值 >5.0mmoL/L,射血分数 <45% 均提示左心室功能低下;正性肌力药物评分 { 肾上腺素 [μg/(kg·min)]×100+ 多巴胺 [μg/(kg·min)]×1+ 米力农 [μg/(kg·min)]×10}>20 为危重。手术后虽然重建了冠脉正常血供,但部分患者很难脱离体外循环辅助。术后需要大剂量肾上腺素等正性肌力药维持。患者术后早期突发心室颤动甚至猝死的风险相当高。

4. **左心室辅助装置(LVAD)的应用**　ALCAPA 术后患者使用正性肌力药物评分 >20分,但仍出现持续心动过速或病理性 Q 波,以及少尿、血乳酸值逐渐上升、床旁超声提示左心室收缩乏力、射血分数 <30% 是安装 LVAD 的适应证。LVAD 辅助可减少左心室做功,让左心室在术后早期得到部分休息,有助于辅助左心室泵血功能以度过术后早期的急性左心室功能不全阶段。因此,条件允许时,积极实施 VAD 可作为 ALCAPA 患者术后第一时间首选围手术期心肌保护措施,可能是挽救患者生命的最有效方法。右心室功能是 LVAD 应用成功与否的重要影响因素,如患者存在严重肺动脉高压,肺阻力偏高,右心后负荷加大,从右心室进入肺循环的血容量减少,右心室不能为 LVAD 提供足够心排血量,会出现辅助流量受限现象。此时可吸入伊洛前列素等药物降低右心室后负荷,使用低剂量多巴胺、肾上腺素保护右心室功能。如患者右心室功能确实不足以保证左心室的心排血量,则必须改为 ECMO辅助。LVAD 左心房插管径路一般经右上肺静脉比较合适,若右上肺静脉偏细,可选择左心耳插管,缺点是左心耳游离度较大,导致引流不畅。最佳辅助流量应控制在 100~120ml/(kg·min),流量过大有造成右心衰竭的风险。长时间心肺转流可造成肾功能低下、尿量偏少、乳酸值高,使用腹膜透析可滤出患者体内多余的水分并降低血乳酸水平。监测左心室的收缩功能,一般婴儿血压维持在 60mmHg,左心房压 <10mmHg,即可逐渐减少血管活性药物剂量。当流量减少到 30~50ml/(kg·min),收缩压稳定在 65mmHg,左心房压 <10mmHg,可以尝试停机。在停机之前,先适当提高正性肌力药物剂量,钳闭管路,观察临床指标 1~2h 后入手术室撤除 LVAD。

【麻醉小结】

总之,ALCAPA 术后早期低心排和心源性猝死发生率高,即使有良好的术中心肌保护措施,术后仍易发生严重心律失常和心功能衰竭。术后应全面评估心功能状况并即时安装LVAD 是度过急性左心室功能衰竭期降低病死率的有效方法。

(宋蕴安　张马忠)

【专家点评】

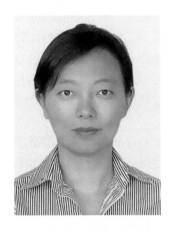

黄悦,医学博士,上海交通大学医学院附属上海儿童医学中心/国家儿童医学中心麻醉科副主任医师。硕士研究生导师,国家级继续教育项目授课教师。中国心胸血管麻醉学会小儿麻醉分会委员。获上海市局级课题 2 项,发表医学论文 12 篇,参编参译麻醉学专著 10 余部。

1. 体外循环期间的心肌保护　体外循环开始后,上下腔静脉血回流至氧合器,右心室 - 肺动脉干内血流明显减少,肺动脉灌注压下降,肺动脉供应左冠状动脉血流亦相应减少,而此时心脏跳动耗能会加重心肌细胞损伤。因此建议体外循环开始后即阻断主动脉和肺动脉,使心脏充分停跳,然后完成后续操作。BNP 是由心肌细胞合成的具有生物学活性的天然激素,当左心室功能不全时,扩张的心肌细胞快速合成 BNP 并释放入血。BNP 为心力衰竭定量标志物,不仅反映左心室收缩功能障碍,也反映左心室舒张功能障碍、瓣膜功能障碍和右心室功能障碍情况。在术后监测心功能变化趋势上,可能较左心室 EF 值测定更全面、敏感和简便。

2. 左冠状动脉移植技术　左冠状动脉开口可起源于肺动脉干的不同位置,游离解剖时需看清左冠状动脉分支的分布走行。当左冠状动脉起源于肺动脉干高位呈壁内走行,或左冠状动脉开口非常靠近升主动脉侧的肺动脉瓣窦上方,在离断肺动脉干时,需防止损伤上述位置的左冠状动脉。若左冠状动脉与升主动脉距离较近,可直接种植到升主动脉上。位于肺动脉干后壁或左侧的部位,则需要利用部分肺动脉干和主动脉壁组织作为左冠状动脉的延伸与升主动脉连接吻合,也可以用心包片扩大成形左冠状动脉延伸部分。如今完全性大动脉错位手术广泛开展,外科医师大多能熟练进行冠状动脉移植,对左冠状动脉再种植主要是防止牵拉变形导致冠状动脉狭窄,心肌缺血。

3. 术后支持　在成功实施冠状动脉移植后,由于术前左心功能差,心肌顿抑,或难以处理的室性心律失常,可能无法成功撤离心肺转流。使用体外心肺支持作为过渡,具有较好的治疗效果。在现代的 ALCAPA 外科治疗中,心室辅助装置和 ECMO 是必不可少的一部分。

参考文献

[1] BACKER C L. 小儿心脏外科学[M].4 版.刘锦纷,孙彦隽,译.上海:世界图书出版公司,2014.

[2] 仇黎生,周春霞,刘锦纷,等.婴儿型左冠状动脉异常起源于肺动脉:23 例术后早期结果分析[J].中华临床医师杂志(电子版),2013,7(19):8715-8719.

[3] 仇黎生,郁夏风,刘锦纷,等.左心辅助在左冠状动脉起源于肺动脉患者围手术期的应用[J].中华外科杂志,2015,53(6):430-435.

[4] 洪雯静,吴兰平,张玉奇,等.不同年龄儿童左冠状动脉异常起源于肺动脉的超声心动图比较[J].医学影像学杂志,2016;26(3):413-417.

[5] EDWIN F,KINSLEY RH,QUARSHIE A,et al. Prediction of left ventricular assist device implantation after

repair of anomalous left coronary artery from the pulmonary artery [J]. J Thorac Cardiov Sur,2012,144(1): 160-165.

[6] 张辉,罗毅,尤斌,等. 婴儿型左冠状动脉起源肺动脉的诊断及外科治疗[J]. 中华胸心血管外科杂志, 2005,21(6):372-373.

7. 完全性大动脉转位大动脉调转术麻醉管理

【导读】

完全性大动脉转位(complete transposition of great arteries,TGA)是较常见的发绀型先天性心脏病之一,自然预后极差,病死率居各类先天性心脏病之首。目前大动脉调转术(Switch术)是治疗 TGA 较为理想的术式,新生儿期是手术的最佳时期。由于新生儿各脏器功能发育尚未完全成熟及 TGA 特殊的病理生理特点,麻醉处理非常困难复杂。

【病例简介】

患者,男性,26 天,G_1P_1,孕 37 周剖宫产,因"发现口唇发绀 10 天"入院。患者 10 天前发现口唇发绀,哭闹时明显,至当地医院检查发现心脏杂音,心脏超声提示:先天性心脏病,完全性大动脉转位,房间隔缺损,动脉导管未闭,轻度肺动脉瓣狭窄。为求手术治疗收治入院。

体格检查:产时无窒息,出生体重 3.3kg,入院体重 3.5kg。T 36.0℃,P 130 次 /min,规则,R 40 次 /min,规则,BP 76/42mmHg;心律齐,杂音心前区可及 3/6 级收缩期杂音,双肺呼吸音清,未闻及干湿啰音及胸膜摩擦音。腹部外形正常,腹部触诊未见明显异常,压痛及反跳痛未见明显异常,腹部包块未见明显异常,肝脏肋下未触及,脾脏肋下未触及,肾脏未触及。

既往史:无。

实验室检查:

(1) 血常规:红细胞 3.90×10^{12}/L,血红蛋白 121g/L,白细胞 8.26×10^9/L,中性粒细胞比例 32.60%,血小板 337×10^9/L。

(2) 肝肾功:总胆红素 110μmol/L,ALT 22U/L,AST 48U/L,总蛋白 50.8g/L,白蛋白 38.6g/L,球蛋白 12.1g/L,肌酐 1.7μmol/L,BUN4.54mmol/L。

心电图:窦性心律,大致正常心电图。

影像学检查:

(1) 超声心动图提示:完全性大动脉转位(S.D.D 分型)动脉导管未闭,小室间隔缺损,小房间隔缺损或卵圆孔未闭。

(2) 床旁胸片:双肺纹理增粗。纵隔,心影偏向右侧胸腔,双侧膈面光滑,双侧肋膈角锐利。

诊断:①复杂先天性心脏病,完全型大动脉转位,房间隔缺损,动脉导管未闭;②窦性心律;③心功能Ⅲ级。

【麻醉方案与分析】

1. 麻醉前评估　拟在全身麻醉下行大动脉调转手术,术前实验室检查无明显特殊,

ECG 大致正常,胸片示肺纹理增粗,超声示完全性大动脉转位,心功能 Ⅲ 级,患者 SpO_2 60%~80%,ASA Ⅲ 级。

2. **麻醉管理**　患者入室后面罩吸氧,肌内注射氯胺酮 7mg/kg 麻醉后开放外周静脉,监测心电图、脉搏血氧饱和度,咪达唑仑 0.1mg/kg、芬太尼 5μg/kg、维库溴铵 0.15mg/kg 行麻醉诱导,经口明视 3.5# 气管插管成功后,连接 Draeger ZEUS 麻醉工作站压力控制模式(pressure-control ventilation,PCV)控制通气,设定呼吸机频率 30 次 /min,潮气量 7ml/kg。麻醉维持:舒芬太尼 2.5μg/(kg·h),维库溴铵 80μg/(kg·h),咪达唑仑 0.1mg/(kg·h)。手术室内温度在 23℃以上,使用鼓风机保温毯局部保温,同时超声下左桡动脉穿刺置管,右颈内静脉穿刺置入三腔中心静脉导管,持续行有创动脉血压(IBP),中心静脉压(CVP)监测,并监测心电图、SpO_2、$P_{et}CO_2$、鼻咽温、肛温,留置尿管,定时检测血气,每小时的液体量和尿量。体外循环建立后切断缝闭 PDA,解剖游离升主动脉和肺动脉并切断,将主动脉根部与肺动脉远端吻合,主动脉远端与肺动脉根部吻合,冠状动脉由原主动脉根部移至肺动脉根部并连续缝合修补卵圆孔未闭(patent foramen ovale,PFO)。开放循环前微量泵注入多巴胺 5~10μg/(kg·min),肾上腺素 0.05~0.10μg/(kg·min),前列腺素 E_1 5ng/(kg·min),硝酸甘油 0.5μg/(kg·min)。心脏复跳后复温至鼻咽温 37℃,肛温 36 ℃,循环稳定后停止体外循环(cardiopulmonary bypass,CPB)。CPB 时间 113min,主动脉阻断 60min。体外循环停机后维持 HR>130 次 /min,SBP 50~70mmHg,SpO_2 95%~100%,血气复查基本正常,常规放置右心室心外膜临时起搏导线,关胸止血手术结束。术中输注浓缩红细胞 30ml 和晶体液 50ml,维持 Hct 35%~40%,CVP 5~10mmHg,术中尿量 10ml。术后 4 天拔除气管导管,两个月出院。复查心脏超声示 Switch 术后重建主动脉及肺动脉血流通畅,左室收缩功能正常。

3. **麻醉分析**

(1) TGA 患儿体重小,容量依赖性大,术前禁食禁饮易导致脱水状态,应注意严格的液体管理。术前应输新鲜血或血浆,防止术中胶体渗透压下降,肺内渗出过多导致灌注肺。注意电解质的补充。

(2) 维持麻醉诱导:发绀型先心病诱导前防止小儿哭闹,以免右向左分流增加而出现缺氧发作和血压降低。

(3) 此类患儿肺功能较差,合并肺动脉高压致肺血管阻力大,顺应性差且新生儿肺的发育和顺应性差异较大,为保证手术顺利进行,减少围手术期肺渗出,采取 PCV 呼吸模式使用低潮气量,频率稍快,避免肺泡过度膨胀,达到最佳生理呼吸。

(4) 术中需具备完善的监测手段。对于左心发育不良的患者可以监测左房压(LAP)。如有条件,还可以采用微型经食管超声心动图(micro-TEE)术中监护。

【经验与体会】

1. **完全性大动脉转位的病理生理特点**　完全性大动脉转位(TGA)是较常见的发绀型先天性心脏病之一,约占先天性心脏病的 7%~9%,循环特点为肺循环和体循环为平行而非连续循环,两循环之间的房、室间隔缺损或 PDA 是患者赖以生存的条件,两循环之间的交通通常为双向分流。当分流不能满足机体需氧时,患者表现为酸中毒和循环衰竭,此病自然预后极差,如不及时治疗,出生后 6 个月内死亡率极高,病死率居各类先天性心脏病之首。

2. **大动脉调转手术的临床麻醉处理**　Switch 手术是将主动脉和肺动脉近部离断交叉对接,并将冠状动脉自肺动脉根部移植到主动脉根部,将原来两个平行循环造成的"转位生理"完全矫治,使患者的血流动力学符合正常的生理状况的一种手术方法,是根治大动脉转位的理想术式。手术复杂及特殊的病理生理特点,围手术期危险性大,病死率高,对麻醉处理水平要求较高。

(1) 此类患儿疾病特点带来麻醉管理的高难度:患者大多为新生儿和婴儿,尤其早产儿或低体重儿多见。因胚胎发育异常导致胎儿宫内窘迫缺氧,易导致早产、低体重、气管、肺等发育不良,麻醉操作包括气管插管(经常合并声门下狭窄)、动静脉穿刺、液体管理及用药等均带来极大困难和挑战。因此,麻醉与围手术期管理,首先高度重视血容量维持,患者哭闹挣扎、出汗丢失液体、行动、静脉穿刺操作丢失数毫升血液,将是意味着失血性休克,故理应高度重视;所以,此类患者容量依赖性大,采用输液泵输液,并按照体重和心功能状态来计算;术前尽可能改善缺氧和组织低灌注状况。

(2) 麻醉诱导是先天性心脏病手术麻醉的重要环节:患者本身心脏代偿和氧储备能力有限,诱导过程中的缺氧和低血压可加重患者的低氧血症和心肌抑制,麻醉诱导前防止小儿哭闹,以免右向左分流增加而加重缺氧程度和血压降低。此类患者肺功能较差,合并肺动脉高压致肺血管阻力大,顺应性差。为保证手术顺利进行,减少术中、术后肺渗出,我们运用先进的麻醉工作站,采取 PCV 呼吸模式。由于新生儿体温调节中枢发育不完善,术中易发生低体温,麻醉操作过程中应注意对患者的保温,尽量缩短麻醉操作时间,避免患者由于低体温引起体内酸中毒、微循环障碍等不良后果。本例手术中我们在超声下动静脉穿刺,提高了穿刺成功率。

(3) 严密与术者配合,以及时采取相应的治疗措施:手术过程中,由于需要移植冠状动脉,冠状动脉扭曲或张力过大,均会影响心功能。TGA 患者大多左心室发育较差,功能退化,冠状动脉移植后均有不同程度缺血性损伤。心功能恢复常借助正性肌力药,以维持冠状动脉灌注压,维持足够的心输出量,保证血流动力学稳定。首选多巴胺与硝酸甘油复合用药,左心室衰竭严重的患者加用肾上腺素。同时运用前列腺素 E1,降低肺动脉压力,改善右心功能,同时可考虑吸入 NO 降低肺动脉压。长时间 CPB 的患者会出现心肌水肿,心脏体积增大,闭合胸骨后心脏受压、血压下降,此时不应勉强关胸,可等到术后水肿高峰过后再关胸,避免术后早期可能出现的循环衰竭。

【麻醉小结】

对于 TGA 患者,术前积极处理,术中及术后正确管理,对外科手术的成功起着重要作用。

经验 1. 术前应持续应用前列腺素 E_1,直到 CPB 建立。

经验 2. 术中维持血流动力学稳定,肺 - 体循环血管阻力平衡,防止肺血管阻力增加使动脉血氧饱和度进一步降低。

经验 3. 体外循环后需正性肌力药和血管活性药维持,加强支持左心室功能。

(朱 轶　姚尚龙)

【专家点评】

马虹,二级教授、主任医师、博士研究生导师。1986 年毕业于中国医科大学。曾在美国加州大学洛杉矶分校(UCLA)及 Cedars-Sinai 医学中心做访问学者。现任中国医科大学麻醉学科带头人、麻醉专业负责人;中国医科大学附属第一医院麻醉教研室、麻醉科主任;中华医学

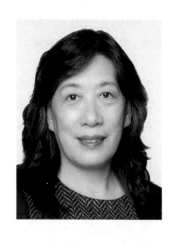

会麻醉分会副主任委员、中国医师协会麻醉科医师分会常务委员、中华医学会麻醉分会急诊与创伤筹备学组组长；辽宁省麻醉分会主任委员、辽宁省医师协会麻醉与围手术期医学医师分会会长、辽宁省临床麻醉质控中心主任；《中华麻醉学杂志》副主编、《临床麻醉学杂志》《国际麻醉与复苏杂志》常务编委。

1. 降低肺动脉压目前最有效的方法为吸入 NO。

2. 除 CPB 期间，体温保护应该持续进行，包括转运途中。新生儿入室时，室温要在 28~30℃，除非应用局部保温措施。

3. 小儿维持稳定心率的重要性要重视。血液制品的精细使用，尤其肾功能的评价。停机前超滤、剩余机血洗涤后回输，避免容量超负荷。

4. 低氧血症及时处理，但也要注意高氧的肺损伤。

5. 注意停机后左心功能恢复，新生儿探头问题无法使用 TEE 可以适度使用经胸超声心动图（trans thoracic echocardiography, TTE）监测心功能。

6. 脑氧饱和度监测。

参考文献

［1］李立环. 阜外心血管麻醉手册［M］. 北京：人民卫生出版社，2007：130-133.

［2］蒋怡燕，乔彬，吴莉莉，等. 新生儿复杂先天性心脏病外科手术麻醉围手术期处理［J］. 中国体外循环杂志，2012，10（2）：103-105.

［3］张东，郭艳辉，刘钢，等. 7d 新生儿大动脉转位手术的麻醉管理一例［J］. 中国医师杂志，2015，17（5）：783-784.

［4］Wernovsky G. Transposition of the Great Arteries and Common Variants. Pediatr Crit Care Med. 2016；17：S337-343.

［5］Lynch J M, Ko T, Busch D R, et al. Preoperative cerebral hemodynamics from birth to surgery in neonates with critical congenital heart disease. J Thorac Cardiovasc Surg. 2018；156：1657-1664.

8. 室间隔完整型大动脉转位矫治术麻醉管理

【导读】

大动脉转位是指心室与大动脉连接不协调，即右心室与主动脉相连，左心室与肺动脉连接，包括完全性大动脉转位（transposition of great artery，TGA），先天性矫正性大动脉转位（corrected transposition of great artery，CTGA）。本章讨论完全性大动脉转位是指房室连接正常而心室大动脉连接异常。如不进行干预，45%TGA 患儿于出生一个月内死亡，90% 生后一年内死亡，缺氧和顽固性充血性心力衰竭是两个主要死亡原因。

【病例简介】

患儿，男性，3 个月，5kg，因发现心脏杂音 2 个月入院。患儿出生后 1 个月因黄疸至医院就诊，查体发现心脏杂音。超声诊断为"大动脉转位（室间隔完整型）"，为进一步诊疗入院。

体格检查：T 36.5℃，P 120 次 /min，BP 66/33mmHg，口唇发绀，双肺呼吸音清晰，心律齐，左侧 2~3 肋间可闻及收缩期 2/6 级吹风样杂音,静息状态左上肢饱和度 60%。

实验室检查:

(1) 血常规检查:血红蛋白浓度(HGB)171g/L

(2) 生化全套检查,碱性磷酸酶(ALP)497IU/L,肌酸激酶(CK)506IU/L,肌酸激酶同工酶(CKMB)41IU/L,乳酸脱氢酶(LDH)403u/L。

影像学检查:

X 线检查:两肺血增多,未见实变,主动脉结不宽,肺动脉段平直,心脏各房室不大。

超声:心房正位,心室右袢,右心房室增大,左心房室偏小,房间隔中部回声脱失约 3mm,主动脉位于右前,起源于解剖右心室,肺动脉位于左后,起源于解剖左心室,主肺动脉发育尚可,左右肺动脉起始部偏细扭曲,中段发育尚可。房水平双向分流。收缩期左右肺动脉开口处血流偏快。

诊断:完全型大动脉转位,房间隔缺损,肺动脉高压

拟行手术:改良 B-T 分流术 + 肺动脉环缩术 + 房隔缺损扩大术

实施手术:大动脉调转手术 + 房间隔缺损修补术

【麻醉管理与分析】

1. **手术过程**　麻醉成功后正中开胸,探查心脏位置,心房正位,心室右袢,主动脉起自右室,肺动脉起自左心室,两者呈前后位。测压结果显示外周动脉压 73/47(59)mmHg,肺动脉压 32/9(16)mmHg,解剖左室压 49/4(20)mmHg,决定改变式式,行大动脉调转术 + 房间隔缺损修补术,并通知体外循环科准备体外膜氧合(extracorporeal membrane qxygenation,ECMO)。

常规建立体外循环,经右上肺静脉置入左心引流管。探查已闭动脉导管,予以切断缝合,阻断升主动脉,主动脉根部灌注,心脏停搏,切开右心房探查房间隔缺损。在主动脉窦管交界上方横断主动脉,肺动脉分叉前方横断肺动脉。探查冠脉分布为 1LAD,Cx,2RCA,纽扣状切下左右冠脉开口,并游离冠状动脉起始部。行 Lecompte 操作,将肺动脉分叉置于升主动脉前方。将原肺动脉窦部进行修剪,将左右冠状动脉开口分别与原肺动脉窦部缝合,然后与原主动脉远心端缝合,形成新的主动脉。原主动脉近心端用戊二醛处理的自体心包片修补成形。经胸壁穿刺经右房和房间隔缺损放置左房管,膨肺左心充分排气后关闭房缺。开放升主动脉,自动复跳,缝合右房壁,并行循环下完成肺动脉与原主动脉近心端吻合,形成新的肺动脉,完成大动脉调转术。手术结束安装腹膜透析管。

2. **麻醉管理及手术并发症**　患儿入室:HR 120 次 /min,血压 BP 78/46(62)mmHg,中心静脉压 CVP 6mmHg,SpO_2 60%。动脉血气(吸入氧浓度:40%):pH 7.397,PaO_2 24.9mmHg,$PaCO_2$ 37.4mmHg,SO_2 44.9%,Hb 159g/L,HCT 49%,Lac 1mmol/L,提高吸入氧浓度,体外循环开始前持续泵入多巴胺 + 多巴酚丁胺维持循环稳定。停机时 HR 195 次 /min,BP 77/35(49)mmHg,LAP 7/2(5)mmHg,SpO_2 100%。术中超声检查提示房室水平分流消失,心内血流动力学正常,主动脉瓣少中量返流。

出室前血气(FiO_2:70%):pH 7.40,PaO_2 104.2mmHg,$PaCO_2$ 39.6mmHg,SO_2 97.9%,Hb 121g/L,HCT 36%,BE 0mmol/L,Lac 1.8mmol/L

应用血管活性药物包括:多巴胺 + 多巴酚丁胺:5μg/(kg·min),肾上腺素:0.09μg/(kg·min),米力农:0.6μg/(kg·min)。

患儿安返 PICU,4 小时后复查超声提示:主动脉瓣少中量返流,左心室收缩功能减低,LVEF 25%~30%,紧急床旁行开胸减压术,血管活性药物药量并无明显增加。术后第二天复查超声提示左室收缩功能有所恢复,LVEF 45%,术后第 4 天入手术室行关胸术。

关胸术后患儿血流动力学状态较稳定,但痰多,血象持续偏高,胸片提示左下肺纹理聚拢,膨胀不佳,关胸术后第 8 天尝试脱离呼吸机不能耐受,行纤支镜检查,镜下见气管及各支气管充血水肿,局部可见白色炎性渗出物,各段支气管内有较多分泌物,左主支气管轻度软化、狭窄,于左上、左下、右上、右下肺叶分别灌洗。第 9 天成功拔除气管插管,第 10 天因呼吸急促使用无创呼吸机辅助呼吸,第 12 天出现明显呼吸困难,动脉血气提示严重低氧,二氧化碳潴留,再次气管插管行机械通气,继续抗感染强心利尿治疗,于关胸术后第 21 天再次拔除气管插管,第 28 天康复出院。

【经验与体会】

大部分室间隔完整的 TGA 患儿有明显缺氧表现,有效体肺循环血流量严重减少,动脉氧分压低,高碳酸血症,代谢性酸中毒。新生儿期可用前列腺素 E_1(0.05~0.1μg/(kg·min)扩张 PDA,维持 PDA 开放,增加体/肺循环血液混合。TGA/IVS 患儿在出生数周后,生理性肺高压逐渐下降,左心室心肌团开始进行性缩减,支持体循环所必须的左心室心肌厚度仅能保持到出生后 2~3 周,因此需要在新生儿期尽早进行手术。如已错过新生儿期就诊,需行肺动脉环缩术增加肺动脉近心端压力,锻炼解剖左室,同时行改良 B-T 分流术和或房间隔扩大术增加肺血流,改善机体氧供。

拟行左室锻炼及减状手术患儿可以采用七氟烷吸入或氯胺酮肌注诱导麻醉,诱导完成后在尽可能吸入接近空气条件下监测血气及肺动脉压,以供术后比较。基础值检测完成后可以适当提高吸入氧浓度,调整呼吸机,过度通气降低 PCO_2 至 25~35mmHg,维持 pH 值 7.5~7.6 之间,降低肺血管阻力,增加肺循环血流,改善氧合。应避免体循环阻力降低,可适量输入血管活性药物,增加心排量,改善组织氧供,维持足够的麻醉深度,避免各种刺激时血流动力学波动,降低氧耗,以增加混合静脉血氧饱和度,也可以提高动脉氧饱和度。

通常会先行 B-T 分流术和或房间隔缺损扩大(球囊扩张术)再行肺动脉环缩术,术后满意状态是解剖左室压须达到体循环压 60% 以上,血气中氧分压较术前上升 15% 左右或氧饱和度达到 80% 提示体肺循环间血液混合充分。解剖左室压过低无法起到锻炼作用,过高可能出现急性左室功能衰竭,术后常需要给予多巴胺或肾上腺素支持心功能。体肺分流或房间隔造口过小无法改善氧合,过大则解剖右室回心血流突然明显增多,可能出现急性右室功能衰竭,可通过调整呼吸参数,吸入 NO 等改变肺循环阻力,缩血管或扩血管药物改变外周血管阻力,通过观察血压脉压差,呼气末二氧化碳,TEE 观察室间隔偏移等来调整体肺循环之间血流量平衡。

该患儿因术中测压解剖左室压已达到体循环压力 60% 以上,遂决定改变术式行一期根治术。动脉调转术后,由于心肌缺血,解剖左心室肌团不足,主动脉阻断期间心肌保护不良等各种因素都可能出现左室心功能衰竭,应使用 TEE 连续评估全心或区域性左心室收缩功能,探查有无新出现的二尖瓣反流及与之相关的乳头肌功能失调。常规使用多巴胺 + 多巴酚丁胺(3~5μg/kg·min)支持心功能,可加用肾上腺素[0.05~0.15μg/kg·min)]。该患儿术前测压左室压处于边缘状态,因此术前即要求体外循环科准备 ECMO,可随时进行支持。术中外科直视下经右上肺静脉放置左房测压管(因原定为减状手术没有常规经颈内静脉放置预留导管),连续监测左房压以评估及时发现左室功能及容量负荷变化。

动脉调转术由于有冠状动脉移植,止血,搬动心脏,闭合胸骨等操作都有可能造成移植的冠状动脉扭曲受压,出现急性的心肌缺血,造成循环的明显波动,应密切观察是否有同时出现的心电图 ST 段改变,心电节律的改变,以及新出现的节段性室壁运动异常,及时终止相关操作。在术后早期心肌都有水肿阶段,闭合胸骨可能造成心包腔容积减小,冠脉有受压可能,因此可以不关胸返回恢复室,在出现心功能不全时,要及时开胸解除压迫。

对于左心功能一方面要给予足够的支持,降低负荷更为重要,包括容量负荷及压力负荷。过量输液不仅增加容量负荷,且导致左心室膨胀,造成再植冠状动脉紧张扭曲,左心房压升高将导致肺动脉压升高,横跨于主动脉前方的肺动脉紧张也可能压迫牵拉冠状动脉,应限制液体量,积极利尿。体循环压力应维持在可保持内环境稳定的低水平,避免过高血压,可以使用扩血管药物,如米力农,硝普钠降低血压,减少左心室后负荷。

该患儿二次关胸后心功能趋于稳定,但由于肺部感染不能控制导致脱离呼吸机困难,拔管后又二次插管,提示在常规抗感染,体疗同时,可能应该及早行纤维支气管镜检查,做局部吸引冲洗,有利于患儿感染尽快控制。

【麻醉小结】

室间隔完整的完全性大动脉转位患儿实施一期根治术的最佳时机是新生儿期,术后避免移植冠状动脉扭曲,支持左心功能,降低左心室容量及压力负荷是维持循环稳定的关键。

(王 嵘 晏馥霞)

【专家点评】

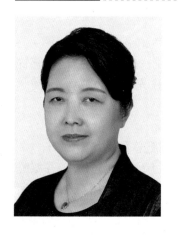

晏馥霞,主任医师,医学博士,博士研究生导师。中国医学科学院阜外医院麻醉中心主任。国家心血管病专家委员会委员,国家心血管病专家委员会麻醉专业委员会秘书长,中华医学会麻醉学分会心胸学组副组长,北京医学会麻醉分会常务委员。

室间隔完整性大动脉转位(TGA/IVS)手术患儿,一般矫治手术最佳时间是在新生儿期,因为出生后肺血管阻力逐渐降低,与肺动脉异常连接的左心室心肌就会随之退化,一旦大动脉调转后,左心室与主动脉连接,左心功能将难以维持高阻力的体循环阻力,易导致急性左心衰竭。因此如果此类患儿错过最佳手术时期,需要先行左心功能锻炼,再根据左心室心肌变化决定择期矫治手术的时间。TGA/IVS 患儿超过新生儿期,在手术台上外科医师直接测定主动脉、肺动脉或左室压力,肺动脉和主动脉收缩压之比大于 70%,进行矫治手术后心脏功能不受影响。肺动脉和主动脉收缩压之比 60% 至 70% 之间,进行矫治手术风险较大,需要备好 ECMO。肺动脉和主动脉收缩压之比小于 60%,则不适宜进行矫治手术,需要行左室功能锻炼手术。

此例患儿手术时已经是 3 个月,术中测定肺动脉与主动脉收缩压之比在 60%~70%,矫治手术风险较大。主要的风险是术后左心室功能是否能耐受体循环的阻力。此例患儿术后表现出左心功能的不佳,左室射血分数较低,被迫在术后 4 小时开胸,减轻心脏的受压,度过术后严重危险期。由此机械通气时间延长,左心功能逐渐改善,但是术后恢复时间较长。因此术后管理原则,主要是要根据左心功能(超声心动图或左房压监测)调整正性肌力药和血管活性药的使用,控制容量输入,降低外周血管阻力,维持偏低的左心房压和有效的心排血量。为了避免术后早期心肌水肿,闭合的胸廓对心脏的压迫,此类患儿可在手术结束时即延迟关胸,避免左心功能的进一步减弱,以及突发循环衰竭的发生。

参考文献

[1] 徐志伟,丁文祥,苏肇伉,等.大动脉转换术的临床应用[J].中华胸心外科杂志,2003,19:134-145.

[2] STARLA DEBORD,CECILE CHERRY. The Arterial Switch Procedure for Transposition of the Great Arteries [J]. AORN Journal,2007,86(2):211-230.

[3] WARNESCA.Transposition of the greatarteries[J].Circulation,2006,114(24):2699-2709.

[4] RICHARD D,WILLIAM P. ALISA A et al. Left ventricular retraining in corrected transposition:Relationship between pressure and mass[J].Thorac Cardiovasc Surg,2020,159,2356-2366.

[5] SUNG SC,CHANG Y H,LEE H D,et al.Arterial switch operation for transposition of the great arteries with coronary arteries from asingle aortic sinus[J]. Ann Thorac Surg,2005,80(2):636-641.

9. 格林手术中缺氧发作的麻醉管理

【导读】

发绀型先天性心脏病在手术中经常会发生缺氧发作,如不及时判断并有效地处理,很可能会危及患者生命。

【病例简介】

患者,男性,1 岁 3 个月,10kg。因查体发现心脏杂音 5 个月入院。患者 5 个月前因感冒在当地医院就诊时,发现心脏杂音及发绀到当地医院就诊,诊断为"先天性心脏病,肺动脉闭锁",患者为行手术入院。

实验室检查:

血常规:血红蛋白浓度 139.0g/L,红细胞总数 7.97 × 10^{12}/L,白细胞总数 8.98 × 10^9/L。

生化全项:前白蛋白 121mg/L,天门冬氨基转移酶 44IU/L,碱性磷酸酶 231IU/L,谷氨酰转肽酶 5IU/L,尿酸 475.60μmol/L,肌酸激酶 219IU/L,肌酸激酶同工酶 54IU/L,乳酸脱氢酶 458IU/L,甘油三酯 2.01mmol/L,总胆固醇 3.54mmol/L。

影像学检查:

心脏二维多功能彩超提示:心房正位,单心室,呈左心室形态,房间隔中部探及两处回声脱失,分别约 6mm、4mm。未探及肺动脉瓣,主肺动脉及分支发育略欠佳,未探及三尖瓣叶,于原三尖瓣部位仅探及粗带状回声,主动脉瓣及二尖瓣启闭尚可。降主动脉与主肺动脉间探及直径约 2.5mm 的动脉导管,主动脉弓降部未见异常。超声多普勒检查:肺动脉内未探及前向血流,房水平右向左分流,动脉水平左向右分流。诊断为:单心室(左心室型),三尖瓣闭锁,肺动脉闭锁,Ⅱ孔型房间隔缺损,房水平右向左分流,动脉导管未闭,动脉水平左向右分流。

右心造影所见:心房正位,心室右襻。左心房室扩大,上腔静脉造影示右心房显影后,未见右心室顺行显影,显影顺序为,右心房→左心房→左心室→右心室,可见膜周部室间隔缺损,右心室腔发育小,两大动脉起源及空间位置关系正常,主肺动脉及左右肺动脉发育可,主动脉未见粗大体肺侧支,可见一未闭动脉导管走行迂曲,远端连接于肺动脉,再循环可见心房水平左向右分流,左右肺动脉及膈水平降主动脉直径分别为,6.5mm,8.11mm,7.98mm。印象:先天性心脏病:三尖瓣闭锁,右心室发育不良,室间隔缺损,房间隔缺损,动脉导管未闭。

既往史:其母孕 38 周顺产。无窒息抢救史,母乳喂养。平素无感冒,无晕厥,咯血,抽搐等,活动无受限,哭闹活动后,口唇发绀加重,无缺氧发作,生长发育明显滞后。

【麻醉方案与分析】

患者入室后,常规进行麻醉诱导,气管插管,动脉、深静脉置管后手术开始。切皮前吸入氧浓度(FiO$_2$)30%~50%,SpO$_2$77%,HR 122 次/min,BP 83/36mmHg,中心静脉压(CVP)4mmHg,ETCO$_2$ 29mmHg。开胸后,外科医师游离上腔静脉,探查有无其他畸形,在开胸后10 分钟左右,患者 SpO$_2$ 逐渐下降至 65%,血流动力学稳定,随后 SpO$_2$ 下降迅速,判断为缺氧发作。立即停止外科操作,提高吸入氧浓度至 100%,给予去甲肾上腺素 4~8μg,并适当补充容量,提高灌注压;适当轻柔慢膨肺,以减少肺压缩。处理后 SpO$_2$ 从 33% 逐渐回升至70%。血流动力学一直比较稳定,没有发生较大波动,缺氧发作恢复后,HR 104 次/min,BP 95/38mmHg,CVP 5mmHg。P$_{et}$CO$_2$ 从发作时 25mmHg 回升至 27mmHg。经过 10 分钟左右的处理和调整,缺氧发作缓解,手术继续进行。

发绀型先心病的患者较易发生缺氧发作,哭闹,术前禁食水,麻醉诱导,手术牵拉搬动等,都可能成为缺氧发作的原因。缺氧发作时,应立即寻找原因并纠正,比如尽量减少哭闹,适当补充容量,改善诱导所致的血压下降等。此患者为三尖瓣闭锁,仅有 2.5mm 的动脉导管作为肺内主要供血来源,缺氧发作的主要原因是外科探查时牵拉,致使导管痉挛或压瘪甚至关闭。此时应立即停止一切外科操作,直至缺氧发作情况解除。处理缺氧发作时,应同时应提高吸入氧浓度。患者进入手术室诱导后,尽量给予低浓度或中高浓度的吸入氧,预防因高浓度氧引发的动脉导管关闭,但缺氧发作时,氧浓度必须增加,可以提高组织携氧,减轻血管痉挛,保护脏器。还要注意减少肺压缩,部分患者胸膜因胸骨离断时或外科医师操作致使破损,肺部分被压缩,血氧交换减少,加重缺氧情况。可以轻柔缓慢手动膨肺,帮助复张。另外应控制心率,提高灌注压。在缺氧发作时有时表现为心率增快,血压降低,可以通过α$_1$ 受体激动剂提高血压,增加肺内血流量。体肺分支阻断后,有些疾病根据术式会在体外循环前将动脉导管或大的体肺侧支动脉阻断,相应地调高氧浓度,增加肺内血流量就十分重要。

【经验与体会】

缺氧发作对于肺血管发育差,右心室流出道肥厚并狭窄或闭锁的患者而言是比较常见的紧急情况。平时不易发生缺氧发作的患者,因麻醉和手术操作而引发缺氧发作时,机体耐受缺氧能力差,反而给予医师抢救的时间窗更短。因此在术前对于病情要做充分的评估,对于高危患者给予高度的重视,尽量避免缺氧发作,一旦发生,抢救因准备充分,也会得到及时而有序地救治。缺氧发作的预防比处理更重要。

麻醉科医师除了要理解复杂心脏畸形病理生理，还要对手术方式和步骤非常清晰，才有可能预防缺氧发作。改良格林手术属于 Fontan 系列手术，主要用于不能行双心室矫正的功能单心室患者的一期手术，也可以用于右心发育较差的一个半心室矫治的补充。手术将上腔静脉与同侧的肺动脉进行端端吻合，此为经典的格林手术。现大部分术式为端侧吻合，称为改良格林手术，不仅能增加肺血流量从而增加体循环的氧饱和度，同时不增加心室的容量负荷。

此类患者的麻醉管理重点是腔肺血管吻合前保持动脉导管开放状态，预防缺氧发作，缓解血管吻合期间的低氧状态以及减轻上腔静脉压力等问题。术前应给予保持动脉导管扩张的药物，并尽量吸入低浓度氧，保持导管开放状态。预防和处理缺氧发作。血管吻合期间，如没有建立体外循环，由于缺血缺氧和上腔静脉压升高，除了增加吸入氧浓度，还要适当提高体循环压力并酌情利尿，可避免脑灌注不足和脑水肿。同时还要进行适当的心功能的维护。上腔静脉和一侧肺动脉被阻断，上腔静脉内压力不断升高，肺内血流进一步减少，血氧进一步下降，尽管在心房和上腔静脉间连接引流管，但引流并不满意，上腔静脉压往往较高。为了避免过高的静脉压对脑组织的损害，就要将血液从上腔静脉内抽出，再注入下腔静脉。有的患者存在永存左上腔静脉，如果与右上腔静脉连通，则上腔静脉压上升缓慢，或可不用处理。

近几年，为了患者的安全更有保障，外科医师会在上腔静脉和右心房之间建立临时转流，在阻断上腔静脉后，使患者采取头高脚低位，以降低上腔静脉压。或者在体外循环并行下进行手术更安全。血管吻合完毕，血管钳开放之前最好和外科医师沟通好，提前给予适当容量（晶/胶体/血液制品等），以免开放瞬间及以后的短时间出现血压骤降，而导致各个脏器灌注不足，导致供氧减少，加重缺氧。血管吻合后，肺内很大一部分供血就要依靠上腔静脉直接回流入肺的血容量，增加血容量，使静脉压力上升，才能真正实现血流顺行入肺，改善缺氧状态。保温不容忽视。由于大部分格林手术在全麻下进行，温度有可能被忽视，低温会引发代谢性酸中毒，进而肺血管收缩，阻力增加，不利于血液对肺的灌注和改善缺氧状态。术中根据手术的进程以及是否发生缺氧发作而需要急救，吸入氧浓度、潮气量、呼气频率、吸呼比，以及呼吸模式的相应调整，不仅可以帮助改善患者术中状态，对患者术后快速康复也有帮助。

从麻醉技术上来看，由于手术操作的特殊性，也为了避免血管钳夹过程中容量和血压下降，静脉压上升，需要上下肢都放置深静脉导管。既可以术中从上腔静脉抽出血液并注回下腔静脉，又可以在下肢注入强心或血管加压类的药物，上腔静脉内则是泵入扩张血管的药物，以降低上腔静脉压和肺血管的阻力。血管钳开放后，由于上下腔静脉内都有压力监测，上腔静脉导管由于术后进入肺动脉，直接测量肺动脉压，和下腔静脉压可以进行直观的比较和测量。

【麻醉小结】

发绀型先心病手术中缺氧发作并不少见，预防要从充分地术前评估做起，即使发作也会及早处理，同时了解和配合手术步骤，麻醉管理才会更加平稳。一旦缺氧发作发生，应停止一切外科操作，直至缺氧发作情况解除。缺氧发作时，提高吸入氧浓度，并减少肺压缩，控制心率，提高灌注压，以及注意脏器保护。

（王海凌　晏馥霞）

【专家点评】

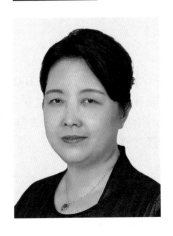

晏馥霞,主任医师,医学博士,博士研究生导师。中国医学科学院阜外医院麻醉中心主任,国家心血管病专家委员会委员,国家心血管病专家委员会麻醉专业委员会秘书长,中华医学会麻醉学分会心胸学组副组长,北京医学会麻醉分会常务委员。

经典格林手术(Glenn 手术),1958 年由 Glenn 提出,即上腔静脉与右肺动脉吻合术,上腔静脉血流仅流向右肺动脉。改良格林手术(双向 Glenn 手术)则为上腔静脉与右肺动脉端侧吻合,上腔静脉的血流可以同时流向右肺动脉和左肺动脉。该术式主要适用于肺血少的发绀型复杂先天性心脏病患者,这些患者往往是不能行双心室矫治术,只能采取姑息治疗的办法。目的是减轻右心负荷,增加肺血流,改善机体氧供。由于手术不需要打开心腔和心脏停搏,为了减少体外循环对于肺的打击,所以此类手术常常是在非体外循环下进行。

双向格林手术的患者肺血多来自于体肺侧支循环和未闭的动脉导管,手术过程中,外科医师在游离肺动脉和上腔静脉时,由于牵拉引起肺血流骤减,体循环的血氧含量也急剧减少,导致氧饱和度突然下降,即发生"缺氧发作"。那么如何预防和处理术中的缺氧发作,这是麻醉科医师面临的挑战。

缺氧发作的预防:适当补充容量,5% 白蛋白(如果血红蛋白大于 15g/dl)5~10ml/kg,或者根据需要适当输血。同时可以持续泵入去甲肾上腺素,维持适当的体循环阻力,以增加肺血流量。重度发绀患者要及时根据血气分析结果,纠正酸中毒。在准备进行上腔静脉和右肺动脉吻合前,外科医师要试阻右肺动脉,如出现进一步低氧,经过麻醉科医师调整,仍不能改善,则需要在体外循环辅助下完成吻合手术。

缺氧发作的处理:术中出现氧饱和度骤降,提醒外科医师暂停操作,如果仍没有缓解趋势,需给予增加外周血管阻力的药物处理和适当补充容量。如果经过处理暂时缓解,但是不能耐受外科操作,则需要改为体外循环下上腔静脉肺动脉吻合手术。

综上所述,格林手术中缺氧发作可以通过预防来减少发生,及时处理亦可纠正严重的缺氧。对于难以纠正的严重缺氧发作,应积极的选择体外循环下进行手术。

参考文献

[1] ASTRID V,PIETER D M,ELS T,et al. (2020) Outcome of the Glenn procedure as definitive palliation in single ventricle patients. [J].Int J Cardiol,2020,Mar 15,303:30-35.

[2] IRIM S,BHUPEN M,SHASHIKANTH A. (2021) Bidirectional Glenn Procedure or Hemi-Fontan. [Internet]. StatPearls . Treasure Island(FL):StatPearls Publishing,2020,16.

[3] SYED T H,ANIL B,SAVITA S,et al. (2007) The bidirectional cavopulmonary (Glenn) shunt without cardiopulmonary bypass:is it a safe option? [J]. Interact CardioVasc Thorac Surg,2007,6:77-82.

[4] ANIL BHAN. (2008) Off-pump bi-directional Glenn shunt:How I do it? Ann Pediatr Cardiol [J]. 2008,1 (2):131-134.

10. 小儿法洛四联症手术麻醉管理

【导读】

法洛四联症(tetralogy of Fallot,TOF)是最常见的发绀型先天性心脏病。据统计,每100万活产胎儿中有421例。其中最常见于DiGeorge综合征。法洛四联症包括4种病理改变:主动脉根部增宽,右移骑跨;肺动脉狭窄;室间隔缺损;右心室肥厚。法洛四联症手术方式包括姑息性手术和根治手术。由于其病理解剖特殊性,围手术期麻醉管理有所不同。

【病例简介】

患者,男性,3岁,体重13kg。因"活动后口唇发绀2年余"入院。患者2年余前活动后逐渐出现口唇发绀,无其他特殊伴随症状。查心脏彩超示"先天性心脏病:法洛四联症;房间隔缺损(Ⅱ孔型)",未予以特殊治疗,定期随访。2年来,患者偶有咳嗽咳痰,现无发热,无大汗淋漓,呼吸不促,无意识淡漠,无声音嘶哑,无喂养困难,无生长发育迟缓,活动和哭闹时出现明显口唇发绀,呼吸气促,蹲踞后症状缓解。为求进一步手术治疗收住入院。

体格检查:神清,生长发育可,张口度好,颈椎活动正常。两肺呼吸音清,胸骨左缘第2~4肋间可闻及3/6级粗糙喷射性收缩期杂音,可触及收缩期细震颤。

实验室检查:血红蛋白171g/L,肝肾功能、电解质和出凝血等指标在正常范围。

心电图:窦性心律,右心室肥大。

胸片:两肺肺血减少,心影未见增大,未见气管受压。

经胸心脏彩超:室间隔上部可见回声中断达13mm,彩色多普勒血流显像(color Doppler flow imaging,CDFI)示该处以右向左为主双向分流。房间隔中部可见回声中断达6mm,CDFI示该处以左向右分流。主动脉内径增宽,其前壁前移,并骑跨于室间隔之上,骑跨度约50%。右心室流出道变窄,最狭处内径7mm,流速约2.5m/s。肺动脉瓣环内径9mm,瓣膜回声增强,开放受限,CDFI可探及收缩期湍流,最大流速为4.0m/s。肺动脉主干缩小,内径5mm。主动脉与肺动脉比例约2:1。左肺动脉起始部内径4.0mm,远端内径约4.5mm,流速约1.4m/s,右肺动脉起始部内径3.3mm,远端内径约5.4m/s,流速约1.55m/s。腹主动脉内径7mm。McGoon指数=(4.0+3.3)÷7=1.04:1。右位主动脉弓。

心脏计算机断层血管造影(computed tomography angiography,CTA):主动脉弓位于右侧。肺动脉主干可见节段变窄,最窄处内径约5.7mm,右肺动脉宽约10.2mm,左肺动脉宽约12.0mm。室间隔中断,可见造影剂沟通,长约5.5mm,主动脉骑跨于室间隔上,骑跨度约50%。右心室壁增厚,与左心室壁相似。房间隔局部中断,长约4.9mm。升主动脉宽约16.3mm,降主动脉宽约10.4mm。

诊断:先天性心脏病(法洛四联症、房间隔缺损)、右位主动脉弓。

【麻醉方案与分析】

1. 麻醉前访视和评估   患者营养和发育状况尚可,颜面部无畸形,睡眠无打鼾,张口度未受限,颈椎活动正常,心脏彩超和心脏CTA均提示"右位主动脉弓",仔细阅读胸片和心脏CTA影像资料,未见明显气管受压。表明该患者无困难气道。患者虽存在活动后发绀,但暂无显著心功能不全表现。

2. **麻醉过程**　全身麻醉低温体外循环下行"法洛四联症姑息矫治(右心室流出道补片扩大)和房间隔缺损修补术"。麻醉过程:纯氧 +6% 七氟烷吸入诱导(潮气量法),开放外周静脉后,依次静脉注射咪达唑仑 3mg、顺式阿曲库铵 3mg 和芬太尼 70μg 后,选择 ID 4.5 带套囊气管导管气管插管。以 2% 七氟烷吸入维持麻醉。左桡动脉穿刺置管测压,并检测基础血气和活化凝血时间(activated clotting time,ACT)值。超声引导下右颈内静脉穿刺。放置 TEE 探头,主要在四腔心切面、右心室流入流出道切面、双腔静脉切面对法洛四联症和房间隔缺损进行术前评估,并保留影像。切皮前再次追加咪达唑仑 3mg、顺式阿曲库铵 3mg 和芬太尼 70μg。悬吊心包时,静脉注射肝素 40mg,3 分钟后测 ACT 550s。体外循环开始,停止机械通气,采用 5cmH₂O 压力静态膨肺。并改用丙泊酚 6mg/(kg·h) 以及间断静脉注射咪达唑仑、顺式阿曲库铵和芬太尼维持麻醉深度。开放主动脉前充分排除左心空气,开放主动脉同时,以 5μg/(kg·min) 多巴胺泵注,心脏自主复跳。右心房关闭后开放上下腔静脉,恢复机械通气。心脏充盈满意后,再次使用 TEE 进行术后评估,右心室流出道狭窄已纠治,血流通畅,流速不快,房间隔补片处无残余分流,左心排气彻底。超滤,循环稳定后停体外循环,分别拔出主动脉插管,上腔静脉插管。鱼精蛋白中和肝素(鱼精蛋白:肝素为 1.5:1)。关胸,带气管导管转入监护室。

3. **围手术期关注点**　该患者存在右位主动脉弓,需关注有无形成的血管环对气管所产生的压迫。该患者肺动脉导管已闭合,肺动脉发育不良,手术方式采用姑息手术。需提防围手术期缺氧发作,一旦发生需积极处理。体外循环开始前,避免低血压,以免增加右向左分流,加重缺氧。

【经验与体会】

1. **小儿法洛四联症手术麻醉管理要点**

(1) 重视术前访视,注意关注是否属某种综合征,以及可能存在的困难气道或困难插管。了解患者的缺氧程度,能耐受的活动强度,心功能状态。仔细判读心脏彩超及相关辅助检查。

(2) 为了减少右向左分流量,应避免肺血管阻力(pulmonary vascular resistance,PVR)增高和体循环阻力(systemic vascular resistance,SVR)下降。增加 PVR 的因素包括:低氧血症和高碳酸血症,酸中毒,高气道压,交感兴奋和肺血管收缩等。降低 SVR 的因素主要是外周血管扩张。

(3) 应保证容量充足,血红蛋白 100g/L 以上,高浓度吸氧,麻醉诱导应避免心功能抑制和低血压的发生。宜采用氯胺酮诱导,以增加 SVR,减少右向左分流。发绀型心脏病患者,吸入麻醉诱导一般能减低氧耗和增加混合静脉血氧饱和度。理论上右向左分流患者使用吸入麻醉诱导会增加诱导时间,但实际临床意义不大。如果合并显著心功能不全或患者拒绝面罩,宜采用静脉诱导。

(4) 常规手术前后 TEE 检查,对比前后结果,有助于及时判断纠治效果,有无残留问题需要进一步解决。

2. **围手术期阵发性缺氧发作的处理**　缺氧发作又称为"Tet Spells"。在小儿哭闹、情绪激动和气管插管过程中可能出现右心室漏斗部痉挛,加重原来已存在的漏斗部狭窄,造成右心室流出道梗阻,从而出现呼吸困难、发绀和严重缺氧、心率下降甚至心搏骤停。对于非麻醉下的患者:立即予以膝胸体位;吸氧、镇静;吗啡皮下或肌内注射;β受体阻滞剂缓慢静脉注射;纠正代谢性酸中毒。对于已气管插管的患者还应立即手控过度通气,纠正低血压。

【麻醉小结】

像其他先天性心脏病一样,应充分了解小儿法洛四联症的病理解剖特点,结合患者个体特点,制定合理的围手术期麻醉管理方案,尽可能避免缺氧的发生。

(袁开明　李　军)

【专家点评】

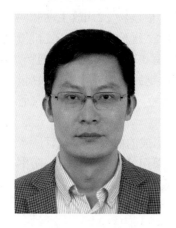

李军,教授、主任医师、医学博士,就职于温州医科大学附属第二医院。现任中国药理学会麻醉药理学分会副主任委员兼秘书长,中国心胸血管麻醉学会疼痛学分会副主任委员兼胸科分会常务委员,中华医学会麻醉学分会委员兼小儿麻醉学组副组长及骨科麻醉学组学术秘书,国家卫生健康委能力建设和继续教育麻醉学专家委员会委员,浙江省医师协会麻醉学医师分会副会长等。

该患者平素活动耐受和心功能状态尚可,从而有延期手术的机会。但该患者肺动脉发育不良,无法行根治手术,此次姑息手术后仍需行二次开胸根治术。该病例采用吸入诱导。吸入诱导可以同时降低PVR和SVR,对于有明显漏斗部梗阻的患者来说,PVR降低不能有效缓解右心室流出道梗阻,而更需关注SVR的降低所导致的低血压。推荐入手术室前口服咪达唑仑,适度镇静下开放外周静脉,静脉诱导,以减少患者应激,特别是对于无法接受面罩的患者。该患者麻醉诱导采用了咪达唑仑作为镇静剂,虽然诱导也平稳,但氯胺酮仍是首选。穿刺采用超声引导技术值得推荐,因为可以避免颈总动脉或椎动脉的意外损伤,提高穿刺成功率。改良Seldinger法穿刺的优点是便于导管固定、减少导丝置入时滑脱的风险,是目前较常用的方法。在体外循环机器无吸入麻醉药连接装置时,静脉麻醉是唯一选择,但应避免术中知晓的发生。可使用脑电双频指数监测麻醉深度,但目前也有部分争议。麻醉维持可以间断推注,也可采用连续微泵泵注肌松药、镇静药和镇痛药的方式。该病例矫治前后使用TEE检查,非常值得推荐。

参考文献

[1] TOWNSLEY M M, WINDSOR J, BRISTON D, et al. Tetralogy of Fallot:perioperative management and analysis of outcomes [J]. J Cardiothorac Vasc Anesth,2019,33(2):556-565.

[2] 俞卫锋,缪长虹,董海龙,等. 麻醉与围手术期医学[M]. 上海:世界图书出版公司,2018:1121-1151.

[3] JUNGHARE S W, DESURKAR V. Congenital heart diseases and anaesthesia [J]. Indian J Anaesth,2017,61(9):744-752.

[4] HANNEMAN K, NEWMAN B, CHAN F. Congenital variants and anomalies of the aortic arch [J]. Radiographics,2017,37(1):32-51.

11. 小儿先天性心脏病介入手术麻醉管理

【导读】

1. 随着心导管检查和介入治疗在小儿先天性心脏病的应用日益增多,这类特殊患者也给麻醉科医师带来了更大挑战。常规手术室内的麻醉处理流程仍适用于心导管室。

2. 由于心导管室的特殊要求,室内光线通常较暗,且患者和麻醉科医师常分处于不同房间,给麻醉科医师观察和抢救患者带来不便。

3. 心导管检查主要适用于确诊和判断患者先天性心脏病病情复杂程度,而微创介入手术治疗先天性心脏病主要适用于肺动脉瓣狭窄、主动脉缩窄、动脉导管未闭(PDA)、房间隔缺损和部分室间隔缺损等先天性心脏病亚型。

4. 麻醉科医师在充分认识先天性心脏病病理生理以及先天性心脏病介入治疗的风险因素的基础上,还需熟悉手术流程,并与手术医师密切配合。

【病例简介】

患者,男性,2 岁 5 个月,体重 11kg,自幼发现心脏病,生长发育与同龄儿相同,活动耐力较同龄儿差,无蹲踞现象。心率 110 次 /min,血压 85/55mmHg,脉搏血氧饱和度 96%,无杵状指,胸骨左缘第 2、3 肋间可闻及收缩期 2/6 级柔和的杂音。ECG 示窦性心律,110 次 /min。超声心动图报告:右心大,房间隔连续性中断 4mm,左向右分流,室间隔连续性完整,三尖瓣收缩期见少量反流,余瓣膜正常。胸部 X 线平片示双肺血稍多,心影增大,肺动脉段略膨隆。临床诊断:先天性心脏病,房间隔缺损。拟在全身麻醉下行房间隔缺损介入封堵术。

【麻醉方案与分析】

术前患者 ASA 分级 Ⅲ级;气道(MALLAMPATI)分级 Ⅰ级;NYHA 心功能分级 Ⅱ级。拟在气管插管静吸复合全身麻醉行房间隔缺损介入封堵术。

麻醉管理的主要目标:保障气道通畅,维持有效氧合;提供适宜深度的麻醉和肌松,维持合适的心排血量和心肌功能,减少外周血管阻力和肺血管阻力的变化。麻醉药物的应用应充分考虑到药物对患者的体、肺循环血管阻力的影响。

术前常规禁食禁饮,入手术室后予面罩给氧。麻醉诱导前后进行呼吸听诊,常规行脉率氧饱和度、心电、血压、呼气二氧化碳监测、体温及麻醉深度监测。开放静脉通道,静脉给予咪达唑仑 0.05mg/kg、丙泊酚 2.5mg/kg、舒芬太尼 0.2μg/kg、维库溴铵 0.08mg/kg 进行麻醉诱导,插入 4.0 号气管导管,接呼吸机行机械通气。吸入 3%~5% 七氟烷复合泵注 0.08~0.15μg/(kg·min) 瑞芬太尼进行麻醉维持。患者手术麻醉顺利,术毕顺利拔除气管导管。

【经验与体会】

小儿先天性心脏病介入检查及治疗具有创伤小、痛苦小、无需实施体外循环和深低温麻醉、出血少、手术时间短,住院时间短,术后恢复快和术后并发症少等优点,已成为大多数先天性心脏病的首选治疗方法。麻醉科医师要熟悉心导管室的特殊环境,了解人员助手和抢救设施、药品等。如何让患者安全平稳的度过围手术期,麻醉科医师应该从以下几方面进行

考虑:

1. 先天性心脏病介入治疗麻醉的特殊性

(1) 由于患者进入导管室前常强迫小儿与父母分离,可能导致小儿对医护人员产生恐惧心理、烦躁不安情绪、哭闹或挣扎,这将可能加重患者心肺负担,导致病情出现紧急情况,给患者带来危险。

(2) 先天性心脏病患者由于复杂的血流动力学改变,常合并不同程度的循环功能障碍,对手术和麻醉耐受能力差,紧急状况下需在体外循环下行抢救手术,需及时有效应对。

(3) 尽管心导管检查和介入手术属于微创手术,但在行股动、静脉穿刺置入左右心导管时也可产生锐痛。

(4) 高压注射造影剂以及心导管机械刺激心脏时可诱发呛咳、恶心、呕吐、心律失常、血压下降等呼吸和循环血流动力学的改变。

(5) 由于心导管室的特殊要求,室内光线通常较暗,且患者和麻醉科医师常分处于不同房间,给麻醉科医师观察和抢救带来不便。

2. 麻醉前评估　先天性心脏病心导管检查和介入治疗存在很多危险因素,为了制定安全有效的麻醉管理方案,充分的术前麻醉评估必不可少。

(1) 了解病史:着重了解手术史和本次拟行手术的详细资料。有无心力衰竭、肺高压和右心室流出道梗阻。了解患者用药情况。了解患者家族史,以防恶性高热等特发疾患。

(2) 体格检查:重点关注患者的营养发育状况,患者身高体重等基本资料。了解患者的一般状况:如静态生命体征、体格、活动能力和敏捷程度等。有无除心脏畸形外的器官畸形存在。

1) 气道检查和评估:门齿状况、舌腭大小、颈椎活动度、张口度。需经鼻气管插管者,检查每侧鼻腔的通畅程度。评估有无气管狭窄,尤其声门下狭窄,通气或插管困难。

2) 肺部检查:关注心力衰竭、感染和支气管痉挛的体征。观察有无呼吸费力、呼吸过快和呻吟等体征。听诊:啰音、哮鸣音和鼾音。如哮鸣音的原因是外源性哮喘,择期手术应当延期,直至支气管痉挛得到有效控制。

3) 心脏检查:首先触摸脉搏,为选择外周动脉置管部位做准备。检查颈静脉有无怒张表现。触摸有无心前区抬举感和震颤、肝脾大以及毛细血管充盈减慢等体征。听诊有无心脏杂音或奔马律。

(3) 实验室评估:术前常规检查血液常规、肝肾功能和血气及电解质、心电图和超声心动图检查。了解患者的心脏解剖缺损部位,分流方向和大小、心内压力、心律失常和心肌功能等情况。术前胸部 X 线摄片了解有无肺部浸润、胸腔积液、心影扩大和大血管阴影的变化。

3. 麻醉前准备

(1) 术前用药:抗胆碱能药物(如阿托品)具有减少分泌物和阻断迷走作用,是婴幼儿最常使用的术前用药之一。

(2) 术前禁食:指南推荐固体食物(包括牛奶)的禁食时间为 6~8 小时,而清饮料只需 2~3 小时(表 1)。

清饮料包括水、无含果肉的果汁、碳酸饮料、清茶、咖啡。牛奶的胃排空时间与固体食物相似。普通固体食物包括面包和饮料等。高脂肪食物的胃排空时间明显延长。

表 1　为降低误吸而推荐的禁食时间

食物	最短禁食时间 /h	食物	最短禁食时间 /h
母乳	4	普通固体食物	6
婴粥	6	高脂肪食物	8
牛奶	6		

（3）充分了解和改善患者术前生理状况

1）年龄：麻醉前准备应充分考虑到不同年龄小儿的特殊性。不同年龄的小儿对麻醉药的需要量有所不同。

2）心脏问题：麻醉前应细致评估患者的生理功能，包括瓣膜功能不全、左向右或右向左分流、心力衰竭、心律失常等，并做好相应的准备工作，尽量减少麻醉药物和方法对生理功能的影响。

3）心律失常：麻醉前应了解心律失常的种类、原因和严重程度（如特别危险的室性心动过速和频繁多源性室性早搏），以及有无心排血量下降的体征。

4）肺部状况：先天性心脏病患者肺部常处于多血状态，容易反复出现呼吸道感染，而近期的呼吸系统问题可增加麻醉过程中的肺血管阻力，因此对于合并呼吸道感染的患者，需在感染控制、体温正常后进行手术。

5）电解质紊乱的处理：术前电解质紊乱可能影响患者的麻醉安全，应全面考虑下列问题：电解质紊乱的程度、持续时间长短、麻醉诱导期可能发生心律失常的机率、纠正电解质紊乱所需时间。

4. 麻醉管理　麻醉科医师应当了解不同麻醉用药和方法的利弊，并采用最适合手术需要的麻醉药物和方法。

（1）镇静药物 + 局部麻醉（穿刺点局部麻醉）：适用于年龄较大的先天性心脏病患者。由于右美托咪定可提供镇静、抗焦虑、镇痛作用，没有明显的呼吸抑制作用，此外，它对肺动脉压及肺循环阻力没有影响，有升高体循环阻力及降低心率和血压的作用。可采用右美托咪定 15 分钟内注入负荷量 $1\mu g/kg$，再持续泵注 $0.1\mu g/(kg\cdot h)$。也可采用小剂量咪达唑仑（$0.05mg/kg$）复合局部麻醉。

（2）非插管静脉全身麻醉：保留自主呼吸，其优势在于操作便捷，复苏时间相对较短。临床常以氯胺酮及丙泊酚持续静脉泵注麻醉维持。由于大部分麻醉药物可产生呼吸抑制，对于低龄（小于 11 个月）、高风险操作以及需要使用强心剂的儿童，不建议采用。

（3）气管插管全身麻醉：目前国内外医院多选用该方法静脉注射咪达唑仑 $0.05mg/kg$、丙泊酚 $2.5mg/kg$、芬太尼 $2\sim4\mu g/kg$ 或舒芬太尼 $0.2\sim0.4\mu g/kg$、维库溴铵 $0.08\sim0.12mg/kg$ 进行诱导，麻醉维持采用丙泊酚复合瑞芬太尼持续泵注或七氟烷复合瑞芬太尼泵注。

（4）喉罩全身麻醉：丙泊酚 $2\sim3mg/kg$、芬太尼 $2\sim4\mu g/kg$ 或舒芬太尼 $0.2\sim0.4\mu g/kg$ 进行麻醉诱导，麻醉维持采用瑞芬太尼复合丙泊酚靶控输注。

5. 术中常见不良事件及处理

（1）心律失常：介入治疗中最常见的并发症，心律失常发生率为 4.3%，多为一过性。主要类型为快速心律失常及房室传导阻滞。常由导管或造影剂直接刺激诱发，尤其在导丝或封堵伞通过缺损时，手术医师暂停手术操作解除机械刺激后，一般可好转，必要时可用阿托品、肾上腺素等药物治疗,必要时需行电复律。

(2) 心脏压塞:心脏介入操作中最严重的并发症之一,多发生在 ASD 封堵术。严密监测术中病情变化,如出现血压下降、心率增快、脉压减小,应考虑心脏压塞可能,可通过超声心动图检查及对比术前 X 线检查结果确定。少量心包积液,患者一般情况尚好,可行保守治疗,但须用鱼精蛋白中和肝素的抗凝血作用,防止进一步出血;大量心包积液,应立即行心包穿刺;胸廓畸形的患者心包穿刺困难或患者心包积血速度快心包穿刺仍不能缓解急性心脏压塞症状的,应尽快争取外科手术处理。

(3) 低血压:低血压是小儿先天性心脏病介入检查和治疗时最常见不良事件。可通过输液、小剂量升压药、联合或单独使用强心药以提升血压。

(4) 低氧血症和窒息:大部分低氧血症可经面罩加压给氧后缓解,但术中需注意呼吸变化,保持呼吸道通畅。

(5) 气道梗阻:儿童由于舌体大、喉头高易产生舌后坠引起气道梗阻;如分泌物较多,易产生喉痉挛和气管支气管痉挛;另药物过敏、介入操作本身可引起肺血管痉挛、肺动脉高压危象,导致气道痉挛。

(6) 造影剂过敏:表现为皮疹,严重者可出现呼吸道阻力增高、持续低血压甚至休克等。处理:肾上腺素 0.3mg 皮下注射,甲强龙 80mg 静脉注射。

(7) 防止反流、误吸:儿童术前不安,剧烈哭闹后,剧烈呛咳可发生误吸。

(8) 低体温:在全身麻醉期间需保持患者的体温在 36.5~37℃,围手术期控制室温不低于 23~25℃,也可使用暖风机、输液加温,以限制皮肤热量散失。

6. 术后注意事项

(1) 为防止体温下降,新生儿应置恒温暖箱内或灯辐射加温床上进行运送。

(2) 应给予充分镇痛,防止患者出现术后躁动。

【麻醉小结】

麻醉科医师应对先天性心脏病患者的病情进行全面的术前评估,特别是对心血管系统状态的评估,包括心脏影像学检查结果和近期药物的使用等问题进行全面回顾,制定麻醉方案。术中麻醉管理,重点在于在提供合适的麻醉深度及镇痛的同时,维持循环系统稳定,减少外周血管阻力和肺血管阻力变化,提供气道保证,维持合适的通气和氧合,确保手术顺利进行,提高手术麻醉的安全性。

(吴刚明　闵　苏)

【专家点评】

李娟,中国科技大学附属第一医院南区(安徽省立医院南区)麻醉科主任,医学博士,主任医师,博士研究生导师。现任中国医师协会麻醉学医师分会常务委员;中国中西医结合学会麻醉学分会常务委员;中国心胸血管麻醉学会胸科麻醉分会副主任委员。主要临床研究方向为神经外科及心胸外科手术的围麻醉期处理。

小儿先天性心脏病介入检查及手术已在许多医院开展。由于此手术都在介入手术室(DSA)内进行,即属于手术室外麻醉,因此对麻醉科医师的挑战更大。

作者已描述了此类手术特点,但最重要的特点是这类手术疼痛刺激小,术中主要是维持患者制动,预防心血管并发症(如心律失常等)保障生命体征安全,因此在麻醉用药方面不

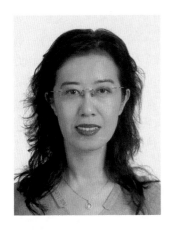

同于手术室内直视下先天性心脏病手术的用药,麻醉用药量要小,尽量选用短效麻醉药物,保障术毕患者快速苏醒。

无论是监测麻醉还是全身麻醉,首先要保障气道安全。笔者认为此类手术实施喉罩全身麻醉,不仅可以减少麻醉药尤其是肌松药的用量,而且可以减少对患者气道的刺激,降低气道痉挛等并发症。如今无论是可弯曲喉罩还是二代喉罩(带食管插管)都有针对不同小儿的型号,可以保障患者的气道安全。其次,是麻醉用药,此类手术建议选用短效的麻醉药物,对于小儿氯胺酮是很好的镇痛药物选择,吸入麻醉药的维持对血流动力学影响小,患者术毕苏醒快,但要预防术毕躁动。

参考文献

［1］ BASEL A,BAJIC D. Preoperative evaluation of the pediatric patient ［J］.Anesthesiol Clin,2018,36(4):689-700.

［2］ LIN C H,DESAI S,NICOLAS R,et al. Sedation and Anesthesia in Pediatric and Congenital Cardiac Catheterization:A Prospective Multicenter Experience ［J］. Pediatric Cardiology,2015,36(7):1363.

［3］ SPEROTTO F,MONDARDINI MC,VITALE F,et al. Prolonged sedation in critically ill children:is dexmedetomidine a safe option for younger age? An off-label experience［J］. Minerva Anestesiol,2019,85(2):164-172.

［4］ KRISHNA SG,BRYANT JF,TOBIAS JD. Management of the Difficult Airway in the Pediatric Patient ［J］.J Pediatr Intensive Care,2018,7(3):115-125.

［5］ Goldstein BH,Bergersen L,Armstrong AK,et al. Adverse events,radiation exposure,and reinterventions following transcatheter pulmonary valve replacement［J］. J Am Coll Cardiol,2020,75(4):363-376.

［6］ AGHADAVOUDI O,SHETABI H,DEZFOULI Z S. Comparison of the analgesic and sedative effects of midazolam-ketamine and propofol-sufentanil combinations in painful procedures of children with haematologic malignancy ［J］.Turk J Anaesthesiol Reanim,2020,48(2):120-126.

［7］ CANPOLAT DG,YILDIRIM MD,AKSU R,et al. Intravenous ketamine,propofol and propofol-ketamine combination used for pediatric dental sedation:A randomized clinical study ［J］. Pak J Med Sci,2016,32(3):682-687.

12. 小儿先天性心脏病非心脏手术麻醉管理

【导读】

小儿先天性心脏病行非心脏手术的围手术期容易发生低氧血症。由于婴幼儿呼吸系统发育不完善、代谢率高和功能残气量小等原因,婴幼儿缺氧时,氧饱和度会迅速下降。如果围手术期出现缺氧表现,除了要考虑心脏右向左分流本身原因外,还要考虑到气道痉挛、痰液堵塞和气管导管移位等等其他常见原因。需正确鉴别,并作出及时处理。

【病例简介】

患者,男性,3个月,6kg,因"反复腹胀3个月"入院。3个月前(于生后)因"新生儿胎便黏稠综合征、新生儿高胆红素血症、先天性心脏病-法洛四联症"而收治入院。入院后经温生理盐水回流式灌肠保守治疗后好转出院。出院后随访,钡剂灌肠造影提示"先天性巨结肠(短段型)",建议择期手术。3个月来,患者反复便秘,大便难以自解,需开塞露或生理盐水灌肠后方能排便,并伴有腹胀,无呕吐,无明显哭闹不安,无腹泻,无发热。为求进一步诊治,门诊拟"先天性巨结肠,先天性心脏病"收住入院。

体格检查:意识清,精神软,全身未见皮疹,浅表淋巴结未及肿大,两肺呼吸音清,未闻及干湿啰音,心律齐,胸骨左缘可及收缩期杂音,腹膨隆,尚软,无压痛,反跳痛(-),肿块未及,肝脾肋下未及,双肾区无叩痛,肠鸣音存。四肢及脊柱活动可。

实验室检查:

血常规:白细胞计数 6.9×10^9/L,血红蛋白(Hb)115g/L,红细胞计数 4.32×10^{12}/L,血小板计数 242×10^9/L。

血生化:前白蛋白 150.3mg/L,谷丙转氨酶 46U/L,谷草转氨酶 51U/L,总蛋白 58.7g/L,白蛋白 42.2g/L,总胆红素 2.6μmol/L,直接胆红素 1.1μmol/L,间接胆红素 1.5μmol/L,尿素 2.60mmol/L,肌酐 20.0μmol/L,钠 138.7mmol/L,钾 4.97mmol/L,氯 105.7mmol/L。

影像学检查:

(1)钡剂灌肠造影:先天性巨结肠(短段型)。

(2)肛门直肠测压:符合先天性巨结肠。

(3)心脏CTA:先天性心脏病:肺动脉高压,室间隔缺损,主动脉骑跨。室间隔上段中断,约12mm,主动脉骑跨于室间隔之上接受双侧心室血液。肺动脉增宽,主干宽约19.5mm。

(4)心脏彩超:先天性心脏病,室间隔缺损(膜周型),肺动脉高压(中度),射血分数偏低(EF:57%)。室间隔上部可见回声中断达13mm,主动脉内径增宽,其前壁前移,并骑跨于室间隔之上,骑跨度约20%。三尖瓣口可见轻度反流,反流压差约39mmHg,据此估测肺动脉收缩压约49mmHg。

诊断:先天性巨结肠。

先天性心脏病:法洛四联症。

【麻醉方案与分析】

1. **手术指征**　患者术前钡剂灌肠和肛门直肠测压检查明确先天性巨结肠,因合并轻度法洛四联症,经心胸外科会诊后,建议先行巨结肠手术,手术指征明确。

2. **术前评估**　患者营养状况和发育正常,无困难气道和肺部感染表现。综合心脏CTA和经胸壁的心脏彩超结果,患者虽诊断为法洛四联症,但无右心室流出道狭窄,肺血管发育良好。患者还存在中度肺动脉高压表现,其主要原因可能是室间隔缺损较大。结合临床症状,患者平素无紫绀和心功能不全的临床表现,一般可耐受全麻先天性巨结肠手术。

3. **麻醉方案**　麻醉方式选择气管内插管全身麻醉,全麻诱导采用氯胺酮+顺式阿曲库铵+七氟烷,麻醉维持采用七氟烷吸入为主,另外联合骶管阻滞减轻术中应激反应,减轻术后疼痛。术中间断追加肌松剂。去氧肾上腺素、肾上腺素及艾司洛尔备用。

4. **围手术期注意事项**　围手术期密切关注血压、心率和血氧饱和度,做好容量管理,警惕缺氧发作。因此,①全麻诱导前充分供氧,提高氧储备;②麻醉用药和操作时需尽可能避免右向左分流量的增加;③进行有创动脉、中心静脉压监测,维持血流动力学的稳定;④维持内环境稳定;⑤必要时使用血管活性药物调控;⑥手术后可考虑转至重症监护病房。

5. 麻醉过程

(1) 术前准备:术前予常规禁饮禁食,未给予术前用药。准备麻醉诱导药物和血管活性药物。

(2) 麻醉诱导及维持:患者入室后哭闹难配合,而予吸入 4% 七氟烷镇静后,开放外周静脉。心电监护示心率 130 次 /min,SpO_2 97%,无创血压 82/45mmHg。然后用氯胺酮 20mg、顺式阿曲库铵 1.5mg 和咪达唑仑 1mg 行全麻诱导和气管插管。采用压力控制通气,通气参数为吸气压 P_{insp} 15cmH_2O,根据 $P_{et}CO_2$ 调整呼吸频率,使 $P_{et}CO_2$ 维持在 30~40mmHg。随后行动脉置管及中心静脉置管,并采用 0.15% 罗哌卡因 +0.5% 利多卡因 6ml 骶管阻滞。在外科医师铺手术巾时,发现 V_T 从 68ml 下降至 40ml 左右,$P_{et}CO_2$ 上升至 52cmH_2O,SpO_2 为 95%。予追加顺式阿曲库铵 0.5mg,调整七氟烷至 3.5%,改手控通气,发现气道阻力仍偏大;手控 V_T 70ml 时气道压可达 30cmH_2O,SpO_2 降低至 89%。立即评估气管导管有无移位,行两肺听诊发现左上肺呼吸音明显低于右上肺,遂适当退回气管导管,气道阻力和 SpO_2 均立即改善。术中患者血压较低伴低中心静脉压,SpO_2 也有所下降,但在正常范围,考虑容量不足,予补液和去氧肾上腺素 3μg,情况好转。按照术前糖速的一半予以补糖,并监测血气和血糖。手术共持续 3 小时,输入乳酸林格液 160ml,出血 50ml。

(3) 麻醉苏醒:手术结束时停七氟烷,并快速洗出。患者出现体动,用新斯的明拮抗肌松剂。患者呛咳明显,予简单清理口腔分泌物后立即拔除气管导管。患者出现 SpO_2 下降,心电监护示 SpO_2 90%,HR 141 次 /min,IBP 86/32mmHg,予面罩吸氧,并辅助通气,SpO_2 上升缓慢。遂予氯胺酮 5mg、去氧肾上腺素 3μg 静推,继续面罩给氧 SpO_2 逐渐升至 96%,随后送胸外重症监护室。

【经验与体会】

1. **缺氧发作的特点及原因**　缺氧发作有别于普通的低氧血症,后者常可由于通气原因如气管导管打折、分泌物堵塞、气管导管插入过深等所致,可通过一听、二捏、三吸、四看等措施改善。而前者表现为脉搏氧饱和度明显降低并呈持续降低的趋势,排除非通气因素,基本可诊断为缺氧发作。

理论上原因分两种:①各种原因导致的全身血管阻力(SVR)降低引起的右向左分流增加。②右心室流出道痉挛导致的肺血管阻力(PVR)增加引起的肺血流减少。

对于法洛四联症患者,突然出现氧饱和度下降,需考虑缺氧发作可能。但本例患者无右心室流出道狭窄,肺血管发育良好,缺氧前无明显诱因,所以缺氧发作的可能不大。针对围手术期低氧血症,按处理原则,从简单到复杂,从常见原因开始排查,推测在深静脉穿刺、骶管麻醉及反复摆体位时,气管导管位置发生了移位,导致短时间的单肺通气,重新调整气管导管深度后缺氧纠正。手术开始后患者血压下降,考虑与骶管阻滞药物起效相关,随着血压进一步下降,氧饱和度从98%逐渐降至92%,可能存在由于容量下降导致体循环阻力下降所致的右向左分流增加,给予进一步补液及收缩外周血管后改善。而苏醒期,患者因七氟烷排出过快及可能的疼痛因素,出现烦躁,最后引起氧饱和度下降,面罩辅助通气无改善,予氯胺酮镇痛、去氧肾上腺素增加外周血管阻力后改善。考虑苏醒期出现了缺氧发作,原因可能包括镇痛不够、容量不足,从而引起 SVR 下降及 PVR 升高。

2. 缺氧发作的处理措施

（1）吸纯氧,适当过度通气,降低 PVR。

（2）输注液体补充容量,增加 SVR。

（3）增加麻醉深度,避免应激。

（4）应用去氧肾上腺素增加 SVR。

（5）应用艾司洛尔抑制心肌过度收缩。

（6）吸入一氧化氮、泵注硝普钠等降低肺动脉压。

【麻醉小结】

围手术期早期脉搏氧饱和度下降应引起重视,鉴别普通低氧血症与缺氧发作,注意围手术期容量监测及镇痛质量,警惕缺氧发作。

（连春微　李　军）

【专家点评】

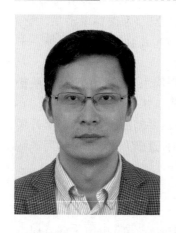

李军,教授、主任医师、医学博士,就职于温州医科大学附属第二医院。现任中国药理学会麻醉药理学分会副主任委员兼秘书长,中国心胸血管麻醉学会疼痛学分会副主任委员兼胸科分会常务委员,中华医学会麻醉学分会委员兼小儿麻醉学组副组长及骨科麻醉学组学术秘书,国家卫生健康委能力建设和继续教育麻醉学专家委员会委员,浙江省医师协会麻醉学医师分会副会长等。

本例法洛四联症患者,临床诊断存在室间隔缺损、主动脉骑跨(20%)、肺动脉主干略宽,心脏 CTA 及超声均未提示右心室肥大及右心室流出道狭窄。追问病史,患者既往无发绀、无蹲踞等,以及根据美国 ACC/AHA 指南,可定义为非典型法洛四联症,其行非心脏手术的围手术期风险为中度。结合此患者行先天性巨结肠手术,该类患者麻醉药物及方法的选择,除外巨结肠患者慎用笑气外,以确保维持血流动力学的稳定为前提,同时需注意液体管理。由于左向右分流的存在,静脉诱导起效相对延缓,吸入麻醉诱导相对加快,最终受影响程度由心排量及分流量决定。避免所有静脉输液中的空气气泡,避免栓塞。围手术期麻醉管理的重点为平衡肺循环及体循环血流量,即 Qp/Qs 比值,受体肺循环阻力比值决定。尽量避免心肌抑制,尽可能保留窦性心律。任何引起体循环阻力下降及肺循环阻力增加的因素均可能导致法洛四联症患者围手术期的缺氧发作。

本例患者手术开始和手术结束后均发生血氧饱和度下降,结合围手术期低氧血症常见原因:①吸入氧分压过低;②肺泡通气不足;③弥散功能障碍;④肺泡通气/血流比例失调;⑤右向左分流。结合该案例特点,手术开始时考虑为低氧血症,原因为肺通气不足,适当调整气管导管深度后纠正;而苏醒期则疑似缺氧发作,按普通低氧血症处理后无效,氧饱和度仍持续明显下降,原因为巨结肠患者围手术期液体不足,术后疼痛刺激双重因素共同作用,导致 Qp/Qs 失调,处理得当。

经验1:气管插管深度应随体位变化不断确认无误,避免低级错误产生。

经验2：忽视了先天性巨结肠患者围手术期容量的实时监控。

经验3：无论何种手术麻醉，围手术期均应力求平稳，权衡手术刺激和麻醉深度的天平，减轻手术应激，完善镇痛。

参考文献

［1］STEPPAN J，MAXWELL B G. Congenital heart disease// Hines R L，MARSCHALL K E. Stoelting's anesthesia and co-existing disease. 7th ed. Oxford：Elsevier，2018：129-149.

第二章 心脏瓣膜疾病手术麻醉管理

13. 主动脉瓣重度狭窄行主动脉瓣置换术麻醉管理

【导读】

主动脉瓣狭窄是一种常见的,且呈渐进性发展的心脏瓣膜性疾病。其发病率随年龄增加而逐渐增长,为1%~9.8%。其主要的致病因素为主动脉瓣钙化性病变,先天性主动脉瓣二叶瓣畸形以及风湿病。重度主动脉瓣狭窄患者出现症状后死亡率>50%,平均存活时间仅为2~3年,外科主动脉瓣置换术是此类患者首选的治疗方法。该类患者自麻醉诱导至体外循环建立前是最为关键危险环节。

【病例简介】

患者,男性,58岁,身高172cm,体重64kg。患者于4年前无明显诱因出现间断活动后胸闷、胸痛,伴有气喘、乏力等不适,休息可以减轻。到当地医院住院就诊,超声心动图提示主动脉瓣狭窄,给予对症治疗。于1个月前间断活动后胸闷、胸痛症状加重而入院。

体格检查:意识清楚,体温36.5℃,心脏叩诊及听诊无明显异常。

既往史:既往有高血压病史10年,口服药物治疗。

实验室检查:

(1)血常规:白细胞计数 3.5×10^9/L,中性45.5%。

(2)生化检查:无异常。

(3)肌钙蛋白I(TNI)0.01ng/ml。

辅助检查:

超声心动图提示:主动脉瓣重度钙化及重度狭窄,最大压差107mmHg,轻度二尖瓣反流,左心室舒张末期内径46mm,EF60%,左心室后壁厚度20mm,室间隔厚度22mm,升主动脉增宽。

诊断:

重度主动脉瓣狭窄。

拟于低温体外循环下行主动脉瓣置换术。

【麻醉方案与分析】

1. **手术指征** 患者术前心脏超声诊断明确,主动脉瓣重度狭窄,手术指征明确。

2. **麻醉前评估** 患者目前活动自如,无明显症状,心功能尚可。检查发现无紫绀,双肺听诊呼吸音清,无干湿啰音,双手 Allen 试验阴性。ASA 分级Ⅲ级。

3. **麻醉前准备**　术前 1d 访视告知并心理疏导,消除对手术的恐惧感和对麻醉及术后疼痛的顾虑,严遵禁饮禁食时间。术前检测麻醉机、监测仪、中心静脉导管、测压装置、脑电双频谱指数(Bispectral index,BIS)监测装置及全身麻醉用具等;常用药物:去甲肾上腺素、去氧肾上腺素、麻黄素、阿托品、多巴胺、利多卡因、氯化钙、硝酸甘油及艾司洛尔等。

4. **麻醉计划**　拟施行慢诱导全凭静脉全身麻醉,经口气管插管,桡动脉血压监测,右颈内静脉穿刺置 8.5F 四腔中心静脉管,开放大口径外周静脉一条。丙泊酚、右美托咪定、罗库溴铵、舒芬太尼维持麻醉。

5. **麻醉管理**　入手术室后局麻下行右侧桡动脉穿刺并置管,测有创动脉血压(artertial blood pressure,ABP)为 149/69mmHg。常规心电图、心率及脉搏氧合监测。麻醉诱导:缓慢注射咪达唑仑 6mg,依托咪酯 10mg,入睡后推注罗库溴铵 70mg,缓慢分次推注舒芬太尼 150μg。气管插管顺利,血压无波动;经右颈内静脉置入四腔中心静脉管,测得中心静脉压(central venous pressure,CVP)9cmH$_2$O。术中持续泵注丙泊酚,间断给予罗库溴铵,舒芬太尼。手术正中开胸,建立体外循环,行主动脉瓣置换术,复跳停机顺利,患者停机后 ABP 为 90~100/40~50mmHg 左右,CVP 波动在 10~14cmH$_2$O,予多巴胺 2~5μg/(kg·min)维持。关胸时突发心室颤动,此时 CVP 达 40cmH$_2$O,紧急复苏,进行心内除颤,查血气纠正酸中毒和补充钾离子,给予肾上腺素 0.1μg/(kg·min)及去甲肾上腺素 0.05μg/(kg·min)泵注,维持循环稳定后安全返回 ICU。78h 拔除气管导管,15d 后康复出院。

【经验与体会】

1. 主动脉瓣狭窄的病理生理学特点为瓣膜面积减少导致左心室压力负荷超载。正常的主动脉瓣面积是 2.5~3.5cm^2。严重主动脉瓣狭窄的特征是最大跨瓣压力阶差 >50mmHg 和主动脉瓣面积 <0.8cm^2。目前美国超声心动图协会指南将主动脉瓣面积 <1cm^2 定义为重度主动脉瓣狭窄。压力负荷超载导致左心室后负荷增加,从而影响心脏射血功能。后负荷是反映血管壁压力的量化指标。由于后负荷是心脏射血功能的重要决定因素,因此正常的后负荷在维持正常射血分数和心搏量中具有重要意义。左心室肥厚是管壁压力增加后的一种代偿性机制。肥厚同样也可影响冠状动脉的血流储备和损伤心室舒张功能。当心肌氧供不能满足肥大的心室肌代谢氧耗时便会出现心肌缺血,此时心绞痛便可能发生。升高的舒张末期压力可增加肺部充血并导致呼吸困难。当主动脉瓣狭窄伴发左心室肥厚时,心力衰竭的发生率较高,究其原因在于心室舒张功能受损和室壁顺应性下降。心室壁顺应性下降表现为左心室舒张末压增高。针对以上病理生理学改变,本例麻醉方案选择了静脉麻醉慢诱导的方式。全身麻醉诱导时采用小剂量分次给药的方式可以避免诱导过程中患者血流动力学发生较大波动。

2. 最新报道显示对于无症状主动脉狭窄及无明显粥样硬化性疾病或糖尿病的患者来说,最佳的动脉血压是收缩压 130~139mmHg,舒张压 70~90mmHg。就此患者而言,患者入室时 ABP 149/69mmHg,窦性心律,HR 66 次/min,心电图 ST 段压低明显,表明患者已经存在一定程度的心肌缺血。而诱导过程中血压保持在 132~145/62~67mmHg 范围内是较为安全的。此患者关胸时突发心室颤动其可能原因为:患者停机后 ABP 为 90~100/40~50mmHg 左右,CVP 波动在 10~14cmH$_2$O,此时容量仍相对不足,关胸时正压通气以及心脏大血管受压导致回心血量进一步减少,引起血压下降,心脏灌注进一步降低,心率代偿性增快又导致心肌氧耗增加。以上因素共同破坏了心肌氧供需平衡,从而诱发心肌缺血,导致心室颤动等恶性心律失常的发生。通过调整内环境,并且给予肾上腺素 $0.1\mu g/(kg\cdot min)$ 和去甲肾上腺素 $0.05\mu g/(kg\cdot min)$ 可以维持适当的心率及冠脉的灌注压,又不会增加心肌氧耗。因此上述处理对此患者的复苏是相对适宜的。

3. 主动脉瓣狭窄患者的术后心率宜维持在 70~80 次 /min,避免心动过缓,因每搏量下降需较快心率维持心输出量;也应避免心动过速以增加心肌氧耗。对缓慢性心律失常的药物治疗应首选阿托品,二线药物包括肾上腺素、异丙肾上腺素和多巴胺。肾上腺素在阿托品或起搏无效时可以使用。注意当合并急性心肌缺血或心肌梗死时应用上述药物可导致心肌耗氧量增加,加重心肌缺血,产生新的快速心律失常。对有血流动力学障碍但仍有脉搏的心动过缓,应尽早实行起搏治疗。

4. 停机时合适的容量对于主动脉狭窄的患者同样十分重要,而小剂量去甲肾上腺素的应用可以有助于麻醉科医师在维持安全的灌注压基础上对停机后液体容量进行适当调整。对于主动脉瓣狭窄患者围手术期常使用 α_1 受体激动剂,常用的 α_1 受体激动剂有甲氧明、去甲肾上腺素、去氧肾上腺素,这三种 α_1 肾上腺素能受体激动剂对于 α_1 受体的激动效果不尽相同,麻醉科医师需要在临床使用要根据受体的分布不同而选择不同药物并及时调整给药剂量且要注意给药时机。麻醉同时预防性给予 α_1 肾上腺素能受体激动剂,以较小剂量便足以达到满意的稳固循环的效果,补救性给药则用药剂量增大,增加并发症风险。主动脉瓣狭窄患者对于容量不足是较为敏感的,因此小剂量 α_1 受体激动剂联合目标导向液体治疗对于主动脉瓣狭窄患者围手术期管理益处极大。

5. 此类患者由于左心室压力超负荷,心肌需氧量增加,心室壁肥厚常伴心内膜下缺血,因此麻醉中应尽力避免血压下降以维持足够的冠状动脉灌注压,术中注意心肌保护,复跳时提高灌注压,避免使用大剂量正性肌力药物,保证心肌血供和避免氧耗增加。

【麻醉小结】

对于重度主动脉瓣狭窄患者行瓣膜置换手术麻醉管理要点如下:
1. 平均动脉压偏低时可用血管收缩药维持其在安全水平。
2. 除非血压严重下降,否则应避免应用大剂量正性肌力药。
3. 避免心动过缓,因每搏量已经偏低,需较快心率维持心输出量。
4. 避免心动过速,过快的心率会增加心肌氧耗。
5. 保持足够血容量,但勿过量。
6. 术后出现非窦性心律且是缓慢型心律失常时,则应用起搏器。

(林多茂　马　骏)

【专家点评】

马骏,首都医科大学附属北京安贞医院麻醉中心教授,主任医师,博士研究生导师。北京市卫生系统高层次人才学科带头人,北京市医院管理局扬帆重点医学计划负责人。中国心胸血管麻醉学会副会长,中国研究型医院协会麻醉学分会常务委员,中国女医师协会麻醉专业委员会常务委员,中国医师协会麻醉科医师分会全国委员,北京医学会麻醉学分会副主任委员,北京医师协会麻醉学医师分会副会长,北京医学会疼痛学分会常务委员,北京市临床麻醉质量控制和改进中心专家,首都医科大学麻醉学系副主任。

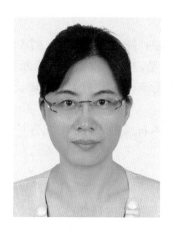

目前开胸手术行主动脉瓣置换术是治疗主动脉瓣狭窄的最常用的方法,并能够显著地长期改善症状,增加射血分数。重度主动脉瓣狭窄的患者,手术过程中出现心脏事件的概率相对较高,本例患者关胸时出现室颤,处理及时,复苏满意,结局良好。对这类患者要尤其关注灌注压以及氧的供需平衡。

主动脉瓣狭窄的患者手术麻醉的要点是:麻醉前做好访视,防止患者过度紧张诱发心绞痛或阿 - 斯综合征;维持合适的灌注压及氧供需平衡,心率维持在合适范围,既不能过快,也不能过慢。瓣膜置换后,根据 CVP 和左房压来仔细调节容量和正性肌力药的使用,纠正水、电解质及酸碱平衡紊乱,维护内环境稳定。

参考文献

[1] BAUMGARTNER H, FALK V, BAX JJ, et al. 2017 ESC/EACTS Guidelines for the management of valvular heart disease [J]. Eur Heart J, 2017, 38 (36): 2739-2791.

[2] NIELSEN OW, SAJADIEH A, SABBAH M, et al. Assessing Optimal Blood Pressure in Patients With Asymptomatic Aortic Valve Stenosis: The Simvastatin Ezetimibe in Aortic Stenosis Study (SEAS) [J]. Circulation, 2016, 134 (6): 455-468.

[3] 俞卫锋,王天龙,郭向阳,等. α_1 肾上腺素能受体激动剂围手术期应用专家共识(2017 版)[J]. 临床麻醉学杂志, 2017, 33 (02): 186-192.

14. 主动脉瓣重度反流的巨大左心室瓣膜置换术麻醉管理

【导读】

巨大左心室的主动脉瓣膜病是公认的危重心脏瓣膜病,患者 5 年生存率仅为 18%,并可发生猝死,围手术期病死率可高达 11.1%~25.0%。

【病例简介】

患者,男性,53 岁,因"胸痛,胸闷 1 个月"入院。1 个月前,患者无明显诱因出现胸痛、胸闷,无黑矇、眩晕,当地医院 CT 提示主动脉动脉瘤,我院心脏彩超提示:主动脉窦部瘤样扩张,主动脉瓣无冠瓣脱垂,反流(重度),二尖瓣反流(轻 - 中度),三尖瓣反流(轻度)。为进一步治疗收治入院。

体格检查:神清,急性病容。皮肤巩膜无黄染,颈静脉未见异常。心律齐,心界向左扩大,主动脉瓣听诊区可闻及舒张期叹息样杂音。听诊双肺呼吸音清,未闻及干湿啰音。全腹柔软,无压痛,肝脾肋下未扪及,双下肢无肿胀。四肢与关节活动正常。

既往史:患者既往健康良好,否认过敏史、外伤史及手术史。

实验室检查:

(1) 血常规:未见异常。

(2) 生化指标:未见异常。

(3) 脑利钠肽(BNP):2 644pg/ml↑。

影像学检查：

（1）心脏超声：左心室内径（LV）80mm，左心房内径（LA）38mm，舒张末期容量（EDV）340ml，收缩末期容量（ESV）209ml，每搏输出量（SV）131ml，射血分数（EF）39%。超声诊断：主动脉窦部瘤样扩张，主动脉瓣无冠瓣脱垂，反流（重度），二尖瓣反流（轻-中度），三尖瓣反流（轻度）。

（2）CT血管造影（CTA）：升主动脉根部明显扩张，最大管径5.4cm，心脏明显增大，左心室为主。

心电图：窦性心律，左心室高电压，ST-T改变。

诊断：

1. 主动脉瘤；主动脉瓣反流（重度）；二尖瓣反流（轻-中度）；三尖瓣反流（轻度）。

2. 窦性心律。

3. 心功能Ⅲ级。

【麻醉方案与分析】

1. 手术指征 心脏彩超提示：主动脉窦部瘤样扩张，主动脉瓣无冠瓣脱垂，反流（重度），二尖瓣反流（轻-中度），三尖瓣反流（轻度）。

2. 术前评估 患者术前心脏超声提示：EF 39%，但该患者左心室巨大，EF值此时已不能准确反映真实心脏储备能力，需要结合每搏量及患者活动耐量进行综合评定。患者术前SV 131ml，综合评定心功能为Ⅲ级。同时BNP显著增高也提示心脏储备功能较差。

3. 手术方案 体外循环下主动脉瓣置换+升主动脉成形术。

4. 麻醉管理 患者入手术室后常规监测生命体征，局部麻醉下行左侧桡动脉穿刺置管测压。心电监护示：P 80 次/min，BP 120/50mmHg，SpO₂ 98%。给予面罩吸氧5L/min，静脉推注咪达唑仑4mg，舒芬太尼50μg，顺式阿曲库铵16mg行麻醉诱导，顺利插入7.5#加强型气管导管并机械通气，常规建立右侧颈内静脉通道，安置TEE行术前超声评估，并在术中持续监测TEE，安置体表除颤电极片。诱导期间患者生命体征平稳。

切皮前常规加深麻醉，外科医师暴露心脏，准备行动静脉插管建立体外循环时，患者突然发生心室颤动，紧急行双相非同步200J体外除颤1次，患者恢复窦性心律，IBP 90/35mmHg，迅速建立体外循环并开始转机。外科医师常规行心内主动脉瓣瓣膜置换术。体外循环阻断期间：体温32℃，常规每30分钟行心肌保护1次，体外循环期间共阻断150分钟。安置左心房引流，主动脉开放后，患者再次出现心室颤动，予以20J心内除颤1次，心脏短暂停搏后又迅速心室颤动。静脉推注艾司洛尔100mg后再次予以20J心内除颤1次，心电图仍显示为心室颤动。遂加大除颤能量至30J行心内除颤1次，并静脉推注胺碘酮150mg，患者仍然反复心室颤动。外科医师手动探查结合TEE检查，发现左心室膨胀严重，左心房引流效果欠佳，迫切需要左心室减压。外科医师轻压左心室，效果不佳。遂重新阻断主动脉，灌注温血半钾停跳液使心脏停搏，同时使用冠脉灌注管反向抽空左心室，5分钟后重新开放升主动脉，此时心脏缓慢跳动，心电图提示为室性心律20次/min，平均动脉压（MAP）45mmHg，ST段明显压低至-2mV，遂使用缩血管药物间羟胺提高MAP至70mmHg，并维持相对较高的冠脉灌注压，同时加大左心房引流防止心室膨胀，此时不宜使用肾上腺素类的血管活性药物。10分钟后，心肌缺血逐渐改善，ST段逐渐恢复，节律逐渐加快，给予肾上腺素0.05μg/（kg·min），氨力农5μg/（kg·min）强心支持。体外循环辅助30分钟后，心电图显示窦性心律 110 次 /min,ST 段恢复正常,TEE 评估心肌收缩力可,顺利停机。手术历时 4.5 小时,术毕患者生命体征平稳,安全送返胸外 ICU。

5. 预后　患者在胸外 ICU 生命体征平稳,术日晚拔出气管导管,7 天后患者顺利出院。

【经验与体会】

1. **心室颤动常见的原因**　心脏发生心室颤动往往是由于心肌缺血。心肌缺血时,缺血区 pH 下降,钾增高,心肌静息膜电位上升斜率和幅度减小,传导减慢,引起折返,同时缺血与非缺血区内环境不同,导致的电活动差异,使两区的不应期不一致从而发生心室颤动。因此,心脏手术体外循环主动脉开放后最重要的环节就是做好心肌的再灌注,保持心脏的氧供氧耗的平衡,以防止发生心肌缺血。特别是术前大心脏患者,往往因其心脏更大,心肌更肥厚,主动脉开放后心肌缺血尤为明显,常常可以观察到 ST 段明显压低或抬高,因此大心脏患者做好心肌的再灌注尤为重要。其次,严重的酸碱失衡、电解质紊乱、低温等因素也会导致心室颤动。

2. **巨大心室患者易发生心肌缺血的原因**　由于心室增大、心肌肥厚,增大的心肌内毛细血管分布相对稀疏,停跳液灌注不均匀;左心室增大,心肌肥厚,心肌缺血再灌注时间相对延长;体外循环阻断主动脉期间的心肌保护措施实施不到位(未按时按量进行严格的心脏停跳液灌注);大的气栓堵塞在冠状动脉的远端致远端缺血;机械瓣对左右冠状动脉入口可能的压迫;左心房引流不充分,更多血液进入左心室,加上心室颤动时心室内血流不断淤积膨胀,广泛压迫心内膜,造成心内膜下严重缺血,心脏无法复跳,血液无法泵出,形成恶性循环,造成所谓的"石头心"。

3. **左心室膨胀的处理和预防**

(1) 调整左心房引流管,防止贴壁,尽量吸引从肺循环来的血流。

(2) 外科医师用手挤压左心室。优点:操作简单迅速。缺点:效果往往不佳,有室壁撕裂的风险。

(3) 外科医师重新阻断主动脉,通过冠状动脉灌注针抽吸左心室的血流,待左心室抽空后再重新开放主动脉。优点:操作简单,减压效果好。缺点:要求动作迅速,否则阻断期间心肌无灌注,加重心肌缺血,不利于心肌的再灌注。

(4) 灌注温血半钾停跳液使心脏停搏,等待 5 分钟后再开放升主动脉。优点:将代谢产物带出,使缺血与非缺血区内环境趋于一致,心肌全部处于静止状态,不应期相同,使心室颤动消失;氧合温血使心肌在充分的营养。缺点:操作相对复杂。

(5) 在左心室心尖部安置左心引流。优点:减压效果明确。缺点:安置较困难,术后出血的风险较高(不常用)。

(6) 有学者报道,患者在主动脉开放后发生心室颤动时,经体外循环采血处推注 20mmol 氯化钾,对终止心室颤动具有一定作用。

(7) 积极预防左心室膨胀。评估左心房引流的必要性,确保左心室引流的可行性。手术过程中,外科医师可使用小儿心内吸引头,通过左心房放置在二尖瓣瓣口的位置进行引流,或者穿过二尖瓣直接伸入到左心室内进行吸引,待心肌再灌注良好,窦性心律恢复以后再从左心室退至左心房,直到停止吸引。

【麻醉小结】

对于左心室扩大的瓣膜病患者,体外循环主动脉开放后心肌的再灌注极为重要,再灌注不充分时极易发生心室颤动。在手术进行中常见原因包括心肌缺血、电解质紊乱、低温、外科因素等,可通过心脏的"冷热"(排除低温),"红黑"(了解其血供),"动静"(跳动快慢),"软硬"(排除电解质紊乱),"空胀"(排除心脏过度膨胀)来帮助辨别。同时,可结合 TEE 检查加以判断,尤其是对于左心室膨胀的诊断,因为肉眼观察只能看到处于前方的右心,后方的左心需要外科医师用手感触,就麻醉科医师而言,TEE 检查是可靠且有效的手段。同时应积极预防左心室膨胀的发生,一旦发生积极减压,不应在未减压的情况下一味地除颤,导致心肌损伤加重。

(方登峰　左云霞)

【专家点评】

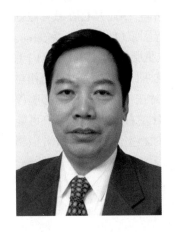

王世端,教授,青岛大学附属医院麻醉科名誉主任,博士研究生导师。从事临床麻醉医疗、教学和科研工作近 40 年。1992—1993 年在以色列西伯莱大学哈达萨医学中心主修体外循环冠状动脉搭桥手术的麻醉。在心血管手术的麻醉及危重症手术患者的监测治疗方面积累了丰富的经验。发表学术论文 70 余篇,主编及参编专著 7 部。现任中国心胸血管麻醉学会理事,《中华麻醉学杂志》《中华临床医师杂志》《临床麻醉学杂志》编委等。

患者,男性,53 岁。术前心脏彩超及 CTA 检查提示:主动脉窦部瘤样扩张,升主动脉根部明显扩张,最大管径 5.4cm,主动脉瓣无冠瓣脱垂,重度反流,LV 80mm,LA 38mm,EDV 340ml,ESV 209ml,SV 131ml,EF 39%。这表明因主动脉瓣重度反流导致左心室显著扩大,心功能差。有明确的手术指征,但风险高,麻醉管理难度大。

在手术准备行主动脉和上下腔静脉插管建立体外循环时,突然发生心室颤动,紧急行 200J 体外除颤,心律恢复,血压 90/35mmHg,迅速建立体外循环并开始转机。常规行主动脉瓣置换术。在复温主动脉开放后,心脏反复出现心室颤动,给予多次除颤及药物处理后仍不见效。之后再次重新阻断主动脉,灌注温血半钾停跳液使心脏停搏,同时使用冠脉灌注管反向抽空左心室,5 分钟后再重新开放升主动脉后,心脏缓慢跳动,室率慢 20 次/min,平均动脉压 45mmHg,ST 段明显压低。

主动脉瓣置换手术在开放升主动脉后心脏不能自动复跳,且经反复除颤及药物处理仍效果不佳最常见于主动脉瓣重度狭窄的患者,因左心室后负荷长期增大,至心室肥厚,耗氧量增加。在体外循环手术中,当阻断主动脉后心脏停搏液灌注后心肌保护效果往往较差,致使在换瓣手术后开放心脏循环时心脏复跳困难。近年来,多采用在开放前行氧合温血灌注,同时提高灌注压力可以明显改善心脏复跳率。本例报道基本也是采取了上述方法。但对于因主动脉瓣重度反流导致左心室严重扩张的患者,在开放主动脉心脏恢复灌注后,应严防左心室的扩张,加大左心引流,术者以手法控制挤压心室。在心脏复跳后应保持偏快的心室率,缩短心室舒张期,这对防止心室扩张有利,可能有利于心脏自主心律的维持,也可根据情况安放心外膜临时起搏电极,用起搏器维持较快的心室率。

本例报告详尽,对术中处理的关键环节表述清晰,作者总结的经验和体会对临床实践有较高的指导意义。

参考文献

［1］NORIKATSU M,SHIN K,SOHTARO M,et al. Prophylactic effect of amiodarone infusion on reperfusion ventricular fibrillation after release of aortic cross-clamp in patients with left ventricular hypertrophy undergoing aortic valve replacement：A randomized controlled trial［J］. Journal of Cardiothoracic and Vascular Anesthesia,2019,33(5):1205-1213.

［2］ELENA B,MARCELLO G,ANNALISA F,et al. Esmolol before cardioplegia and as cardioplegia adjuvant reduces cardiac troponin release after cardiac surgery. A randomized trial［J］. Perfusion,2017,32(4):313-320.

［3］曹克将,陈明龙,江洪,等.室性心律失常中国专家共识［J］.中国心脏起搏与心电生理杂志,2016,30(04):283-325.

［4］ELMAHROUK A,ELGHAYSHA E,ARAFAT A,et al. Bolus potassium in frustrated ventricular fibrillation storm.［J］. Journal of cardiac surgery,2020,35(2):480-481.

［5］李白翎,周宏艳,杜雨,等.成人心血管外科术后心律失常治疗专家共识［J］.中国循环杂志,2017,32(07):627-632.

15. 胸腔镜下二尖瓣瓣膜置换术麻醉管理

【导读】

胸腔镜下心脏手术具有创伤小、可缩短呼吸机支持时间、ICU 停留时间及住院时间,加速患者康复等优势越来越得到大家的认可。而同时,经皮体外循环通路的建立、长时间单肺通气氧合的管理,更多依赖麻醉科医师调控血压、心率等技术的应用,以及体外循环时间及主动脉阻断时间的增加,给麻醉管理带来了巨大挑战和难度。要求麻醉科医师必须有较高的麻醉综合管理能力,同时还需对心脏手术操作步骤的熟悉,方能胜任和促使该类手术的顺利完成。

【病例简介】

患者,女性,64 岁,55kg,157cm,因"反复咳嗽 4 个月"入院。患者 4 个月前无诱因反复咳嗽,咳白色泡沫痰,偶有阵发性呼吸困难,劳累后胸闷气促等症状,曾有双下肢水肿。心脏超声提示:风湿性心脏病,中度二尖瓣狭窄并中 - 重度反流,轻度三尖瓣反流,轻度主动脉瓣反流。求进一步治疗收住入院。

体格检查:T 36℃,P 60 次 /min,R 15 次 /min,BP 115/78mmHg。HR 80 次 /min,心律不齐,二尖瓣听诊区可及 3/6 级收缩期吹风样杂音、2/6 级舒张期隆隆样杂音,未及心包摩擦音。双肺未闻及干湿啰音。

既往史:外院诊断"胃炎"。

实验室检查:

血常规:白细胞计数(WBC)5.39 × 10^9/L,中性粒细胞比(NEU%)0.594,红细胞计数(RBC)6.48 × 10^9/L,血红蛋白(Hb)119g/L,血小板计数(PLT)138 × 10^9/L。生化:总胆红素(TBil)50.8μmol/L↑,结合胆红素(DBil)8.4μmol/L↑,肌酐(CRE)119.2μmol/L↑,尿素氮(BUN)9.60μmol/L↑。

影像学检查:

心脏超声:风湿性心脏瓣膜病,二尖瓣中度狭窄伴中 - 重度反流,三尖瓣轻度反流。冠状动脉造影:冠脉为右冠优势型,未见冠脉狭窄。

诊断:

风湿性心脏瓣膜病:二尖瓣中度狭窄伴中 - 重度关闭不全,三尖瓣轻度关闭不全,心房颤动,心功能Ⅱ级。

【麻醉方案与分析】

1. **麻醉前评估**　患者为中老年女性,心脏瓣膜疾病,具有手术指征。拟在全身麻醉复合低温体外循环下行胸腔镜二尖瓣生物瓣置换术及三尖瓣成形术。

心脏功能:术前左心室射血分数(LVEF)60%,但由于患者中 - 重度二尖瓣反流(反流面积8.3cm²),LVEF的测量值会高于实际。术前访视患者诉有夜间阵发性呼吸困难、双下肢水肿等心功能不全的症状,经强心、利尿等处理后虽症状缓解,但围手术期仍存在急性心力衰竭的风险。

肝、肾功能:患者术前胆红素、肌酐、尿素氮存在一定程度的升高,肌酐清除率为36.60ml/min,考虑患者围手术期存在急性肾功能不全及肝功能受损的风险,应避免使用具有肝肾毒性的药物,必要时使用持续性肾替代治疗(CRRT)。

2. **麻醉计划**(全身麻醉,单肺通气,体外循环的建立)　患者在全身麻醉及低温体外循环下进行手术,由于微创腔镜的手术需要,术中需要进行单肺通气及上腔静脉引流的穿刺、置管及拔管。同时,由于麻醉科医师在术中非体外循环期间的大部分时间无法直视心脏,需借助TEE协助诊断及治疗。

3. **麻醉管理**

(1) 血流动力学管理目标:风湿性二尖瓣疾病的患者往往由于左心房压力增加导致肺淤血及肺循环阻力上升,术中应避免一切引起肺循环阻力升高的因素,如麻醉过浅、缺氧、高碳酸血症等。由于体外循环前后均需要单肺通气以便外科操作,需要通过良好的双腔管定位及适当的呼吸参数调节,减少单肺通气期间对肺循环阻力的影响。体外循环期间由于体位的改变等因素双腔管可能会发生移位,必要时,主动脉开放后需要再次使用纤维支气管镜进行定位。体外循环后单肺通气时低氧血症发生率升高,需加强呼吸道管理,必要时和外科医师沟通,行双肺通气减少对肺循环的影响。

心房颤动是风湿性二尖瓣疾病的患者最常合并的心律失常。快速型心房颤动发作时,由于心室率过快缩短心室充盈时间,同时不规则的心房收缩减少心房对心室的射血,导致心排血量减少,使用洋地黄类药物或β受体阻滞剂可控制二尖瓣疾病合并心房颤动患者的心室率。

(2) 麻醉诱导及维持:患者入室后,连接ECG、SpO₂监测,局部麻醉下左桡动脉穿刺置管并测压。患者入室后房颤心律,心室率波动在135~155次/min,有创血压130~145/75~90mmHg,吸空气SpO₂ 100%。麻醉诱导:咪达唑仑0.03mg/kg,丙泊酚1.5mg/kg,罗库溴铵0.8mg/kg,舒芬太尼0.8μg/kg,同时缓慢静推0.2mg西地兰控制心室率。药物起效后置入35F左双腔支气管导管,并用纤维支气管镜进行定位。予右颈内静脉穿刺并置入16F动脉引流管作为上腔静脉引流管,左颈内静脉穿刺并置入7F三腔中心静脉导管。麻醉维持:七氟烷1%~2%吸入(非体外循环期间),丙泊酚1~2mg/(kg·h)、右美托咪定

0.3~0.5μg/(kg·h)、罗库溴铵 0.6mg/(kg·h)持续泵注,间断静脉推注舒芬太尼,总量约 3μg/kg。

　　(3) 体外循环的建立:患者麻醉诱导气管插管后,行右颈内静脉穿刺,采用 Seldinger 技术置入 16F 上腔静脉引流管,置入导丝时静脉注射 20mg 肝素。TEE 引导上腔静脉引流管的置入深度,以位于上腔静脉不进入右心房为准(图 1)。置入引流管后荷包缝合固定如图 2 所示。

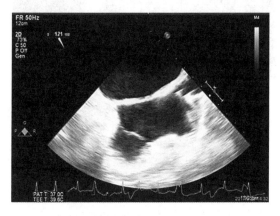

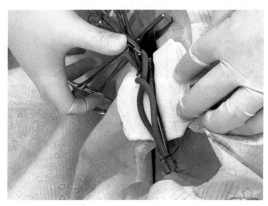

图 1　TEE 引导下上腔静脉引流管的置入　　　　　　图 2　上腔静脉引流管的缝合

　　手术医师常规消毒铺巾后,沿腹股沟切开,游离股动静脉,常规肝素化,根据患者体重及血管粗细分别选择 18F 和 24F 进行股动、静脉插管,TEE 协助引导下腔静脉引流管的定位。

　　(4) 手术过程:按腔镜手术常规建立体外循环并阻断主动脉后,外科医师切开左心房,探查二尖瓣符合风湿性心脏瓣膜病改变,左心耳未见血栓,行二尖瓣生物瓣置换术。切开右心房,探查三尖瓣见瓣环轻度扩张,使用涤纶线固定人工瓣膜成形环,注水试验检查见轻度反流。缝合右心房,复温,开放主动脉。

　　主动脉阻断结束后,心脏自动复跳,房颤心律,心室率约 60~65 次/min。予肾上腺素 0.05μg/(kg·min)、硝酸甘油 0.5μg/(kg·min)持续静脉泵注,TEE 评估人工瓣膜功能正常,心脏收缩可。无菌操作下拔除上腔静脉引流管,荷包缝合处进行打结。逐渐减少体外循环流量至停机,常规中和肝素,止血关胸。

　　(5) 术中 TEE 监测:微创腔镜手术中 TEE 的应用可协助体外循环的建立、心功能和人工瓣膜的功能评估。

　　麻醉后评估患者术前二尖瓣形态及功能。可见左心房、左心室明显扩大,左心耳未见血栓。二尖瓣瓣叶明显增厚,部分伴钙化,开放受限,关闭不全。三维 TEE 测得二尖瓣瓣口面积约 1.2cm²,二维 TEE 测得反流面积 6.2cm²。需要注意的是,麻醉状态下 TEE 测量二尖瓣的反流面积可能会被低估,也可使用 PISA 法或者测量反流颈宽度进行反流程度的评估(图 3)。

　　主动脉开放后,TEE 评估人工生物瓣膜功能良好,未见瓣周漏,三尖瓣微量反流,心脏收缩功能尚可(图 4)。

　　4. 预后

　　二尖瓣置换术后应关注心功能的变化及肺循环阻力的变化,视情况使用正性肌力药物支持,维持窦性心律,警惕低心排综合征。同时注意有无术后出血、肺动脉高压(危象)、肝肾

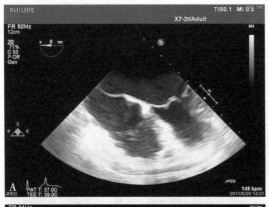
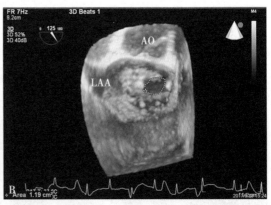

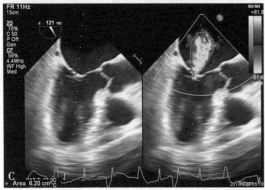

图 3   TEE 评估二尖瓣狭窄及关闭不全的程度

A. 四腔心切面可见左心房明显扩大,二尖瓣瓣缘增厚、钙化,活动受限、关闭不全。符合风湿性心脏瓣膜病改变;B. 使用三维 TEE 重建技术测量二尖瓣瓣口面积约 $1.2cm^2$;C. 二尖瓣反流面积约 $6.2cm^2$。

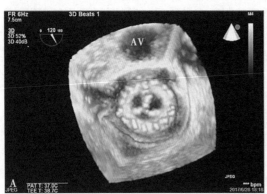
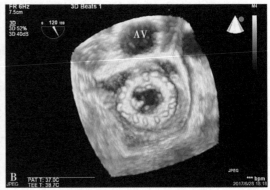

图 4   体外循环结束前 TEE 评估人工生物瓣膜功能

功能不全、术后谵妄或认知功能障碍等潜在并发症。

患者术毕返回 ICU,术后第 1 天拔除气管导管,床旁超声显示人工瓣膜功能良好,左心室收缩功能明显减低,心尖部心肌变薄,局部稍向外膨出,不除外憩室。高敏肌钙蛋白 T 逐渐升高。血管活性药物用量逐渐增大,末梢循环欠佳,当天予再次气管插管。术后第 4 天突发心室颤动抢救,结合病史,考虑心肌缺血引起的急性心力衰竭,予主动脉内球囊反搏辅助循环。

患者于术后第 5 天再次拔除气管插管,复查床旁超声心脏收缩功能逐渐改善,第 12 天撤除主动脉内球囊反搏,第 14 天返回病房,复查心电图、胸片及超声心动图无特殊,于术后第 16 天出院。

【经验与体会】

1. **微创腔镜心脏手术体外循环的建立**　腔镜手术与开胸手术相比,具有快速康复的优势,但同时由于操作时间的延长,主动脉阻断及体外循环时间相应的增加,将增加心脏缺血时间,同时单肺通气会增加肺阻力,因此对重症患者进行腔镜手术能否改善预后仍需根据实际情况分析。

由于微创手术的特点,在建立体外循环时一般采取股动脉插管,股静脉和颈内静脉引流管分别作为下腔静脉和上腔静脉的引流管,并使用经皮升主动脉阻断钳进行主动脉阻断。潜在并发症包括:穿刺置管相关的血胸、血气胸、动静脉瘘、假性动脉瘤,中转开胸,主动脉夹层等。

2. **TEE 的应用**　根据美国麻醉科医师协会(ASA)2013 年的围手术期 TEE 指南,心脏瓣膜手术属于术中 TEE 的适应证。腔镜手术由于视野的受限,术中评估更加依赖于 TEE。术中出现低血压或体外循环泵压升高、流量不满意时,往往需要 TEE 协助查明原因。

3. **二尖瓣置换术中及术后的处理原则**

(1) 由于患者术前存在中 - 重度二尖瓣反流,术前从左心室反流至左心房的血流术后全部射向升主动脉,因此会增加左心室壁张力,二尖瓣置换术后可能需要正性肌力药物及扩血管药物的支持,同时维持窦性心律,必要时使用胺碘酮。

(2) 术中术后需要减少增加肺循环阻力的因素。二尖瓣狭窄合并关闭不全的患者常常合并肺循环淤血、肺阻力增高等,增加术后肺动脉高压(危象)及右心功能不全的风险。而单肺通气往往会引起低氧血症增加肺阻力,因此应尽量缩短单肺通气时间,并在麻醉过程中应尽量避免其他增加肺循环阻力的因素(疼痛、高碳酸血症和酸中毒等)。

4. **术后心功能不全的诊断及治疗**　术后心功能的评估常常需要借助 12 导联心电图、胸片及床旁经胸心脏超声(TTE)或 TEE。TTE 或 TEE 除了可定量评估心脏收缩舒张功能,还可通过室壁节段性运动、瓣膜功能的评估、心脏充盈程度等协助心功能不全或围手术期低血压的诊治。必要时也可使用漂浮导管等有创监测。

术后心功能不全需考虑人工瓣膜功能障碍、瓣周漏、心脏前后负荷不当及心肌收缩力减弱等原因。除了使用药物支持,必要时可使用主动脉内球囊反搏增加冠脉灌注、减轻左心室后负荷及室壁张力,改善心功能。

【麻醉小结】

微创腔镜二尖瓣手术的术中麻醉管理需要建立上腔静脉引流、单肺通气,同时需要 TEE 协助围手术期心功能及瓣膜功能的评估及低血压时的诊治。术后根据情况需要正性肌力药物的支持并维持窦性心律,同时避免肺循环阻力的增加和右心功能的恶化。

(叶颖娴　王　晟)

【专家点评】

吴镜湘,上海交通大学附属胸科医院麻醉科主任,主任医师、博士研究生导师,中国心胸血管麻醉学会胸科麻醉分会副主任委员,中国中西医结合学会麻醉专业委员会常务委员,中华医学会麻醉学分会教育与人才培养学组委员,中国抗癌协会肿瘤麻醉与镇痛专业

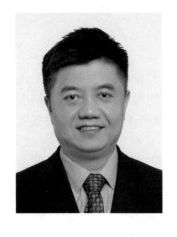

委员会委员,上海市医学会麻醉科专科分会委员,心胸学组副组长。

　　本例为风湿性心脏病二尖瓣狭窄伴关闭不全,三尖瓣关闭不全的中老年女性患者实施微创胸腔镜下二尖瓣置换术的麻醉,术前体检及实验室检查提示存在右心功能不全、内脏淤血和肝肾功能下降,麻醉具有一定的挑战性,作者在麻醉计划中已经有所预计和准备,并制订了相对周全的有针对性的方案,包括应避免使用具有肝肾毒性的药物,做好使用 CRRT 治疗等备用措施的预案,采用 TEE 持续监测,进行量化的测量,使用相应的药物控制房颤的心室率,并对麻醉中相对有特殊性的双腔气管插管单肺通气要点和上腔静脉引流的操作给予了图文并茂的描述,体现作者良好的临床功底以及对超声技术的熟练掌握。术中手术方面的细节描述未提及,患者术前冠脉无显著病变,术后第一天脱机拔管,术后床旁超声显示人工瓣膜功能良好,但左心室收缩功能明显减低的原因是什么? 是因为术中心肌保护存在困难,还是左心引流较差导致的? 由于胸腔镜下二尖瓣置换术中视野局限,可能无法观及左心室面的情况,造成判断困难。术后血管活性药物用量逐渐增大,末梢循环欠佳,提示可能存在术后心功能不全,造成当天再次气管插管。术后第四天突发心室颤动的原因是什么? 复苏后给予主动脉内球囊反搏辅助循环起到了较好的支持效果,增加了冠脉血供,减少了心室做功,使心肌得到了休息,主动脉内球囊反搏放置 8 天后左心功能改善给予拔除,患者术后第 16 天出院,虽然时间略长,但考虑到存在心室颤动复苏的经过,因此整体预后还是满意的。

　　对于术前存在右心功能不全的二尖瓣病患,保证心腔内充分的引流、缩短术中心肌缺血时间是很关键的一环,有助于心肌保护,而胸腔镜手术时间难免有所延长,单肺通气阶段可能间接造成肺动脉压增高,都是造成心肌受损的风险因素。微创心脏外科瓣膜手术目前仍然在发展阶段,在外科微创和患者实际创伤之间还需要兼顾平衡,也许随着将来技术的进一步改进,临床效果上会有突破性的进展,但就目前的形势来看,心外科的微创工作还有很多路需要走。

参考文献

[1] BAINBRIDGE DT,CHU MWA,KIAII B,et al. Percutaneous superior vena cava drainage during minimally invasive mitral valve surgery:a randomized,crossover study [J]. J CardiothoracVascAnesth,2015,29(1):101-106.

[2] MOSCARELLI M,FATTOUCH K,CASULA R,et al. What Is the role of minimally invasive mitral valve surgery in high-risk patients? A meta-analysis of observational studies [J]. Ann Thorac Surg,2016,101(3):981-989.

[3] NICOARA A,SKUBAS N,AD N,et al. Guidelines for the use of transesophageal echocardiography to assist with surgical decision-making in the operating room:A surgery-based approach [J]. Journal of the American Society of Echocardiography,2020,33(6):692-734.

16. 经右胸小切口二尖瓣和主动脉瓣瓣膜置换术麻醉管理

【导读】

1. 经右胸小切口心脏瓣膜置换手术具有创伤小、术后渗血少、对机体干扰小及术后恢复快等优点,由于其手术方式的特殊性,对麻醉提出了更高要求。

2. 经右胸小切口瓣膜置换术为暴露心脏,术中对上侧肺脏的牵拉和挤压可引起不同程度的肺损伤,为避免术中及术后肺损伤应积极采取肺保护策略。

3. 因经右胸小切口瓣膜置换为充分暴露手术视野,可采用全身麻醉下气管导管内的右侧封堵器或左侧双腔支气管插管进行单、双肺机械通气模式,配合完成手术操作。

4. 经右胸小切口体外循环心脏手术操作复杂,术野小,术中需要较长时间单肺通气,应根据血气分析等预防和处理单肺通气引起的低氧血症。

【病例简介】

患者,女性,56 岁,50kg。主诉:活动后心悸、呼吸困难 20 年,加重伴夜间不能平卧 1 年。诊断"风湿性心脏病,联合瓣膜病变,二尖瓣狭窄,主动脉瓣关闭不全,肺动脉高压,心功能 Ⅲ 级,心脏扩大"。目前患者口服氢氯噻嗪、美托洛尔和地高辛。

查体:神清合作,HR 92 次/min,心律不齐;BP128/48mmHg;R 22 次/min,双肺呼吸音粗糙。头颈及四肢均未见明显异常,肝颈静脉回流征(-),双下肢无水肿。

辅助检查:胸部 X 线检查提示:心胸比为 0.85,肺血增多;心脏超声提示:左心房、左心室明显增大,二尖瓣瓣叶增厚钙化、瓣口缩小,瓣口面积 0.7cm²,主动脉瓣增厚,瓣膜关闭不全,彩色多普勒提示舒张期主动脉瓣上中重度反流,左心室舒张末径 80mm。三尖瓣轻度反流,肺动脉压 55mmHg。心电图提示心房纤颤,心室率 92 次/min。术前血常规、凝血功能和生化检查未见明显异常,拟在中低温全身麻醉体外循环下行经右胸小切口二尖瓣和主动脉瓣机械瓣置换术。

【麻醉方案与分析】

1. 术前检查和麻醉评估

1) 应重点关注心血管和呼吸系统的查体。

2) 体格检查应包括心率、血压和呼吸次数;判断心脏节律是否正常;颈动脉、股动脉、外周动脉触诊;心脏、颈动脉和肺部听诊。

3) 常规检查包括术前相关化验,主要包括血、尿便常规、肝肾功、电解质、感染筛查、BNP、心肌酶、ASO、血气分析、凝血功能、电解质等检查。

4) TTE 常用于分析心脏解剖,评估心室和瓣膜功能。

通过评估,该患者 ASA 分级 Ⅲ 级;气道(MALLAMPATI)分级 Ⅰ 级;NYHA 心功能分级 Ⅲ 级。

2. 麻醉管理　术前常规禁食禁饮,入手室后予面罩给氧。

(1) 监测

1) 患者入手术室后常规监测包括五导联心电图、麻醉深度监测、脉搏血氧饱和度、鼻咽温度和直肠温度、左侧桡动脉有创动脉压、中心静脉压、呼气末二氧化碳分压、血糖和尿量。

2）麻醉后行经食管心脏超声监测。

3）术中间断监测血糖与动脉血气,并根据结果及时调整治疗。

（2）麻醉方法

1）麻醉方式:中低温体外循环 + 全身麻醉。

2）麻醉诱导和维持:咪达唑仑 0.04mg/kg、依托咪酯 0.3mg/kg、舒芬太尼 0.8μg/kg、维库溴铵 0.15mg/kg 静脉诱导,气管插管后控制呼吸,维持 $P_{ET}CO_2$ 在 35~40mmHg。行右颈内静脉置管监测中心静脉压（CVP）。术中间断追加舒芬太尼、维库溴铵、丙泊酚和七氟烷吸入进行麻醉维持。开胸后,行单肺通气,适度调节潮气量和呼吸频率,维持呼吸末二氧化碳在正常范围。常规建立体外循环,阻断上、下腔静脉后头低位,停止机械通气。心内主要操作结束后开放上、下腔静脉,恢复控制通气,将体温逐渐恢复至转流前水平,停止体外循环后及时调整内环境稳定,鱼精蛋白:肝素 1:1.0~1.2 中和,并将剩余的机器血全部回输,并根据心脏功能酌情使用多巴胺或硝酸甘油以维护循环稳定。

3. 预后　患者手术麻醉顺利,术毕送 ICU,顺利拔除气管导管,平稳度过围手术期。

4. 围手术期注意事项　经右胸小切口行瓣膜置换术的术前评估应根据病史、体格检查及辅助检查排除相关手术禁忌证。完善的术前准备是手术成功的关键。麻醉诱导是心脏手术患者麻醉处理的最关键步骤之一。药物选择及用药先后次序取决于心脏病变,联合病变以病情重的瓣膜病变为首要考虑因素。应缓慢诱导并多次评估心血管抑制程度和麻醉深度以减少血流动力学的不稳定性。在瓣膜性心脏病患者的麻醉管理期间要维持血流动力学的最佳稳定状态和足够的系统灌注压。

经右侧小切口开胸为了暴露心脏,对上侧肺脏的牵拉和挤压可能会引起不同程度的肺损伤,术后肺部并发症明显增多如出现血痰和肺不张等;同时,经右胸小切口体外循环心脏手术操作复杂,术野小,术中需要较长时间单肺通气。这类手术患者术中一定要注意呼吸功能的维护。

【经验与体会】

1. 监测和准备

（1）术中应放置经食管心脏超声进行监测:①指导体外循环插管,如上腔静脉插管、股静脉插管、左心室引流管及冠状静脉窦逆行灌注管等;②判断有无主动脉瓣反流,是否需要处理以及是否需要逆行灌注停跳液;③判断二尖瓣病变情况,指导选择手术方式;④判断三尖瓣病变是否需要处理;⑤观察房间隔缺损大小、位置;⑥观察心内血栓、心内分流、左心房肿瘤大小、位置心脏及形态;⑦估测肺动脉压力;⑧评估心脏功能及节段性室壁运动异常;⑨在 CPB 停止前指导排气;⑩评估手术效果,如瓣膜成形效果,人工瓣膜位置、功能,有无瓣周漏,有无残余分流;⑪评估心脏功能、容量状态,指导脱离体外循环。

（2）由于手术切口小,要放置体内除颤电极十分困难,因此,患者入手术室后应常规贴体外除颤电极,以备术中进行体外除颤。

2. 麻醉管理

（1）麻醉诱导和麻醉维持:麻醉诱导是心脏手术患者麻醉处理的最关键步骤之一。药物选择及用药先后次序取决于心脏病变,联合病变以病情重的瓣膜病变为首要考虑因素。应缓慢诱导并多次评估心血管抑制程度和麻醉深度以减少血流动力学的不稳定性。

（2）术中循环管理：经右胸小切口瓣膜置换术的循环管理与普通心脏手术处理原则基本相同，术中需要对心脏收缩和容量状态进行判断，建议术中使用 TEE 进行动态监测。影响通过瓣膜血流量的重要因素包括：①瓣膜面积；②跨瓣膜流体静水压差的平方根；③收缩期或舒张期的跨瓣膜血流持续时间。这些因素增大则增加跨瓣膜血流量，减少将会减少跨瓣膜血流量。许多反流损害引起的瓣膜面积变化都是为了适应负荷条件的变化（如前负荷或后负荷），而狭窄引起的瓣膜面积变化是固定不变的。瓣膜关闭不全和瓣膜狭窄患者的血流动力学管理目标不同，在瓣膜关闭不全的患者，目标是减少或者说是最大限度地减少跨瓣膜反流量；而在瓣膜狭窄的患者，则是最大限度的增加狭窄处的跨瓣膜反流量。而对于如本例手术这类混合性瓣膜病变的患者，术中主要根据血流动力学影响最显著的病变进行处理。

（3）呼吸管理：经右侧小切口开胸为了暴露心脏，对上侧肺脏的牵拉和挤压可能会引起不同程度的肺损伤，术后肺部并发症明显增多如出现血痰和肺不张等；同时，经右胸小切口体外循环心脏手术操作复杂，术野小，术中需要较长时间单肺通气。这类手术患者可采用右侧封堵器或左侧双腔支气管插管进行机械通气，在非体外循环及体外循环并行期间胸腔内操作时，行左侧单肺通气，使右肺相对萎陷，以利于手术进行。

单肺通气引起低氧血症的最主要原因之一是肺通气血流比例失衡。以下措施可以减少或降低低氧血症的发生：①如封堵器效果不佳、双腔气管插管位置不佳、通气道被血液及分泌物堵塞等，应迅速调整气管导管位置，及时清理呼吸道，避免分泌物和血液阻塞气道；②必要时提升吸入气体的氧浓度；③调节潮气量和呼吸频率，必要时可加用 PEEP；④对右肺可采用间断膨胀或者采用低压持续气道正压通气改善氧合；⑤如果持续发生低氧血症不能改善可考虑间断双肺通气；⑥尽量避免术中使用影响缺氧性肺血管收缩的药物。

体外循环患者常有肺损伤，尤其在单肺通气下经右胸小切口手术更容易发生肺损伤，为避免术中及术后肺损伤应积极采取肺保护策略：①术中让手术医师小心操作，减少机械挤压和牵拉；②减少体外循环肺损伤；③防止术中支气管痉挛；④及时有效地清理呼吸道分泌物及血液；⑤避免术中缺血缺氧发生；⑥术中控制气道峰压 <30mmHg，减少机械通气性肺损伤；⑦手术结束前应充分膨肺避免肺不张。

（4）体外循环期间管理：经右胸小切口体外循环下行瓣膜置换术采取仰卧位，右胸抬高10°~30°，行股动、静脉分别插管备体外循环，其余同常规体外循环。常规备肝素 300~400IU/kg 行充分的肝素化，5 分钟后测 ACT，超过 400 秒后可行动静脉插管及转机。

停体外循环阶段心内主要操作完成后，恢复体温，核心温度应达到 37℃，直肠温度在体外循环转机停止前应达到 33~35℃。同时在复温期间应监测血气分析，血钾、血钙、血糖、Hct 及 ACT。在复温阶段，可补充麻醉性镇痛药物、肌松药物和苯二氮䓬类药物，也可以持续泵注丙泊酚。呼吸环路和麻醉机应重新检查、核对压力传感器并重新标定零点，同时可使用血管活性药物。膨肺排出左心系统气体，主动脉开放，心脏自动恢复跳动或体外除颤，仔细止血，并行呼吸机控制呼吸，仍行左肺单侧通气。

体外循环脱机及术后注意维持电解质的稳定，防止高钾血症、低钾血症、低钙血症等发生，同时注意维持血糖的稳定，注意心脏节律的稳定和评估，并积极处理。注意应用 ECG 监测心肌缺血、心脏阻滞和起搏点夺获等。根据心脏排血量和循环状况合理调节正性变力药如多巴酚丁胺或米力农和血管扩张药如硝酸甘油或硝普钠。在循环血流动力学稳定后使用鱼精蛋白中和肝素，应用鱼精蛋白后应监测 ACT 并与术前基础值比较，使 ACT 恢复到对照水平。先撤离股静脉插管,再撤离股动脉插管,彻底止血后缝合心包,关胸,并在关胸前行双肺通气。手术结束时换单腔气管导管继续机械通气。为减轻疼痛对患者心血管功能的刺激应做好充分的术后镇痛。

【麻醉小结】

　　经右胸小切口瓣膜置换手术的禁忌证包括复杂的心脏手术、外周建立体外循环困难等。该类手术具有创伤小、患者术后康复快等优点,在手术麻醉过程中对患者应进行严密监测,严格有效的呼吸管理,施行肺保护策略、采用 TEE 动态监测可较好地评估心脏功能、保持患者术中循环血流动力学指标的稳定是麻醉的关键点。

（吴刚明　闵　苏）

【专家点评】

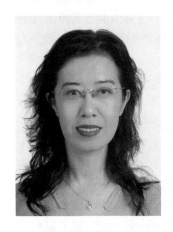

　　李娟,中国科技大学附属第一医院南区(安徽省立医院南区)麻醉科主任,医学博士,主任医师,博士研究生导师。现任中国医师协会麻醉学医师分会常务委员;中国中西医结合学会麻醉学分会常务委员;中国心胸血管麻醉学会胸科麻醉分会副主任委员。主要临床研究方向为神经外科及心胸外科手术的围麻醉期处理。

　　随着外科技术的进步以及 ERAS 的需求,心脏外科微创手术如经胸小切口心脏瓣膜置换手术越来越多,对麻醉提出了更高的要求。与常规的正中开胸手术相比,此类手术是右胸"小切口"直视下的心脏瓣膜手术,其特点是创伤小,但外科医师的操作视野也小,因此在麻醉管理中术侧肺萎陷技术,可以给外科医师提供很好的手术视野,以便加快手术进程,降低术中并发症(如出血等)。因此单肺通气是关键,麻醉科医师在插入支气管双腔管时要当心,避免粗暴导致气管黏膜损伤,以防 CPB 肝素化时,出血更多。如果采用支气管封堵器,对于较短的右侧支气管,术中由于术者的牵拉,易引起移位,造成肺萎陷不佳。

　　作者通过一例右胸小切口心脏二尖瓣膜置换手术的围麻醉处理,详述了此类手术的围麻醉特点。对于有条件的医院可以放置经食管超声,如果没有,TEE 也非必需。总之该类手术创伤小,选择的患者也非复杂,如能采用快通道麻醉方法,更能加快患者术后康复。

参考文献

[1] PENG R,BA J,WANG C,et al. A new venous drainage technique in minimally invasive redo tricuspid surgery:vacuum-assist venous drainage via a single femoral venous cannula[J]. Heart Lung Circ,2017,26(2):201-204.

[2] SANTANA O,LARRAURIREYES M,ZAMORA C,et al. Is a minimally invasive approach for mitral valve surgery more cost-effective than median sternotomy? [J]. Interact Cardiovasc Thorac Surg,2016,22(1):97-100.

[3] JEONG HW,KIM CS,CHOI KT,et al. Preoperative versus postoperative rectus sheath block for acute postoperative pain relief after laparoscopic cholecystectomy:a randomized controlled study[J]. J Clin Med,2019,8(7):1018.

[4] MACKNIGHT BM,MALDONADO Y,AUGOUSTIDES JG,et al. Advances in Imaging for the Management of

Acute Aortic Syndromes：Focus on Transesophageal Echocardiography and Type-A Aortic Dissection for the Perioperative Echocardiographer［J］.J CardiothoracVascAnesth,2016,30(4):1129-1141.

17. 主动脉瓣置换术合并肾上腺肿瘤麻醉管理

【导读】

体外循环下主动脉瓣置换术是治疗主动脉瓣关闭不全的主要治疗手段,肾上腺是体内重要的内分泌器官,功能性的肾上腺肿瘤可以持续或间接地释放相关生理活性物质至血液循环中从而影响机体的呼吸、循环、代谢等功能,而主动脉瓣置换术合并肾上腺肿瘤麻醉及围手术期管理更具有挑战。

【病例简介】

患者,男性,58岁,因"发热25天余"收治感染科。心脏超声提示:感染性心内膜炎;主动脉瓣赘生物形成并重度关闭不全,无冠瓣瓣体穿孔可能性大;左心及右心房大;升主动脉及肺动脉增宽;左心室收缩功能正常范围,舒张功能减低。入院后经抗感染等治疗好转后转入我院心外科治疗。

体格检查:T 39.90℃,P 115次/min,R 20次/min,BP 105/62mmHg。意识清楚,全身浅表淋巴结未见肿大。心音正常,心律齐,可闻及主动脉瓣舒张期杂音,双肺呼吸音清,未闻及干湿啰音及胸膜摩擦音。腹部外形正常,全腹柔软,腹部触诊未见明显异常,压痛及反跳痛未见明显异常,余无异常。

既往史:无特殊。

实验室检查:

(1) 血常规:红细胞 3.78×10^{12}/L,血红蛋白112g/L,白细胞 11.68×10^9/L,中性粒细胞90.80%,血小板 124×10^9/L。

(2) 肝肾功:总胆红素23.2μmol/L,ALT12U/L,AST33U/L,总蛋白53.5g/L,白蛋白32.3g/L,球蛋白21.2g/L,肌酐68.6μmol/L,BUN4.52mmol/L。

心电图:窦性心律,大致正常心电图。

影像学检查:

(1) 心脏超声提示:感染性心内膜炎:主动脉瓣赘生物形成并重度关闭不全,无冠瓣瓣体穿孔可能性大;左心及右心房大;升主动脉及肺动脉增宽;左心室收缩功能正常范围,舒张功能减低。

(2) 主动脉CTA

1) 主动脉未见明显夹层及动脉瘤征象;

2) 右肺中叶及左肺舌叶少许慢性炎症病变;

3) 右肾上腺可疑相对弱强化小结节,约0.6cm,腺瘤可能。

诊断:感染性心内膜炎,主动脉瓣赘生物并重度关闭不全,肾上腺腺瘤?

【麻醉方案与分析】

1. 手术指征及方式　无冠瓣瓣体穿孔可能,重度主动脉关闭不全,符合手术指征,拟行主动脉瓣赘生物清除及置换。

2. **麻醉评估**　术前根据患者状态与体征,经过抗感染等治疗,各项检查结果,心功能Ⅱ级;右肾上腺可疑相对弱强化小结节,腺瘤可能,但患者体格检查平素无高血压,无头晕心慌,低钾等其他功能性肾上腺腺瘤相关症状,经过综合评估,ASA 分级Ⅲ级。

3. **麻醉方案**　全身麻醉 + 体外循环。

4. **麻醉管理原则**

(1) 防止高血压,因为血压升高可增加反流。

(2) 防止心动过缓,心率过慢可使舒张期延长,从而增加反流,低舒张压减少冠状动脉供血。

(3) 降低周围阻力以降低反流量。

(4) 保证足够血容量。

(5) 因术前没有排除腺瘤是否具有功能,术中注意观察血压变化及电解质情况,维持足够深的麻醉及肌松。

5. **麻醉过程**　患者入室后局部麻醉下行桡动脉穿刺置管测压,连续监测心电图、脉搏血氧饱和度,面罩吸氧,静脉注射芬太尼 10μg/kg、依托咪酯 0.2mg/kg、顺式阿曲库铵 0.2mg/kg行麻醉诱导,经口明视 7.5# 气管导管插管成功后,连接麻醉机 PCV 呼吸模式控制通气,设定呼吸机频率 12 次 /min,潮气量 10ml/kg。麻醉维持:舒芬太尼 2.5μg /(kg·h),顺式阿曲库铵 80μg/(kg·h),咪达唑仑 0.1mg/(kg·h)。超声引导下右颈内静脉穿刺置入三腔中心静脉导管,持续行 IBP,CVP 监测,并监测 ECG、SpO_2、$P_{et}CO_2$、鼻咽温,留置尿管,定时监测血气,每小时的液体量和尿量。体外循环建立后行主动脉瓣置换。开放循环前微量泵注入多巴胺 5μg/(kg·min),硝酸甘油 0.4μg/(kg·min)。心脏复跳后复温至鼻咽温 37℃,循环稳定后停止体外转流。停机后血压骤然上升到 220/130mmHg,推注硝酸甘油降压,同时再次体外循环,检查麻醉药物管道有无泄漏,排除麻醉过浅等因素,考虑内源性儿茶酚胺开放后迅速入血所致,在辅助 10 分钟后,未给予升压药情况下停止体外循环,停机后血压 120/75mmHg,HR 85 次 /min,SpO_2 95%~100%,血气复查基本正常,15 分钟后血压下降至 95/56mmHg,微量泵注入多巴胺,根据血压变化及时调整剂量以维持循环稳定,常规放置右心室心外膜临时起博导线,关胸止血,术毕带管回 ICU。术后 2 天拔除气管导管,复查心脏超声示主动脉瓣置换后人工瓣功能良好,升主动脉增宽,左心房增大,左心室舒张功能减低,术后两周顺利出院。

【经验与体会】

1. **转流后血压骤然升高的可能原因**　体外循环可以影响血液激素的水平和释放,麻醉和手术操作都可使肾素,糖皮质激素,儿茶酚胺的水平升高,体外循环可以加强这种反应,体外循环过程中,低温,血液稀释,低灌注都可刺激使得血浆儿茶酚胺水平进行性升高。肾上腺肿瘤的存在可能使得内源性儿茶酚胺的释放增加,在停机后使用升压药物的情况下引起血压升高。

2. **麻醉处理**　本例患者虽合并肾上腺腺瘤可能,但在术前未发现功能性腺瘤相关症状,也未做相关肾上腺功能检查。手术中从麻醉诱导开始,始终维持相对较深的麻醉及肌松,避免血流动力学的剧烈波动,第一次停机在使用升压药的情况下血压骤升,果断再次开始转流,在排除手术操作及麻醉深度等原因后考虑血压骤升的原因可能源于内源性儿茶酚胺升高,第二次停机时未使用任何正性肌力药物情况下患者血压可维持在正常水平。待血压逐渐降低以后逐步增加正性肌力药,以维持血流动力学稳定。

【麻醉小结】

对于合并肾上腺肿瘤的体外循环手术,在手术过程中要保证足够的麻醉深度与肌松,且在术中要密切观察血压及电解质变化。对于停机后血管活性药物的使用要灵活调整,同时合并肾脏及肾上腺占位的患者在病情允许的情况下,应该进一步检查,以排除有分泌活性的嗜铬细胞瘤等情况,避免围手术期并发症发生。

(纪宇东　姚尚龙)

【专家点评】

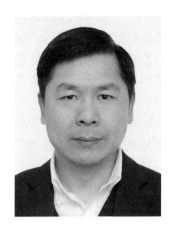

陈向东,医学博士,教授,主任医师,博士研究生导师。华中科技大学同济医学院附属协和医院麻醉科主任、麻醉与危重病学教研室主任。中华医学会麻醉学分会常务委员兼任疼痛学组组长,中国医师协会麻醉学医师分会副会长,湖北省医师协会麻醉科医师分会首任会长。

本例为合并肾上腺肿瘤的主动脉置换术,患者术前心功能尚可,术前影像学检查提示右肾上腺可疑相对弱强化小结节,约0.6cm,腺瘤可能。由于肾上腺肿瘤的特殊性,麻醉和术中可能出现难以控制的血压急剧波动;严重时甚至可能出现高血压危象。给麻醉的管理带来了一定的困难。麻醉科医师在麻醉计划中已有所考虑,包括术中注意观察血压及电解质,维持足够深的麻醉和肌松等。术中第一次停机后在使用正性肌力药物的情况下患者血压急剧波动,麻醉科医师在排除了手术操作及麻醉深度的影响后,考虑肾上腺肿瘤影响的可能,第二次停机时未使用升压药,患者血压可维持正常。并在血压逐渐降低后逐渐增加升压药以维持循环的稳定。该病例合并肾上腺肿瘤术前只是从影像学结果提示,没有进一步儿茶酚胺的检查和评估,术中诱导插管期间血压也没有明显波动,导致不容易重视肾上腺肿瘤的影响。停机期间的血压剧烈波动与手术操作的相关性没有进一步分析,患者术后未就肾上腺瘤进一步检查,无法验证术中的推断。

该病例提醒我们,对于合并肾上腺肿瘤的体外循环麻醉,麻醉前应该做好充分的准备和评估,以应对术中可能出现的各种情况。术中应该维持足够的麻醉深度,注意手术操作对患者循环的影响,随时调整麻醉策略。

参考文献

[1] 张宝仁,徐志云.心脏瓣膜外科学[M].北京:人民卫生出版社,2007:745-757.

[2] 李立环.阜外心血管麻醉手册[M].北京:人民卫生出版社,2016:25-26.

[3] 刘斌.心脏手术体外循环转流期间麻醉优化管理[J].中国体外循环杂志,2021,19(03).

18. 成人法洛四联症手术麻醉管理

【导读】

法洛四联症是最常见的发绀型先天性心脏病,其自然病程取决于右心室流出道梗阻的严重程度。法洛四联症大多数在幼儿时手术根治,而成人法洛四联症病程较长,特别是由于长期缺氧导致侧支循环非常丰富,右心室严重肥厚,术中需要疏通并重建右心室流出道,麻醉科医师应对此足够重视。

【病例简介】

患者,女性,43岁,因"体检发现心脏杂音40余年,脑梗死3年"入院。患者出生时体检发现心脏杂音,诊断"先天性心脏病",因个人及家庭原因,未行手术治疗。患者平素活动耐量较低,活动后易觉胸闷、心悸,喜蹲踞。3年前"晕厥史",考虑"心源性脑梗死",最近晨起头晕、头痛,伴恶心、呕吐,至当地医院就诊,行心脏超声提示:"法洛四联症",现为进一步诊治收入我院。

体格检查:T 36.5℃,P 80次/min,R 20次/min,BP 99/68mmHg,脉搏血SpO_2 91%。身高155cm,体重44kg。自主体位,面色发绀,听诊胸骨左缘第2~3肋间,收缩期3/6级粗糙性杂音。双肺呼吸音清,无干湿啰音。腹平软,无压痛及反跳痛。

既往史:1999年和2004年分别行"剖宫产"术。

实验室检查:

凝血功能:国际标准化比值(INR)1.48,凝血酶原活动度(PTA)56%,凝血酶原时间(PT)17.9秒。

肝肾功能:谷草转氨酶(AST)134U/L,乳酸脱氢酶(LDH)499U/L,血尿素氮(BUN)3.6mmol/L。

影像学检查:

(1) 胸片:双肺少血,心影增大,呈靴型,符合肺少血型先天性心脏病改变。

(2) 心脏超声:右心室63mm,室间隔连续性中断,断口23mm,右向左分流为主,主动脉骑跨在室间隔之上,骑跨率50%;右心室壁增厚,约11.2mm,肺动脉瓣开放受限,最大流速(V_{max})4.1m/s,峰值压差67mmHg,主动脉与左侧肺动脉间见侧支血流信号,提示法洛四联症。

(3) 心脏CT平扫+增强:先天性心脏病,法洛四联症。

【麻醉方案与分析】

1. **术前评估**　术前询问患者,重点了解缺氧发作病史和心功能状态,查阅病历和相关检查结果。该患者远端肺动脉的发育尚可,右心室流出道梗阻主要发生在继发肥厚的右心室流出道,肺动脉瓣无明显异常,嘱患者术前8小时禁食、禁饮。

2. **麻醉管理**　患者入手术室后开放外周静脉,常规监测心电图和脉搏血氧饱和度。行左侧桡动脉穿刺连续监测有创动脉压力,血压120/70mmHg,心率64次/min,窦性心律,SpO_2 92%。给予面罩纯氧吸入(氧流量5L/min),依次静脉注射咪达唑仑0.1mg/kg,丙泊酚1.5mg/kg,

芬太尼 4μg/kg,顺式阿曲库铵 0.15mg/kg。麻醉诱导后 5 分钟,经口插入单腔气管导管,调整氧浓度为 70%,氧流量 2L/min。采取肺保护通气策略。右侧颈内静脉穿刺,置入 7.5F 三腔中心静脉导管。经三腔中心静脉导管监测中心静脉压(9mmHg)。置入 TEE 探头。术前 TEE 检查(见图 1,图 2)。术前 TEE 发现肺动脉瓣开放尚好,右心室流出道明显梗阻。

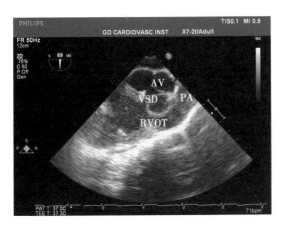

图 1　食管中段右心室流出道切面

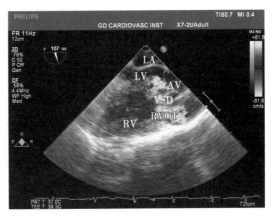

图 2　食管中段右心室流出道切面(带彩色血流)

切皮前追加咪达唑仑 3mg、顺式阿曲库铵 10mg 和芬太尼 200μg。悬吊心包时,静脉注射肝素 140mg,3 分钟后测 ACT600s。体外循环开始,停止机械通气,采用 5cmH$_2$O 压力静态膨肺。泵注麻醉维持药物丙泊酚 4mg/(kg·h),瑞芬太尼 0.5μg/(kg·min),顺式阿曲库铵 0.15mg/(kg·h)维持麻醉深度。开放主动脉前充分排尽左心空气,开放主动脉同时,心脏自主复跳。右心房关闭后开放上下腔静脉,恢复机械通气。TEE 检查提示心脏畸形矫治满意,无残余分流及残余梗阻,左心排气彻底。待患者肛温上升至 35℃时,逐渐减少 CPB 辅助流量并停机。依次拔除 CPB 管道后鱼精蛋白中和肝素(鱼精蛋白:肝素为 1.5:1)。置入右侧胸腔引流管,止血,关胸。患者生命体征平稳,送心外重症监护病房(ICU)。

3. 预后　术后患者生命体征平稳,胸腔引流量少。体温 37.0℃,双肺呼吸音清,SpO$_2$ 100%,尿量尚可,血气分析及血常规基本正常。术后第 1 天拔除气管导管,术后第 4 天转回普通病房。

4. 麻醉分析　成人法洛四联症患者,血流动力学复杂,特别是由于长期缺氧导致侧支循环非常丰富,右心室严重肥厚,术中需要疏通并重建右心室流出道,麻醉科医师应对此足够重视。法洛四联症手术麻醉管理原则是维持合适的体循环阻力(SVR),尽量减少对肺循环阻力(PVR)的影响,任何原因导致 PVR/SVR 比值升高均能增加右向左分流,使肺血减少,从而加重紫绀。应注意术前改善右心功能,改善氧供,明确诊断,了解体肺侧支循环状况。术中应避免出现室间隔缺损残余分流、防止灌注肺发生、严格术中止血及术后管理,能够提高成人法洛四联症的手术成功率,减少术后并发症的发生。

【经验与体会】

1. 成人法洛四联症的病理生理特点　法洛四联症是最常见的发绀型先天性心脏病。其自然病程主要取决于右心室流出道阻塞的严重程度。绝大多数患者死于肺部血流严重减少和重度缺氧发作。成人法洛四联症因有较丰富的侧支循环,大部分患者远端肺动脉的发育尚可,右心室流出道梗阻主要发生在肺动脉瓣及继发肥厚的右心室流出道。成人法洛四联症大多发绀出现较晚、早期症状较轻,但随着年龄的增大,因右心室压力超负荷、慢性缺氧和红细胞增多症等病理生理改变,产生继发性心脏肥大,导致病情加重和心力衰竭。有时因侧支循环血管破裂导致咯血、甚至致命,因此应尽早手术,而周围肺动脉发育差和左心室太小者均不适于进行根治手术。

2. 成人法洛四联症的麻醉管理原则   主要原则是维持合适的体循环阻力(SVR),尽量减少对肺循环阻力(PVR)的影响,任何原因导致 PVR/SVR 比值升高均能增加右向左分流,使肺血减少,从而加重发绀。麻醉诱导时应防止诱导期低血压。芬太尼对心肌抑制轻,血压下降不明显,有良好的镇痛和降低应激反应的作用。麻醉中提供轻度心肌抑制和较慢的心率,可减少右向左分流和降低动力型右心室流出道梗阻。必要时可用艾司洛尔静脉缓注来减慢心率和降低收缩力,减轻漏斗部痉挛。术后若心肌收缩力明显降低、心内负荷明显改变应适量应用正性肌力药物。

【麻醉小结】

成人法洛四联症尽管侧支循环非常丰富,病程较长,右心室肥厚严重,心功能差,但肺动脉及左心室的发育相对较好。因此,术前全面而确切的检查,术中加强心肌保护,满意地纠治心内畸形,避免室间隔缺损残余分流、防止灌注肺发生、严格术中止血及术后管理,能够提高成人法洛四联症手术成功率,减少术后并发症的发生。

(鲁 超 王 晟)

【专家点评】

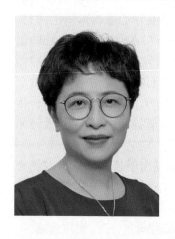

徐美英,主任医师、硕士研究生导师。上海交通大学附属胸科医院麻醉科名誉主任,中华医学会麻醉学分会委员,上海市医学会麻醉科专科分会顾问,上海医师协会麻醉科医师分会副会长。《中华麻醉学杂志》《临床麻醉学杂志》《国际麻醉与复苏杂志》《上海医学》等多篇杂志的编委。

法洛四联症是发绀型先天性心脏病中常见的一种类型,最早于 1888 年由法国的 Arthur Louis Etienne Fallot 在其专著《青紫型疾病的解剖病因学原因》中提出:以肺动脉狭窄、室间隔缺损、主动脉起源位置右移和右心室肥厚这四种解剖异常为表现的综合征。法洛四联症及其合并变异型在所有先天性心脏病中的占比高达 10%,目前法洛四联症的治疗多主张在出生后4~6 个月即进行选择性的外科手术干预,但仍有部分患者直到成人期方得到诊治,诚如本文作者提到的那样,这些患者因心血管畸形继发病变严重,长期缺氧导致器官功能受损,且体内侧支循环丰富,术中出血可能较多,有发生术后出血、灌注肺、低心排综合征的风险。围手术期关键在于彻底矫正心内畸形、加强心肌保护,否则可因右心室流出道再狭窄、肺动脉瓣及三尖瓣关闭不全等原因需要再次手术治疗。

本例成人法洛四联症患者术后 1 天拔管,4 天转出 ICU,说明麻醉处理十分成功,此外作者对麻醉处理的原则、体会以及围手术期病情特点做了很好的总结,让读者有所借鉴。并利用超声图像对术前、术后的情况作了对比展示,有助于读者更好地理解,整体显示出较好的逻辑和临床处理思路。

参考文献

［1］KRIEGER EV,VALENTE AM. Tetralogy of fallot［J］. Cardiol Clin,2020,38(3):365-377.

［2］DICKEY J,PHELAN C. Unrepaired tetralogy in adulthood［J］. N Engl J Med,2020,382(25):e97.

19. 经导管主动脉瓣植入手术麻醉管理

【导读】

伴随着人口老龄化,高龄、高危心脏病患者日渐增多。超过 75 岁的高龄患者主动脉瓣钙化狭窄的发生率达 4.6%,出现症状而未及时治疗,2 年死亡率高达 50%。自 20 世纪以来,医学界最大的发展方向就是向着微创的方向发展。经导管瓣膜手术不但将微创发挥到极致,而且为高龄、高危患者带来了福音。其中,经导管主动脉瓣植入术(transcatheter aortic-valve implantation,TAVI)发展最为迅速,适应证不断扩大。资料显示,对于不能耐受开胸手术的患者,TAVI 手术治疗长期预后优于药物治疗;而对于高危和中危患者,长期预后等同于外科开胸手术。

【病例简介】

患者,男性,87 岁,因"反复胸闷 1 年余,加重 2 个月"入院。患者 1 年多前反复出现胸闷不适,伴气急,轻微活动即出现症状,休息后可缓解,伴有夜间阵发性呼吸困难。就诊于当地医院,予以抗血小板、利尿、平喘等对症处理后稍好转。2 个月前再次因胸闷、气促就诊于当地医院,超声心动图检查示:主动脉瓣重度狭窄、中度反流;左心室增大伴室间隔增厚,左心室射血分数(LVEF)50%。

体格检查:意识清晰,精神尚可,心率 88 次/min,律齐。主动脉瓣听诊区可闻及 3/6 级收缩期喷射样杂音,第二心音分裂。T 36.6℃,P 88 次/min,R 18 次/min,BP 131/60mmHg。

既往史:高血压 20 余年,既往口服替米沙坦治疗,目前患者血压偏低,暂未口服降压药物。否认糖尿病等其他病史。

实验室检查:

(1) 肝肾功能:肝功能正常;尿素氮 8.9mmol/L,肌酐 149μmol/L,估算肾小球滤过率 39ml/min,尿酸 632μmol/L。

(2) 血常规:红细胞计数 4.12×10^{12}/L,血红蛋白 134g/L,血细胞比容 37.2%,血小板计数 218×10^9/L,白细胞计数 6.66×10^9/L。

(3) 心肌酶:心肌肌钙蛋白 T 0.039ng/L。

(4) 氨基末端利钠肽前体(pro-BNP)6 305pg/ml。

超声心动图:①左心房增大,左心室不大,左心室壁增厚,静息状态下左心室前壁、侧壁及部分后壁收缩活动减弱。②主动脉根部不增宽,主动脉瓣瓣膜增厚,开放受限,连续多普勒估测峰值跨瓣压差为 75mmHg,彩色多普勒示中度主动脉瓣反流。③二尖瓣稍增厚,前叶开放呈轻度圆隆状,后叶开放未见明显受限,二维估测瓣口面积为 $3.0cm^2$,彩色多普勒测及中度二尖瓣反流。④右心房右心室不大,轻微三尖瓣反流。

【麻醉方案与分析】

1. **麻醉前访视**   患者一般情况尚好,呈紧张焦虑状态。给予阿普唑仑0.4mg,法莫替丁20mg术前1小时口服。

2. **麻醉诱导前**   患者入手术室后,转移至手术床,面罩吸氧,接心电图和脉搏氧饱和度。此时,患者咳嗽,咳出白色泡沫痰,诉胸闷。手术床摇45°头高位,此时患者心率95次/min,指脉搏氧饱和度98%,准备建立外周静脉通路。2min后患者出现烦躁,心率140次/分,脉搏氧饱和度降低至92%~94%。给患者端坐体位,面罩加压吸氧。经外周静脉注射吗啡3mg,呋塞米20mg。20分钟后患者情况好转,心率98次/min,指脉搏氧饱和度99%,可平卧。

3. **麻醉诱导**   依托咪酯15mg,丙泊酚血浆分级靶控1.5μg/ml开始,逐渐增大到2.5μg/ml,舒芬太尼20μg,罗库溴铵40mg,利多卡因50mg,诱导期间血流动力学平稳。

4. **术中情况**   诱导后经左侧锁骨下静脉放置临时起搏导线,手术医师穿刺双侧股动脉,一侧置入造影用猪尾巴导管,一侧放置瓣膜输送鞘管,在诱导室性心动过速(180次/min)下进行球囊扩张(图1),扩开狭窄的主动脉瓣后,释放支架瓣膜于主动脉瓣环位置(图2)。

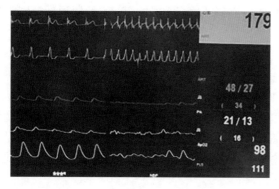
图1   诱导室性心动过速下进行主动脉瓣球囊扩张

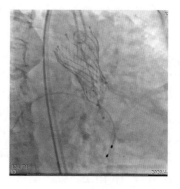
图2   支架主动脉瓣膜释放后

5. **术后情况**   患者术后30min在手术室内拔除气管导管,改为面罩吸氧;送CCU监护,术后第2d转普通病房;术后第6d出院。

【经验与体会】

1. **术前评估**   TAVI手术多为高龄患者,常合并多种基础疾病,术前通过回顾患者病史、体格检查、实验室检查及影像学检查,综合了解患者的一般情况、非心脏基础疾病史以及认知能力等,以评估患者麻醉的风险。询问用药史及过敏史,并常规行气道评估。对于主动脉瓣狭窄(AS)患者,术前评估应重点关注瓣膜狭窄程度、左心室肥厚状况、有无心衰及严重性、是否存在主动脉瓣关闭不全或其他瓣膜病变、有无心肌缺血以及冠心病。对于峰值跨瓣压差超过70mmHg或者平均跨瓣压差超过50mmHg的重度AS患者,以及合并左室功能不全的高龄患者要额外关注,要避免患者应激以免发生心肌缺血和心律失常,术前用药可以帮助患者缓解入室后诱导前紧张焦虑的情绪,但同时也要避免术前镇静药物引起呼吸抑制及后负荷明显降低。

2. **术中管理**   对于拟行TAVI手术的患者,需开放至少一根通畅的粗静脉通路(推荐中心静脉置管),同时监测有创血压。必要的术中监测项目还包括:心电图、指脉搏氧饱和度、体温、呼气末二氧化碳、中心静脉压、活化凝血时间。为了纠正任何可能出现的心律失常,麻醉诱导前需贴好体外除颤电极片并连接好备用。初开展 TAVI 手术的中心,一般推荐实施全身麻醉。麻醉诱导应做到平稳,麻醉管理全程尽可能维持正常窦性心律,注意维持足够的前负荷,可小剂量使用去甲肾上腺素或去氧肾上腺素维持体循环阻力,避免低血压,保证肥厚的心肌获得足够灌注。防止心动过速的同时也需避免严重的心动过缓。对麻醉药物的使用,静脉麻醉药如依托咪酯、丙泊酚、氯胺酮,阿片类药物如芬太尼、舒芬太尼、瑞芬太尼(小剂量静脉泵注),吸入麻醉药如七氟烷、地氟烷,肌松剂如罗库溴铵、顺式阿曲库铵等都可作为选择。因为患者均系高龄,且顾虑到造影剂引起的肾损害,应尽量减少造影剂的用量,术中不推荐输注人工胶体液,在无明显失血的情况下,全程输注晶体液,造影结束后可考虑输注 5% 碳酸氢钠 3ml/kg 碱化尿液。在有经验的中心,经股动脉的 TAVI 手术也可选择在局部麻醉加镇静下实施,局部麻醉镇静禁忌用于以下情况:严重的睡眠呼吸暂停、预计困难气道、患者不能平卧、严重的胃食管反流、精神障碍或交流障碍、术中必须使用 TEE 监测等。镇静药物可选择右美托咪啶和小剂量瑞芬太尼持续静脉泵注,放置股动脉鞘管及球囊扩张前根据需要给予丙泊酚或艾司氯胺酮,以不抑制呼吸为准则。术中建议监测 BIS,维持 BIS 值在 60~75,手术全程必须严密监测患者的呼吸情况及循环状况,并做好全身麻醉准备,以备出现意外时立即改为全身麻醉。

不管是全身麻醉还是局部麻醉加镇静,都应该做到良好的镇静、镇痛,避免在重要操作时患者发生体动,要确保患者血流动力学稳定,以及呼吸和内环境平稳。

术中 TEE 在术前用于测量主动脉瓣环大小、评估瓣膜功能及心功能;在瓣膜释放后,评价人工瓣膜功能及心功能、有无主动脉夹层、有无瓣周反流及心包积液等。

3. **术后监护**　如果选择全身麻醉下完成手术,则提倡术后早期拔管。建议术后将患者送至监护室看护,监测并记录患者术后恢复情况,包括生命体征、认知功能、容量情况、出血等,评估患者心功能恢复情况,严密观察手术入路创口愈合情况,警惕出血、血肿或假性动脉瘤、血栓栓塞的形成。适当的个体化镇痛有助于患者更快恢复。

【麻醉小结】

TAVI 手术现在一般用于治疗高龄高危主动脉瓣狭窄患者,部分介入瓣膜可用于高龄主动脉瓣关闭不全患者,因为患者多为高危,且手术操作对循环系统影响较大,术中血流动力学波动难以避免,因此对麻醉要求较高,除了要力求保证充分的镇静、镇痛和制动,还要求稳定的血流动力学和肾功能的保护,苏醒时务必做到安全、舒适和快速。随着经验的积累和手术操作系统的不断改进,在没有禁忌证的情况下,对于心脏功能较好,外周血管和手术条件良好者,也可以考虑选择镇静麻醉。

(王慧琳　郭克芳)

【专家点评】

王月兰,二级教授、主任医师、博士研究生导师。山东第一医科大学第一附属医院(山东省千佛山医院)麻醉与围手术期医学科主任,外科重症监护治疗病房主任、山东第一医科大学麻醉学系主任、泰山学者特聘专家、享受国务院政府特殊津贴专家。中华医学会麻醉学分会常务委员兼任五官科麻醉学组组长,中国医师协会麻醉学医师分会常务委员,中国老年

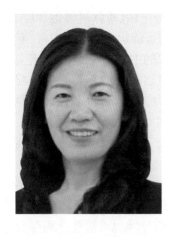

医学学会麻醉学分会副会长,山东省医学会麻醉学分会主任委员,山东第一医科大学临床医学专业建设委员会委员、首届学术委员会临床医学专委会委员、学术道德与医学伦理审查专委会委员,山东省医师协会副主任委员。

　　TAVI 手术最早由欧美国家开展,主要针对高龄、体弱不能耐受开胸及体外循环的重度主动脉瓣狭窄患者;手术经股动脉或心尖部小切口入路将主动脉瓣植入相应位置;麻醉方法视患者术前的一般状况、心脏功能、外周血管及操作路径、个体紧张情绪等选择;对于心脏功能较好,外周血管条件良好,一般选用局部麻醉 + 镇静(咪达唑仑、丙泊酚、氯胺酮)+ 瑞芬或舒芬(穿刺、诱发室上速前给予);否则,选用全身麻醉较为安全。本例患者在麻醉诱导前发生急性心力衰竭的表现,可能由于患者紧张焦虑、心率加快而加重心脏做功,作者给予快速反应和积极有效的处理,使患者转危为安。因此术前要充分评估,并做好应急处理措施:如除颤、大出血急救、改为开放手术等预案;随着老龄化的到来,高血压、糖尿病等患者的增多,心脏瓣膜退化及心肌病变也在迅猛增加,故,此类手术及麻醉管理也会越来越受到挑战和重视。认真做好围手术期病情评估、建立有创血压、中心静脉及 SVV、TEE(必要时)监测、密切配合和熟知术者操作步骤,做好术中意外急救措施成为关键环节。

参考文献

[1] WAYANGANKAR S A,ELGENDY I Y,XIANG Q,et al. Length of stay after transfemoral transcatheter aortic valve replacement [J]. JACC Cardiovasc Interv,2019,12(5):422-430.

[2] MURDOCH D J,WEBB J G,YE J,et al. Transcatheter aortic-valve replacement-10 years later [J]. N Engl J Med. 2019,380(18):1773-1774.

[3] SIMONATO M,DVIR D. Transcatheter aortic valve replacement in failed surgical valves [J]. Heart,2019,105(Suppl 2):s38-s43.

[4] BOSKOVSKI M T,NGUYEN T C,MCCABE J M,et al. Outcomes of transcatheter aortic valve replacement in patients with severe aortic stenosisa review of a disruptive technology in aortic valve surgery [J]. JAMA Surgery,2020,155(1):1-9.

[5] SATHANANTHAN J,SELLERS S,BARLOW A M,et al. Valve-in-valve transcatheter aortic valve replacement and bioprosthetic valve fracture comparing different transcatheter heart valve designs:an ex vivo bench study [J]. JACC Cardiovasc Interv,2019,12(1):65-75.

20. 重度主动脉瓣狭窄患者的手术麻醉管理

【导读】

　　重度主动脉瓣狭窄(aorticstenosis,AS)是严重的心脏疾病,一旦出现临床症状,包括心绞痛、晕厥或充血性心力衰竭,其猝死的几率明显增加,预期寿命不超过 5 年。若同时合并冠心病,麻醉风险成倍增加,术中如果没有采用正确的围手术期管理策略,一旦发生血流动力学波动,常会导致循环恶化,危及患者生命。

【病例简介】

患者,女性,74岁,因"活动后胸痛14个月,加重6个月"入院。患者14个月前自觉活动后胸痛,于当地医院就诊,行冠状动脉造影、超声心动图等检查,诊断为冠状动脉粥样硬化性心脏病、心脏瓣膜病,建议手术治疗。6个月前症状加重,超声心动图检查示:①先天性二叶式主动脉瓣畸形伴重度主动脉瓣狭窄,升主动脉增宽;②中度肺动脉高压。为行手术治疗入院。

体格检查:心界增大,心率82次/min,律齐,主动脉瓣区可闻及3/6级收缩期杂音。

既往史:高血压病史4年,糖尿病史2年。

实验室检查:

(1)血常规:红细胞计数4.49×10^{12}/L,血红蛋白112g/L,血小板计数183×10^9/L,白细胞计数6.56×10^9/L。

(2)肝肾功能:肝功能正常,尿素氮9.1mmol/L,肌酐132μmol/L。

影像学检查:

(1)胸部CT平扫:左肺上叶及右肺下叶见少许条索影,冠状动脉走行区见多发条形钙化影。

(2)心脏超声:左心房内径34mm,左心室内径正常,室间隔厚度15mm,左心室后壁厚度14mm,静息状态下左心室各节段收缩活动未见异常;左心室射血分数(LVEF)60%;主动脉瓣呈二叶式纵裂,瓣膜增厚钙化,开放受限,连续多普勒估测峰值跨瓣压差为140mmHg,平均压差90mmHg,最大流速5.91m/s,彩色多普勒未测及主动脉瓣反流;肺动脉收缩压59mmHg,轻微三尖瓣反流。

(3)冠状动脉血管造影:左主干未见明显狭窄;左前降支近中段弥漫性长病变伴钙化狭窄40%~50%,第一对角支开口处狭窄50%;左回旋支未见明显狭窄,钝缘支中段管壁不规则,右冠状动脉中段狭窄40%~50%,远段管壁不规则,左心室后支及后降支未见明显狭窄

诊断:主动脉瓣狭窄;冠状动脉粥样硬化性心脏病;高血压病;2型糖尿病。

【麻醉方案与分析】

1. **麻醉前评估**　根据患者症状、体征及心脏超声检查结果,心脏功能Ⅲ级,中重度主动脉瓣膜狭窄、冠状动脉粥样硬化性心脏病、高血压病合并2型糖尿病,拟行体外循环下主动脉瓣膜置换术。

2. **麻醉计划**　全身麻醉+体外循环

3. **术前准备及监测**　术前晚及手术当日晨予以口服阿普唑仑0.2mg。患者入手术室后面罩吸氧,桡动脉置管监测有创动脉压。右颈内静脉置管后予以咪达唑仑2mg镇静。诱导前的生命体征:心率95次/min、有创动脉压150/70mmHg、脉搏氧饱和度100%。

4. **麻醉管理**　静脉给予丙泊酚滴定血浆靶控,初始靶浓度1.5μg/ml,逐级递增至2.5μg/ml;舒芬太尼25μg,罗库溴铵70mg。血管活性药物:去甲肾上腺素0.05μg/(kg·min),根据患者血压调整剂量;β受体阻滞剂艾司洛尔5mg/ml备用,去氧肾上腺素20μg/ml备用。

诱导开始后心率102~106次/min、有创动脉压110/55mmHg,出现偶发多源性室性早搏,后室性早搏逐渐增多,予以艾司洛尔10mg、去氧肾上腺素20μg静脉推注后室性早搏消失,血流动力学平稳。

诱导后完成后心率 85 次 /min、有创动脉压 125/80mmHg、SpO_2 100%。气管插管机械通气,潮气量 400ml、呼吸频率 10 次 /min、吸入氧浓度(FiO_2)50%、吸入气体流量 2L/min;2% 七氟烷吸入维持 MAC 0.5~0.6;按需追加舒芬太尼与罗库溴铵。

5. 手术经过 体外循环开始后,主动脉切开,经左、右冠状动脉顺行灌注 delNido 停搏液 1 000ml,置换 25# 生物瓣膜。主动脉开放后,心脏为室颤节律,除颤一次不能恢复窦性,遂静脉注射胺碘酮 150mg,2min 后除颤恢复窦性节律。以去甲肾上腺素 0.05μg/(kg·min)维持血压,顺利停体外循环。

手术历时 3 小时 49 分钟,术中出血约 500ml,输浓缩红细胞 2U,血浆 400ml。手术结束时:有创动脉压 116/58mmHg,HR 78 次 /min,中心静脉压(CVP)10mmHg。带气管导管入 ICU。

6. 预后 术后第 1 天,意识清晰,四肢活动好,氧合好,拔气管导管。术后第 2 天,返回普通病房。术后未发生并发症,术后 7 天顺利出院。

【经验与体会】

1. 主动脉瓣狭窄的病理生理学 主动脉瓣轻度狭窄时,可无明显的血流动力学改变。随着主动脉瓣狭窄的进展,当瓣口面积 <1.0cm² 时,左心室排血受阻,左心室收缩压逐渐增加,以维持每搏量,并维持主动脉收缩压接近正常,心室壁出现代偿性向心性肥厚。当狭窄程度进一步发展,心室壁可出现偏心性肥厚,左心室射血分数降低,左心室收缩功能受损。

左心室肥厚使心室顺应性降低,舒张末期压力升高,舒张期充盈受阻,导致左心房扩大及左心房内压力升高,最终可致肺动脉高压、肺间质水肿甚至右心功能不全。

由于左心室肥厚以及排血受阻,会引起心肌耗氧量增加;同时心排血量减少引起的血压下降,又会使冠脉血流量减少,最终导致心肌缺血、心绞痛及心功能不全。

2. 主动脉瓣狭窄患者围手术期血流动力学管理目标 ①控制心率:由于心室壁肥厚,患者容易发生心肌缺血,对心动过速耐受性差。心率快一方面会明显增加心肌耗氧;另一方面,由于舒张期缩短,患者左心室顺应性及舒张功能进一步受损,会影响心室充盈。因此一般建议心率不超过 80 次 /min。②维持窦性节律:主动脉瓣狭窄患者左心室舒张功能减退,左心室充盈依赖有效的心房收缩,室上性与室性心律失常都将使心排血量急剧下降,因此围手术期应积极预防与处理心律失常。③慎用正性肌力药:正性肌力药往往会增快心率,除非有明确收缩功能减弱的证据(比如术中 TEE 监测),一般建议谨慎使用正性肌力药。④保持充足的容量:主动脉瓣狭窄患者心肌肥厚,左心室顺应性下降,舒张功能受损,导致左心室舒张末压力升高,左心室舒张末容积变小,只有前负荷充沛才有利于维持每搏量。⑤维持后负荷:狭窄的主动脉瓣是左心室后负荷升高的主要原因,体循环阻力降低不仅不能降低左心室后负荷、反射性增加心排量,反而可能因为低血压导致冠脉灌注不足,引起肥厚心肌的缺血。因此适当使用 α 受体激动剂,维持正常的体循环阻力是必要的。

【麻醉小结】

重度主动脉瓣狭窄是严重的心脏疾病,麻醉期间处理不当极易诱发心脏事件,围手术期管理原则为维持血流动力学稳定、维持心肌氧供需平衡。管理目标包括术前适当镇静,避免患者紧张焦虑;保证氧供;维持窦性节律,目标 HR 60~80 次 /min,避免心动过速和心律失常;保持充沛前负荷,避免低血容量;保持较高后负荷,避免低血压。诱导期间滴定用药,避免循环波动,可持续泵注小剂量 α 受体激动剂,以对抗麻醉药的扩血管作用,既可以避免血压明显降低,又能保证麻醉深度,还需避免浅麻醉下气管插管引起剧烈应激反应。

术中应注意心肌保护。维持冠状动脉灌注压;主动脉阻断期间要保证心脏良好的停搏,可选用顺行 + 逆行灌注停搏液,也可选用 delNido 停搏液;心脏复跳以后的血流动力学目标与体外循环前相同,因为瓣膜狭窄虽然解除,但心肌肥厚以及舒张功能减退依旧存在。

(金 琳 郭克芳)

【专家点评】

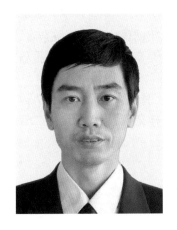

毕严斌,主任医师。山东第一医科大学第一附属医院(山东省千佛山医院)麻醉科副主任,山东省医学会麻醉学分会委员。山东省医师协会麻醉学分会常务委员。山东省中西医结合学会麻醉与镇痛专业委员会委员。

通过本例患者麻醉,较全面介绍了主动脉瓣狭窄患者病理生理及麻醉过程中应维持的血流动力学目标。随着医学发展和人均寿命提升,严重主动脉瓣狭窄患者不断增多。研究表明有症状的严重主动脉瓣狭窄 5 年生存率仅 15%~50%。外科主动脉瓣置换术是治疗首选,已被证明能降低死亡率,提高生活质量。随着手术范围增加,患者危重程度增加,麻醉风险及挑战也相应增加。麻醉管理的重点包括:做好术前病情评估,除

了解患者一般情况和其他合并疾病外,重点了解主动脉瓣狭窄程度,狭窄程度不同直接关系到麻醉后血流动力学是否稳定,关系到患者体外循环后及术后恢复。此患者术前心脏超声示主动脉瓣平均跨瓣压差 90mmHg,属严重狭窄患者。麻醉中血流动力学维持应重点避免低血压发生。近年来,对于高龄、心功能差,不能耐受体外循环下主动脉瓣置换患者,可采用经导管主动脉瓣置换术(transcatheter aortic valve replacement,TAVR)。

参考文献

［1］AHMED A,SORAJJA P,GARBERICH RF,et al. Association of guideline adherence for serial evaluations with survival and adverse clinical events in patients with asymptomatic severe aortic stenosis ［J］.AMA Cardiol, 2017,2(10):1141-1146.

［2］NISHIMURA RA,OTTO CM,BONOW RO,et al. 2017 AHA/ACC Focused Update of the 2014 AHA/ACC Guideline for the Management of Patients with Valvular Heart Disease:A Report of the American College of Cardiology/American Heart Association Task Force on Clinical Practice Guidelines ［J］. Circulation,2017; 135(25),e1159-e1195.

［3］OTTO CM,NISHIMURA RA,BONOW RO,et al. 2020 ACC/AHA Guideline for the Management of Patients with Valvular Heart Disease:Executive Summary:A Report of the American College of Cardiology/American Heart Association Joint Committee on Clinical Practice Guidelines ［J］. J Am Coll Cardiol,2021;77(4):450- 500.

［4］BAUMGARTNER H,FALK V,BAX JJ,et al. 2017 ESC/ EACTS Guidelines for the management of valvular heart disease ［J］. Eur Heart J,2017;38(36):2739-2791.

21. 胸腔镜下房间隔缺损修补术麻醉管理

【导读】

房间隔缺损(Atrial Septal Defect,ASD)是最常见的先天性心脏病之一,约占先天性心脏病 10%~20%,男女比例约为 1∶2。胸腔镜房间隔缺损修补术由于手术创伤少、术后住院时间短等优势,其应用越来越普及。

【病例简介】

患者,女性,45 岁,因"体检发现心脏杂音 10 年"入院。患者 10 年前体检发现心脏杂音,未接受治疗。近 1 个月体力活动可,无活动后胸闷、心悸、咳嗽、咳痰等不适,心脏超声报告"先天性心脏病,房间隔缺损(下腔型),轻度三尖瓣反流,轻度肺高压",遂入院治疗。

体格检查:T 36.5℃,P 68 次 /min,R 20 次 /min,BP 120/86mmHg。身高 158cm,体重 57kg。脉搏血氧饱和度 100%。听诊胸骨左缘 2~3 肋间 3/6 级收缩期吹风样杂音,肺动脉区第二音亢进,分裂。双肺呼吸音清,无干湿啰音。腹平软,无压痛及反跳痛。

既往史:无特殊。

实验室检查:

血常规、尿常规、大便常规、生化检查未见异常。

影像学检查:

胸片:双肺多血,心影增大,心 / 胸比 0.51,肺动脉段突出。符合多血型先天性心脏病改变。

心脏超声报告:右心室 66mm,右心房 68mm,左心房 34mm,左心室舒张末直径 42mm,左心室射血分数 77%。房间隔连续中断,缺损靠近下腔静脉,四腔心切面断口 34mm,短轴切面断口 38.6mm,彩色多普勒显示左向右分流。三尖瓣形态正常,反流彩束面积 2.0cm^2,估测肺动脉收缩压 46mmHg。

诊断:房间隔缺损(下腔型)三尖瓣反流(轻度)

【麻醉方案与分析】

1. **术前评估**　患者年龄 45 岁,各项化验检查及心脏超声诊断明确,术前心脏功能 1~2 级,无手术禁忌证,左心室射血分数 77%

2. **麻醉和手术计划**　全身麻醉下插入双腔支气管导管,胸腔镜下房间隔缺损修补术

3. **麻醉管理**　麻醉监测患者入手术室后,接心电图电极和脉搏血氧饱和度仪。行左侧桡动脉穿刺连续监测有创动脉压。血压 120/75mmHg,心率 75 次 /min,窦性心律,血氧饱和度 100%;麻醉诱导:给予面罩纯氧吸入(氧流量 5L/min),开放外周静脉,静脉注射咪达唑仑 0.1mg/kg,丙泊酚 2.5mg/kg,芬太尼 5μg/kg,顺式阿曲库铵 0.15mg/kg。麻醉诱导后 5 分钟,经口插入双腔支气管导管经纤维支气管镜定位准确后固定并行机械通气。

穿刺右侧颈内静脉,分别置入 7.5F 三腔中心静脉导管和 16F 上腔静脉引流管(置管前静脉注射 20mg 肝素)。经三腔中心静脉导管监测中心静脉压(9mmHg)并泵注麻醉维持药物,丙泊酚 5mg/(kg·h),瑞芬太尼 0.2ug/(kg·min),顺式阿曲库铵 0.15mg/(kg·h)。置入经

食管心脏超声探头。术前经食管心脏超声检查(图1,图2)诊断同术前经胸心脏超声检查报告。

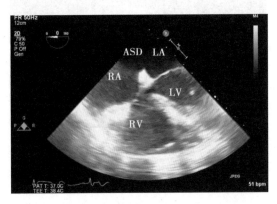

图1　经食管心脏超声四腔心切面(修补前)
ASD.房间隔缺损;LA.左心房;LV.左心室;RA.右心房;RV.右心室。

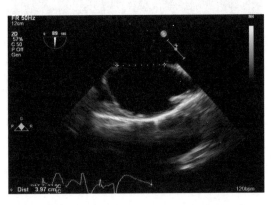

图2　经食管心脏超声双心房上下腔静脉切面(修补前)

4. 手术过程　患者取平卧位,右侧稍高。消毒铺单,切皮前静脉注射芬太尼5ug/kg。肝素化后经右侧腹股沟插入股动脉、股静脉管。取右侧乳腺下(第五肋间)切口5cm,腋中线第五肋间及腋后线第七肋间分别切开2cm。单肺通气(潮气量6ml/kg,频率20次/min,气道峰压20mmHg,SpO₂ 100%后置入腔镜器械。CPB全流量后停止机械通气。降低肛温至34℃后阻断主动脉、上腔静脉、下腔静脉,灌注心肌停跳液。切开右心房,以自体心包修补缺损。排气后缝合右心房。开放主动脉,于主动脉根部停跳液灌注处引流,排净左心系统气体,复温。泵注肾上腺素0.03ug/(kg·min)。心脏复跳,窦性心律,95次/min。经食管心脏超声检查显示ASD修补完整,无残余分流,瓣膜无反流(图3~图5)。待患者肛温上升至35℃时,逐渐减少CPB辅助流量并停机。依次拔除CPB管道后静脉注射鱼精蛋白。置入右侧胸腔引流管,止血,关胸。患者生命体征平稳,送心外科重症监护室。手术时间共212分钟。术中共使用0.57mg芬太尼,2.0mg瑞芬太尼。

5. 预后　术后患者一般情况可,生命体征平稳,胸液引流量少。术后第8小时拔除双腔支气管导管。术后第二天患者转回普通病房。术后第五天顺利出院,出院前经胸心脏超声显示房间隔缺损修补完整,无残余分流,瓣膜无反流。胸片、心电图、血常规及其他实验室检查无明显异常。

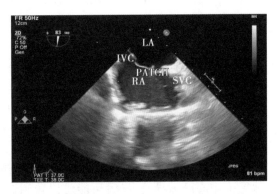

图3　经食管心脏超声双心房上下腔静脉切面(修补后)

LA.左心房;RA.右心房;IVC.下腔静脉;SVC.上腔静脉;PATCH.补片。

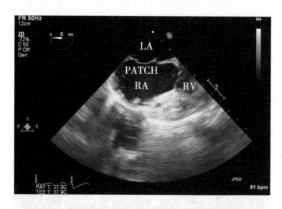

图4   经食管心脏超声四腔心切面(修补后)

LA.左心房,RA.右心房,RV.右心室,PATCH.补片。

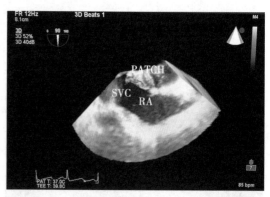

图5   经食管心脏超声三维成像(修补后)

SVC.上腔静脉,RA.右心房,PATCH.补片。

【经验与体会】

与传统开胸房间隔缺损修补术麻醉相比,胸腔镜房间隔缺损修补术麻醉的特点如下:

1. 麻醉用药以短效或中效药物为主胸腔镜心脏手术由于手术创伤小,所以有术后机械通气时间短、重症监护室治疗时间短、术后住院时间短的优势。因此胸腔镜心脏手术麻醉的麻醉用药以短效或中效药物为主,例如丙泊酚、瑞芬太尼、七氟烷、顺式阿曲库铵,可使患者较早清醒、恢复自主呼吸及拔除气管导管。

2. 上腔静脉引流管置管胸腔镜心脏手术胸壁切口小,手术视野局限,通过胸壁切口放置上腔静脉引流管较困难,并且引流管占据本来就有限的术野,不利于手术操作。因此胸腔镜心脏手术一般需要经颈内静脉插管引流上腔静脉血。上腔静脉引流管的置管方法与普通三腔中心静脉导管的置管方法类似,前者特点是:①置入上腔静脉引流管前用稀释肝素液预冲管道,并静脉注射肝素 20~30mg,避免导管相关的血栓形成;②上腔静脉引流管管径粗,置管前用刀片沿导丝作一个皮肤切口并充分切开皮肤和皮下筋膜,以便顺利置入引流管;③置入引流管后确定深度(可经经食管心脏超声确认引流管位置,引流管末端应在上腔静脉内,靠近右心房与上腔静脉连接处),从侧孔注入肝素盐水冲洗管腔,用夹管钳夹闭引流管远心端;④引流管周围作荷包缝合,然后用套管及血管钳拉紧缝线,固定引流管;⑤一般参考体重选择引流管型号,小于 60kg 选 16F、60~80kg 选 18F、大于 80kg 选 20F。三腔中心静脉导管可经左侧或右侧颈内静脉置入。成年患者右侧颈内静脉直径大约 15mm,上腔静脉直径 18~23mm,经右侧颈内静脉同时置入引流管及中心静脉导管不会引起静脉堵塞或静脉血回流障碍。此外,由于左侧颈内静脉与左侧锁骨下静脉的夹角较大,如果经左侧颈内静脉置入中心静脉导管,导管可能难以顺利进入左侧头臂静脉或发生导管尖端开口贴壁的情况。

3. 单肺通气胸腔镜心脏手术入路经右侧胸腔,因此为暴露手术视野,麻醉科医师需行左肺单肺通气。麻醉科医师术前访视时必须了解患者呼吸系统病史、吸烟史、仔细阅读胸片及 CT 影像和肺功能检查报告,从而判断能患者能否经受单肺通气的挑战并选择合适的肺隔离技术。单肺通气可经双腔支气管导管及支气管封堵器实现。单肺通气的常见并发症包括:①肺隔离效果差。肺隔离效果差进一步导致低氧血症和右肺不完全塌陷。麻醉科医师插管后应使用纤维支气管镜检查定位,确保双肺有效隔离。②低氧血症(血氧饱和度≤90%,动脉血氧分压≤60mmHg)。单肺通气期间造成低氧血症的因素很多,包括肥胖、呼吸系统疾病、高龄、肺隔离效果不佳、气道内分泌物堵塞、肺不张、侧卧位等。麻醉科医师在麻醉前应充分了解患者肺功能,并采取相应的应对措施。

【麻醉小结】

与传统的开胸手术相比,胸腔镜房间隔缺损修补术有创伤小、术后住院时间短等优势,但是该术式对麻醉技术的要求更高。上腔静脉引流管置管和单肺通气技术是其特点和难点。

(黄小聪　王　晟)

【专家点评】

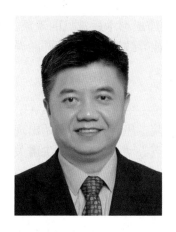

吴镜湘,上海交通大学附属胸科医院麻醉科主任,主任医师、博士研究生导师,中国心胸血管麻醉学会胸科麻醉分会副主任委员,中国中西医结合学会麻醉专业委员会常务委员,中华医学会麻醉学分会教育与人才培养学组委员,中国抗癌协会肿瘤麻醉与镇痛专业委员会委员,上海市医学会麻醉科专科分会委员,心胸学组副组长。

房间隔缺损是一种较为常见的先天性心脏病,外科治疗方式有胸骨正中切口房缺修补、右腋下小切口房缺修补、胸腔镜下房缺修补、介入房缺封堵术以及超声引导下经胸房缺封堵术等。其中胸骨正中切口是"金标准",是治疗各种类型房间隔缺损的常规术式,但组织创伤、瘢痕相对较大,有一定的胸骨后感染风险。近年来,随着现代外科技术和医疗器械的发展,胸腔镜微创手术不断涌现并逐渐运用于心脏外科。国内已有不少单位报道了成人房间隔缺损胸腔镜下修补术,取得了很多成功经验,这种术式其特点是不纵行劈开胸骨、切口小、相对美观、术后恢复快,但对手术技巧及麻醉技术要求较高。

本例为房间隔缺损(下腔型)34mm×38mm,不适合房缺封堵术,作为微创手术采用胸腔镜下房缺修补术是较好的选择,整体麻醉处理得当,患者术后5天出院显示出较好的短期预后,达到了快速康复的目标。作者对此种术式的麻醉做了很好的经验提炼,指出了两大技术难点:单肺通气和上腔引流,本文作者行文流畅、图文并茂、条例清晰、讨论有据。

参考文献

[1] 曾庆诗,田京灵.胸腔镜心脏手术临床麻醉的经验与展望[J].临床外科杂志,2017,25(5):346-348.

[2] 贺清,金屏.完全胸腔镜技术在中国心脏外科领域的发展现状[J].中国胸心血管外科临床杂志,2017,(1):65-68.

[3] 刘毅萍,杜耘,乔欣,等.胸腔镜单肺通气心脏手术与开胸心脏手术肺损伤比较[J].重庆医学,2017,46(029):4057-4059.

[4] 王鹏,刘学刚,刁文杰,等.单操作孔胸腔镜心脏不停跳房间隔缺损修补手术临床疗效分析[J].中华全科医学,2020,18(2),194-196,212

[5] 孙柏平,罗若谷,罗越魁,等.开胸手术和微创心脏手术治疗先天性心脏病的临床观察[J].贵州医药,2021,45(3):2.

[6] 梁春水,陈林,肖颖彬,等.胸腔镜辅助体外循环下心脏不停跳房间隔缺损修补术的临床疗效[J].中国

体外循环杂志,2020,18(6),360-362.

[7] 俞世强,徐学增,易蔚,等. 全胸腔镜微创心脏手术单中心临床经验[J]. 中国体外循环杂志,2016,14(2): 87-90.

[8] 雷迁,曾庆诗,罗沙,等. 胸腔镜下体外循环心脏手术的麻醉管理[J]. 岭南心血管病杂志,2012,18(6): 601-603.

22. 微创二尖瓣成形手术中二尖瓣收缩期前向运动现象的诊断和处理

【导读】

二尖瓣收缩期前向运动(systolic anterior motion,SAM),是二尖瓣成形术后常见的现象,也是导致成形后二尖瓣反流的常见原因之一,若未能准确识别,往往导致错误的决策并贻误治疗。

【病例简介】

患者,男性,57岁。因"反复胸闷气促8年余,加重2个月"入院。患者8年前开始出现活动后胸闷气促,持续时间不等,休息后缓解,无心悸,无发热。超声心动图诊断为二尖瓣关闭不全。经药物治疗后症状仍反复发作,活动耐量进行性下降。2个月前症状再次加重,活动明显受限,偶有下肢水肿,夜间可平卧。

既往史:高血压史多年,口服倍他乐克、氨氯地平,血压控制尚可。

体格检查:意识清,无呼吸困难,双肺呼吸音清。心前区隆起,心界大,心尖冲动点位于左侧第5肋间锁骨中线外侧0.5cm,搏动范围弥散。心率80次/min,律不齐,心尖部可闻及3/6级收缩期杂音。

实验室检查:

(1)血常规:血红蛋白138g/L,血小板162×10^9/L,白细胞4.6×10^9/L。

(2)肌钙蛋白T 0.013ng/ml,氨基末端利钠肽前体(pro-BNP)1 412pg/ml。

(3)血气分析:pH7.45,动脉血氧分压(PaO_2)87mmHg,动脉血二氧化碳分压($PaCO_2$)42mmHg,碱剩余(BE)4.7mmol/L。

辅助检查:

心电图:房颤,左心室肥大,ST段在V_3、V_4导联抬高≤2mm,V_2~V_4导联T波高大。

超声心动图:左心房内径68mm,左心室舒张末内径52mm,左心室收缩末内径34mm,室间隔14mm,左心室后壁11mm,肺动脉收缩压33mmHg;LVEF 63%。静息下室壁收缩活动未见异常;二尖瓣不增厚,瓣叶开放不受限,关闭时后叶P_1及部分P_2脱垂,腱索断裂,中重度二尖瓣反流;未测及主动脉瓣反流;右心房上下径58mm,右心室内径正常,轻微三尖瓣反流。

肺功能:肺通气功能基本正常,一氧化碳弥散量基本正常。

冠脉造影:未见狭窄或异常。

诊断:二尖瓣腱索断裂、脱垂伴中重度反流。房颤。心功能NYHA Ⅲ级。

【麻醉方案与分析】

患者入室后心电监护，面罩吸氧，经右侧颈内静脉建立中心静脉通路，左侧桡动脉进行有创测压。常规诱导后，插入 37F 左侧双腔支气管导管，采用肺保护性通气策略行机械通气。TEE 示：二尖瓣后叶脱垂，腱索断裂伴中重度反流；二尖瓣后叶长度 22mm，合并 P_2 脱垂及腱索断裂，前叶长 31mm，冗长；主动脉 - 二尖瓣（AO-MV）夹角 <120°，室间隔基底段局部增厚（15mm），判断为 SAM 高危（图 1），拟较大范围楔形切除二尖瓣后叶并植入 C 形环。

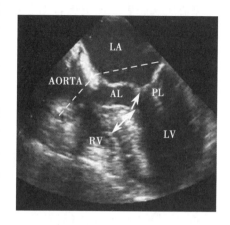

图 1　SAM 的危险因素

室间隔厚度 >15mm；二尖瓣后叶 >20mm；前叶 >25mm；前 / 后叶比 <1.3；室间隔到对合缘的距离 <25mm；二尖瓣与主动脉瓣夹角 <120°。

1. **手术过程**　右侧腹股沟切口置入股动、静脉插管，全流量体外循环转流。右胸第四肋间前外侧切口，进胸后实施左侧单肺通气。探查见二尖瓣后叶 P_2 腱索断裂 2 根，后叶脱垂，重度反流。楔形切除断裂腱索及相应二尖瓣后叶组织，缝合切缘。测瓣环大小，置入 36F C 形环，注水试验满意。开放主动脉后，心脏自动复跳。循环支持以静脉泵注：去甲肾上腺素 0.04μg/（kg·min），多巴酚丁胺 1.5μg/（kg·min），米力农 0.5μg/（kg·min）。生命体征：心率 90 次 /min，有创动脉压 65~75/40~45mmHg。经 TEE 评估显示二尖瓣重度反流，典型 SAM（图 2）。

2. **初步处理**　停用多巴酚丁胺和米力农；扩容；艾司洛尔 20mg 静脉推注之后按 30μg/（kg·min）持续泵注，去甲肾上腺素 0.06μg/（kg·min）维持后负荷。心率逐渐降至 70 次 /min。

但 TEE 示 SAM 依然存在，二尖瓣重度反流，左心室流出道压差 58mmHg（图 3）。

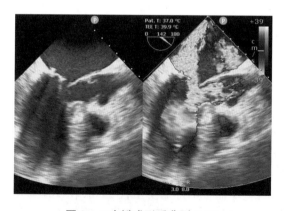

图 2　二尖瓣成形后典型 SAM

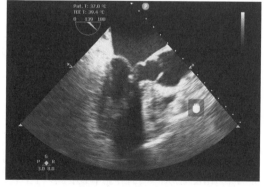

图 3　高动力状态缓解后 SAM 依然存在

重新转机再次尝试成形，包括 A_2、P_2 相对应处缘对缘缝合、部分折叠后叶、去除成形环、后内交界缝合，但心脏复跳后依然存在 SAM。鉴于结构性 SAM 无法解除，最终行二尖瓣置换，切除前叶，保留后叶，置入 29F 机械瓣。后常规复苏止血，结束手术。

3. **预后**　次日拔除气管导管，6 天后出院。出院前心脏超声示：人工机械瓣未见异常，左心室增大,整体收缩活动稍减弱,室间隔基底段增厚。

【经验与体会】

SAM 是指在心脏收缩期,二尖瓣的一个或两个瓣叶朝向室间隔的矛盾运动,多见于肥厚型心肌病患者。该类患者由于室间隔肥厚、左心室流出道内径缩小,左心室在收缩期射出高速血流,使二尖瓣组织在收缩中晚期因 Venturi 效应被吸向室间隔,血流在流出道处受到机械性阻抗,导致左心室腔与主动脉瓣近端之间形成压力梯度。一般静息时流出道压差 ≥30mmHg 具有病理生理意义。发生 SAM 时还可因二尖瓣前后瓣叶间缝隙导致不同程度的二尖瓣反流,引发相关症状。但 SAM 现象并非肥厚型心肌病特有,易感者包括主动脉瓣狭窄、二尖瓣成形术、缺血性心脏病室间隔异常运动、S 形室间隔、长期高血压等。

1975 年第一次报道了 SAM 发生于二尖瓣修复术后,现今二尖瓣成形术后 SAM 的发生率约 4.5%,是导致成形后二尖瓣反流的最常见原因,死亡率 1.3%~2.0%。发生 SAM 的危险因素包括:①瓣叶及瓣下结构异常:包括二尖瓣前叶 >25mm;二尖瓣后叶 >20mm;前后叶比 <1.3;瓣下异常腱索;乳头肌移位;及成形环过小。②左心室流出道结构异常:包括室间隔基底段厚度 >15mm;室间隔到二尖瓣对合缘的距离 <25mm;二尖瓣环与主动脉瓣环夹角 <120°;及左心室流出道内径相对较小。③左心室动力异常:包括容量不足;体循环阻力低;收缩亢进;起搏心律致左心室收缩不协调等。就结构而言,瓣叶冗长和室间隔增厚是最主要的因素。故应在术前通过 TEE 详细评估 SAM 高危因素,选择合理的手术方式。

就麻醉管理而言,二尖瓣成形术后需充分借助 TEE,出现大量二尖瓣反流须首先排除 SAM 现象。若存在 SAM,在保证麻醉深度的前提下,首先应减免正性肌力药的用量,扩容以增大左心室腔容积,提高左心后负荷,适当使用 β 受体阻滞剂解除高动力状态,并重复 TEE 检查。动力性 SAM 一般可通过上述措施消除;当经过上述处理后二尖瓣反流量依然较多,流出道压差 >30mmHg,或是无法解除的"结构性 SAM",则应重新转机再次瓣膜成形或置换。

【麻醉小结】

在二尖瓣成形术中,SAM 是一种并不少见的并发症,发生后可导致严重的左心室流出道梗阻和 / 或二尖瓣反流,致使循环不稳、复苏困难,因此需要正确及时地识别并积极采取综合治疗策略。术前通过 TEE 寻找高危因素,根据病理解剖选择合理的术式,成形后充分借助 TEE,根据导致 SAM 发生的病理生理采取相应措施。

(徐丽颖　郭克芳)

【专家点评】

王月兰,二级教授、主任医师、博士研究生导师。山东第一医科大学第一附属医院(山东省千佛山医院)麻醉与围手术期医学科主任,外科重症监护治疗病房主任、山东第一医科大学麻醉学系主任,泰山学者特聘专家、享受国务院政府特殊津贴专家。中华医学会麻醉学分会常务委员兼任五官科麻醉学组组长,中国医师协会麻醉学医师分会常务委员,中国老年医学学会麻醉学分会副会长,山东省医学会麻醉学分会主任委员,山东第一医科大学临床医学专业建设委员会委员、首届学术委员会临床医学专委会委员、学术道德与医学伦理审查专委会委员,山东省医师协会副主任委员。

目前,随着外科理念、麻醉技术及设备的改进,微创手术成为外科领域发展的趋势,微创

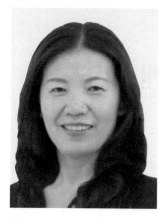

二尖瓣成形手术中 SAM 现象的诊断和处理一文给我们一个很好的诠释；首先微创二尖瓣手术的目的在于不经过胸骨正中切口，具有创伤小、出血少的优点，避免了大切口及胸骨不易愈合等问题。微创心脏手术要求麻醉科医师必须具有先进的技术和管理水平，要求良好定位的双腔气管插管（或封堵器）、单肺通气管理技术，能对围手术期低氧血症、高气道阻力诱发呼吸机相关性肺损伤等予以预防及处理；同时需要麻醉科医师具备精湛的 TEE 技术，使其在术前、术中及术后对手术操作给予指导、对术后效果进行客观评价。因此，该病例真正体现出了此类手术的围手术期麻醉管理的技巧和难点。

　　该病例提示：心脏手术后，有很多因素会导致心脏复跳后循环不稳定甚至恶化，要针对具体病患进行科学分析、客观排查，而不是一味的应用血管活性药物。随着超声普及和诊断技术提高，发现二尖瓣成形术后 SAM 现象并不少见。本文帮助大家明确了 SAM 的发生原理与机制，对提高围手术期安全和手术成功率，避免因结构性心脏疾患及操作失误导致的顽固性循环不稳定，给了很好的临床经验例证。SAM 原理与机制①左心室流出道狭窄，血流速度加快，流出道相对负压，吸引二尖瓣前叶及腱索前向运动，即 Venturi 效应；②由于肥厚的室间隔收缩运动减弱，左心室后壁代偿性运动增强，后基部的有力收缩迫使二尖瓣前叶进入血液几乎排空的左心室流出道；③由于乳头肌排列紊乱，当心脏收缩时，肥厚的室间隔挤压绷紧的腱索，腱索后移，而二尖瓣前叶上翘前移等。SAM 现象并不是肥厚型心肌病所特有的，还可见于许多无肥厚型心肌病的患者，如主动脉瓣狭窄、D型大动脉转位，低血容量状态、二尖瓣脱垂、淀粉样心肌病、甲状腺机能减低、心包积液、高血压等。

参考文献

[1] SILBIGER J J. Abnormalities of the mitral apparatus in hypertrophic cardiomyopathy：echocardiographic，pathophysiologic，and surgical insights [J]. J Am Soc Echocardiogr，2016，29(7)：622-639.

[2] SHERRID M V，BALARAM S，KIM B，et al. The mitral valve in obstructive hypertrophic cardiomyopathy：a test in context [J]. J Am Coll Cardiol，2016，67(15)：1846-1858.

[3] MANABE S，KASEGAWA H，ARAI H，et al. Management of systolic anterior motion of the mitral valve：a mechanism-based approach [J]. Gen Thorac Cardiovasc Surg，2018，66(7)：379-389.

[4] POPA M O，IRIMIA A M，PAPAGHEORGHE M N，et al. The mechanisms，diagnosis and management of mitral regurgitation in mitral valve prolapse and hypertrophic cardiomyopathy [J]. Discoveries (Craiova)，2016，4(2)：e61-e87.

[5] JAIN C C，NEWMAN D B，GESKE J B. Mitral valve disease in hypertrophic cardiomyopathy：evaluation and management [J]. CurrCardiol Rep，2019，21(11)：136.

第三章 大血管手术麻醉管理

23. 马方综合征升主动脉瘤麻醉管理

【导读】

马方综合征为一种遗传性结缔组织疾病,为常染色体显性遗传。患病特征为四肢、手指、脚趾细长不匀称,身高明显超出常人。病理改变以心血管系统最显著,主动脉中层弹力组织稀疏和碎裂导致主动脉中层囊样坏死,形成主动脉窦瘤从而导致主动脉瓣关闭不全和夹层动脉瘤。Sileverman 报道平均年龄仅 40 岁,死亡的主要原因是心血管病变,最常见的是主动脉瘤破裂、心脏压塞或主动脉瓣关闭不全和二尖瓣脱垂而致的心力衰竭或心肌缺血。一旦发现主动脉夹层动脉瘤破裂,应及时手术治疗。

【病例简介】

患者,男性,21 岁,因"呼吸困难伴咯粉红色泡沫痰 10 余天,加重 1 天"入院。入院前 10 天,患者外出旅游时突感呼吸困难,伴面色苍白,恶心,呕吐,非喷射性,咳嗽,咯粉红色泡沫痰。当地医院考虑为"心力衰竭",对症处理好转后出院。1 天前,患者呼吸困难,咳嗽,咯粉红色泡沫痰加重,急诊入院。

患者既往身体健康,否认过敏史、外伤史及手术史。

体格检查:身高 180cm,体重 60kg,平车推入病房。T 36.2℃,P 110 次/min,R 44 次/min,BP 109/62mmHg。神清,急性病面容,面色红润,身材瘦长,胸腰椎侧弯畸形;心律齐,心界向左扩大,各瓣膜未闻及病理性杂音,心前触及强烈的心尖搏动。双肺叩诊清音,未闻及啰音。腹部(-),双下肢不肿。四肢与关节活动正常。

实验室检查:

(1) 血常规:血红蛋白计数(Hb)124g/L,白细胞计数(WBC)9.5×10⁹/L,血小板计数(PLT)266×10⁹/L。

(2) 生化指标:高敏肌钙蛋白 T(TPN-T)22.8ng/L ↑,脑利钠肽(BNP)2 159pg/ml ↑,余未见明显异常。

(3) 凝血功能:凝血酶原时间(PT)14.8s ↑,活化部分凝血酶原时间(APTT)29s,纤维蛋白原(FIB)4.84g/L ↑。

影像学检查:

(1) 胸部 CT:双肺实变影及斑片影,多系感染灶。

(2) 心脏超声提示:左心室内径(LV)72mm,左心房内径(LA)40mm,右心房内径(RA)

46mm,主动脉内径(AO/AAO)78mm,射血分数(EF)34%。超声诊断：主动脉窦部及升主动脉瘤样扩张继发主动脉瓣反流(重度),二尖瓣反流(轻度),三尖瓣反流(轻度),左心室收缩功能降低。

(3) CT血管造影(CTA)：升主动脉瘤样扩张,最大直径为7.8cm,余主动脉及其主要大分支未见确切异常扩张及狭窄征象,心脏增大,以左心室为主。

(4) 心电图：窦性心律。

诊断：

1. 马方综合征,主动脉窦部及升主动脉瘤样扩张。

2. 左心心力衰竭,心功能Ⅲ~Ⅳ级。

3. 主动脉瓣反流(重度)。

4. 二尖瓣反流(中度)。

【麻醉方案与分析】

1. **手术指征** 心脏超声提示该患者主动脉窦部及升主动脉瘤样扩张继发主动脉瓣反流(重度),二尖瓣反流(轻度),三尖瓣反流(轻度),左心室收缩功能降低,且左心室明显增大,CTA也证实升主动脉瘤样扩张,最大直径为7.8cm,动脉瘤已明显的影响了患者的心脏功能,且随时有破裂出血猝死的风险,因而该患者有明确的手术指征。

2. **术前评估** 术前心脏功能：EF 34%,主动脉窦部及升主动脉瘤样扩张继发主动脉瓣反流(重度),二尖瓣反流(轻度),三尖瓣反流(轻度),左心室收缩功能降低。由于左心室明显增大,单纯通过EF已不能准确反映心脏功能,应通过活动耐量并结合每搏量大小来评估心脏功能,通过综合评估该患者心功能Ⅲ~Ⅳ级,同时BNP显著增高也提示心脏储备功能较差。

术前肺功能：双肺实变影及斑片影,听诊未闻及明显啰音,肺功能尚可。

患者系升主动脉瘤样扩张,随时有主动脉破裂出血猝死的风险。

3. **手术方案** 体外循环下Bentall手术：主动脉瓣置换,升主动脉置换和左右冠状动脉吻合。

4. **麻醉管理** 患者于8:20入手术室,常规监测生命体征,局部麻醉下行左侧桡动脉穿刺测压、动脉血气分析。心电监护示：P 100次/min,BP 100/60mmHg,SpO_2 98%。8:40静脉注射咪达唑仑4mg,舒芬太尼50μg,顺式阿曲库铵15mg行麻醉诱导,顺利插入7.5#加强导管并机械通气。常规建立颈内静脉通道,安置TEE行食管超声心动图监测,术中持续行TEE监测,期间患者生命体征平稳。术前TEE结果：图1提示升主动脉瘤样扩张;图2提示主动脉瓣重度反流;图3提示降主动脉未见异常。

麻醉维持采用静吸复合麻醉,间断追加舒芬太尼和顺式阿曲库铵。麻醉诱导完成后,予全身肝素化,经升主动脉、上腔静脉、下腔静脉常规建立CPB,主动脉阻断期间温度32℃,常规30分钟行心肌保护,共阻断90分钟。主动脉开

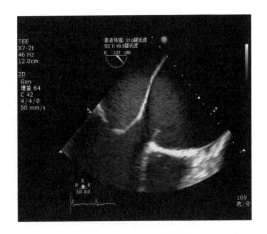

图1 升主动脉瘤样扩张

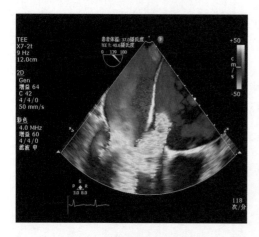

图2　主动脉瓣重度反流

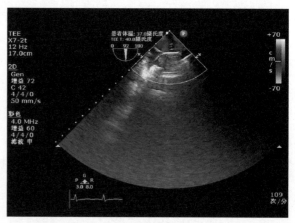

图3　降主动脉未见异常

放,心脏顺利复跳,给予肾上腺素 0.03ug/(kg·min)、氨力农 5μg/(kg·min)辅助支持。辅助 20 分钟后经 TEE 评估心脏收缩可,心电图未见明显心肌缺血,准备减量停机。停机后发现左侧桡动脉压力 68/40mmHg。体外循环后血压低的原因往往是由于心排血量降低或外周血管阻力下降所致,但该患者血气分析结果正常,TEE 提示心肌收缩力好,无左心室节段性运动障碍,且前负荷足够,高度怀疑外周血管阻力低所致。但在此之前,尚需排除左侧有创动脉压测值误差所致(外周动脉 - 主动脉压力阶差),因此直接测量主动脉根部压力,其升主动脉压 97/54mmHg,此时桡动脉压 68/40mmHg。考虑患者可能存在外周血管收缩导致外周血压与升主动脉的不一致,因此行股动脉穿刺以监测中心动脉压力,但股动脉压力与左侧桡动脉压力一致,均明显低于主动脉根部压力。此时怀疑从主动脉根部至股动脉之间的升主或降主动脉发生病变,TEE 发现降主动脉内膜分离(图4),形成夹层动脉瘤,并累及主动脉弓。与患者家属沟通,家属决定放弃全弓手术。用鱼精蛋白中和肝素后顺利关胸。术后行右侧桡动脉穿刺,发现右侧桡动脉压力明显高于左桡及股动脉压力,此时生命体征为:P 105 次 /min,R 13 次 /min,BP 100/62mmHg(右侧),安全送返 ICU。

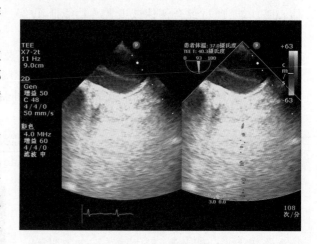

图4　主动脉夹层

5. 预后　患者于术后第 3 天出现双肺感染伴高热寒战,其后发生肝肾功能不全、多器官功能障碍,于术后第 6 天死亡。

【经验与体会】

心脏手术体外循环后循环状态不稳定的原因较多,主要为心排血量和外周阻力下降所致。但同时应考虑外周动脉 - 主动脉压力阶差、疾病再次进展以及医源性并发症的可能。

1. **外周动脉 - 主动脉压力阶差（反转）** 生理状态下，外周动脉压的收缩压要高于中心动脉，但中心动脉的舒张压高于外周。但体外循环后，可能发生外周动脉 - 主动脉压力阶差（aortic peripheral pressure gradient）。即外周动脉收缩压（SBP）和平均动脉压（MAP）明显低于主动脉 SBP 和 MAP，其中以 SBP 变化最为显著。资料报道心脏手术 CPB 后外周动脉 - 主动脉压力阶差的发生率不低于 20%，儿童更常见。其发生的确切机制不甚明确。血管内径变小可能是这种压力差异形成的主要原因。如术前反复穿刺外周动脉致血管痉挛、血管损伤均可导致该现象的发生，也与转流时间、低温、复温过程、动脉壁弹性、内源性缩血管物质、低血管内容量及大剂量使用缩血管药物有关。文献报道部分患者手术后逐渐自行缓解。也可用血管扩张药。同时应注意的是体外循环期间，除非有明确的外周血管阻力低下，避免过多使用收缩血管药。鉴于此种情况的发生率不低，因此我们在发现体外循环停机后循环不稳定时，在排除心排血量不足和外周阻力下降的情况下应考虑此种可能性，及时对比中心动脉，避免错误判断。

2. **对于马方综合征的认识** 马方综合征是一种先天性结缔组织病变，其病理基础是主动脉中层囊性变性与弹力纤维细小、断裂，造成主动脉壁薄弱、扩张而形成主动脉瘤。随时有并发夹层分离、破裂、出血致死的危险。该患者就是在手术期间突发了夹层动脉瘤，从而导致了停机时左侧桡动脉、股动脉与主动脉根部血压值不一致，从而干扰了临床判断。对于此类患者，应重视围手术期血压的维持，避免浅麻醉状态所致血压的剧烈波动造成动脉瘤破裂以及夹层动脉瘤的形成。若出现血流动力学的不稳定，应结合 TEE 检查结果，综合判断冠脉灌注、心功能及容量状态，且注意检查升主动脉及降主动脉切面了解管腔大小及内膜状态。该患者右侧桡动脉与主动脉根部血压值一致，提示头臂干未受影响。因此该类患者同时监测双上肢和下肢血压也许有利于术中及时发现病情的变化。

【麻醉小结】

心脏手术体外循环后循环状态不稳定的原因较多，主要为心排血量和外周阻力下降所致，但外周动脉 - 主动脉压力阶差的发生也较为常见，通过与中心动脉压对比往往能发现问题，其次详细 TEE 检查也能给与一些重要提示，此外警惕疾病再次进展以及医源性并发症的可能。

（余 海 左云霞）

【专家点评】

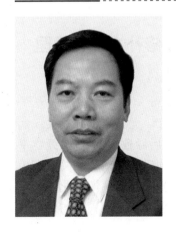

王世端，教授，青岛大学附属医院麻醉科名誉主任，博士研究生导师。从事临床麻醉医疗、教学和科研工作近 40 年。1992—1993 年在以色列西伯莱大学哈达萨医学中心主修体外循环冠状动脉搭桥手术的麻醉。在心血管手术的麻醉及危重症手术患者的监测治疗方面积累了丰富的经验。发表学术论文 70 余篇，主编及参编专著 7 部。现任中国心胸血管麻醉学会理事，《中华麻醉学杂志》《中华临床医师杂志》《临床麻醉学杂志》编委等。

近年来，由于诊断技术的进步和患者就诊率的增加，在临床上发现需要手术治疗的马方综合征患者也逐渐增多。Bentall

手术是治疗该疾病的经典手术方式。本例患者术前心脏功能极差,EF 34%,已经有咳粉红色泡沫痰等严重心力衰竭的表现。患者系升主动脉瘤样扩张,随时有主动脉破裂出血猝死的风险,因此,具有明确的手术指征。

麻醉、手术经过基本顺利,但在顺利停机后发现左侧桡动脉压力 68/40mmHg,而同时台上通过测量主动脉根部压力,发现该患者中心动脉压 97/54mmHg,两者之间有 30mmHg 的差值。此时血气分析结果正常,TEE 提示心肌收缩力好,无左心室节段性运动障碍,且前负荷足够,高度怀疑外周血管阻力低所致。这应该是常规的思维。但股动脉较少受缩血管药物的影响,因此,该例的报道者选择股动脉穿刺测压来监测中心动脉,结果发现其压力与左侧桡动脉压力一致,均明显低于主动脉根部压力。此时怀疑从主动脉根部至股动脉之间的升主或降主动脉发生病变,通过 TEE 发现降主动脉切面见内膜分离,形成夹层动脉瘤,并累及主动脉弓,找到了上述问题的原因。术后又行右侧桡动脉穿刺,发现右侧桡动脉压力和主动脉(中心动脉压力)一致。

以上处理经过给我们的提示:当出现外周(桡动脉)动脉压力显著低于中心(主动脉)动脉压力时,应增加其他部位如股动脉的监测,这首先可以排除缩血管药物致外周阻力增加的因素。必要时行对侧,如本例的右侧桡动脉测压。同时,应充分利用 TEE 的作用来帮助诊断分析造成某些常规思维解释不了的问题,这是本例报告给我们的启示。

另外,本文的作者还提示我们,在行大血管手术时,要根据病变的部位及手术需要阻断的血管部位,及早决定是否行上下肢体或同时监测双上肢和下肢血压,这更有利于在术中及时发现病情的变化,为有效处理提供依据。

总之,尽管该例手术是治疗马方综合征的经典手术,麻醉手术经过也顺利。但术中出现的异常情况,以及后续的分析、判断、处理等对临床实践有积极的借鉴意义。

参考文献

[1] CHEMLA D,MILLASSEAU S. A systematic review of invasive,high-fidelity pressure studies documenting the amplification of blood pressure from the aorta to the brachial and radial arteries[J]. J Clin MonitComput,2020,10.

[2] 徐礼胜,宋代远,刘文彦,等. 用不同外周动脉波形重建主动脉波形的对比研究[J]. 东北大学学报(自然科学版),2020,41(2):188-192.

[3] 迟相林. 中心动脉压与周围动脉压有何区别,应以何为准? [J]. 中华高血压杂志,2018,26(11):1004-1007.

24. 分期行升主动脉、主动脉弓及胸腹主动脉瘤修补术麻醉管理

【导读】

随着医学影像及检验设备的普及,很多疑难病例得到诊断治疗。尤其主动脉相关疾病(主动脉夹层、动脉瘤、马方综合征等),既往诊断困难且治疗手段落后导致病情延误、死亡率极高。现在多能快速明确诊断和治疗,相当比例患者获得良好的预后。主动脉相关疾病由于发病紧急,病情危重,相关手术式比较繁琐,手术过程复杂,费时较长,病情变化瞬息万变,围手术期管理难度极大。主动脉相关手术患者的麻醉管理几乎涉及麻醉管理的每个方

面:脑保护、脊髓保护、心脏保护、肺及肝肾保护等几乎所有重要脏器,还要做到血液保护、体温保护等方面,才可能让患者安全、舒适的度过围手术期。总之,无论在临床层面还是科研层面,主动脉疾病相关手术麻醉管理还有许多值得我们探讨及钻研的问题。

【病例简介】

患者,男性,50 岁,以"背部突发剧痛 1 天"为主诉入院。既往高血压病史一年。入院查体:身高 172cm,体重 76kg,体重指数 25.7kg/m^2,P 89 次 /min,R 16 次 /min,BP 151/89mmHg,未闻及心脏杂音。胸腹主 CTA 提示:主动脉夹层动脉瘤。入院诊断:主动脉夹层(Stanford B型)、胸腹主动脉瘤、高血压 2 级。入院后给予尼卡地平降血压、艾司洛尔控制心率,拟分期行全主动脉弓、全胸腹主动脉重建手术治疗。

【麻醉方案与分析】

1. **麻醉前评估**　患者活动自如,活动后无呼吸急促。听诊呼吸音清,无干湿性啰音。临床各项检查基本正常,四肢活动无受限,脊柱直无自发痛及压痛。

2. **麻醉计划**　手术分为两期进行,Ⅰ期升主动脉置换、全主动脉弓置换、降主动脉支架置入手术;Ⅱ期胸腹主动脉置换术。两次手术均拟进行血液分离,采集富血小板血浆(platelet rich plasma,PRP)。术中均需行脑氧饱和度监测,输血输液加温及其他体温保护措施。Ⅱ期手术前需要行脑脊液引流置管,Ⅱ期手术需侧卧位开胸开腹,拟使用支气管封堵器进行单肺通气。

3. **麻醉管理**

Ⅰ期手术名称:升主动脉置换、全主动脉弓置换、降主动脉支架置入手术。

入室后行常规监测,全身麻醉诱导后气管内插管,右颈内静脉穿刺置管,左桡动脉、股动脉测压。脑氧饱和度(regional cerebral oxygen saturation,rScO$_2$)监测及 TEE 监测,监测鼻咽温和膀胱温。间断采血行血气及电解质分析,并应用血栓弹力图(thromboelastography,TEG)监测患者凝血功能。通过右颈内静脉采集自体血,经自体血液回收分离机分离得 PRP 878ml 及浓缩红细胞 497ml,PRP 置于室温(22~24℃)连续震荡保存。应用自体血液回收分离机实施从切皮至关胸全程血液回收。

手术取胸骨正中切口,体外循环下行升主动脉、全主动脉弓人工血管置换术、降主动脉支架置入手术。术中双侧 rScO$_2$ 介于 55%~75% 之间。术中给予体外加温及输液输血加温防止患者体温降低(体外循环期间停用)。鱼精蛋白中和肝素后,回输 PRP 及自体 RBC,术中共回收浓缩红细胞(concentrated red blood cells,CRBC)251ml,取异体 RBC 2U、血小板 2 治疗量、冷沉淀 20U,输晶体液 2 000ml,总尿量 750ml。手术历时 4.5 小时,术毕带气管插管返 CSICU。

患者术后未输注异体血制品,术后 18 小时撤呼吸机,术后第 4 天转出 CSICU,第 35 天出院。出院时一般状态良好,未发生神经系统相关并发症。

Ⅱ期手术名称:胸腹主动脉置换术。

于手术前一天局麻下行 L$_{3~4}$ 蛛网膜下腔穿刺置入引流管,连接脑脊液引流及压力监测系统,引流通畅、测压正常后妥善固定。

术日常规全身麻醉诱导,经口插入 ID 8.0 气管导管,经气管导管置入支气管封堵器,纤维支气管镜确认封堵器位置(封堵套囊位于左主支气管),听诊判断肺隔离效果确切。右颈内静脉穿刺置管,左桡动脉、股动脉测压。监测 TEE、rScO$_2$、鼻咽温度和膀胱温度。术中间断测压及引流脑脊液（<10ml/h），维持术中术后脑脊液压力（cerebrospinal fluid pressure，CSFP）<10mmHg。间断采血行血气及电解质分析，应用TEG监测患者凝血功能。术中给予体外加温及输液输血加温防止患者体温过低（体外循环期间停用）。

通过右颈内静脉采集自体血，经自体血液回收分离机分离得PRP 865ml及RBC 521ml，RBC于体外循环期间使用。应用自体血液回收分离机实施从切皮至关胸关腹全程血液回收。

麻醉准备完成后，调整体位为右侧卧位，上半身90°，下半身45°，行左胸后外侧及左腹外侧联合切口，第4肋间进胸，同时右肺单肺通气。全身肝素化后行胸腹主动脉人工血管置换术。鱼精蛋白中和肝素后，回输PRP，术中共回收CRBC 1 353ml（Hct 49%），取异体CRBC 4U、血小板4治疗量、冷沉淀20U、晶体液4 000ml，总尿量900ml，引流脑脊液70ml。术中双侧rScO₂介于55%~75%之间。手术历时约8小时，术毕拔除支气管封堵器，带气管插管返心脏外科ICU。

患者术后输注血浆400ml，余未输注其他类型血制品，术后5日累计脑脊液引流量1 019ml（包括术前及术日）。术后68小时撤呼吸机，术后第8天转出ICU，第23天出院。出院时一般状态良好，未发生神经系统相关并发症。

【经验与体会】

1. 主动脉相关手术患者围手术期血流动力学管理是第一个关键点，不同患者视病情使用不同方式、药物。有部分患者术前心功能较好。因此麻醉诱导期的药物要足量，麻醉深度要适度，加用利多卡因气管内表面麻醉，使诱导期平稳。也有部分患者心肺功能损害较大，甚至气管插管呼吸机辅助通气状态下入手术室。因此诱导期血流动力学的平稳至关重要。先缓慢给予咪达唑仑1~2mg，然后缓慢给予利多卡因50~100mg、依托咪酯10~20mg、舒芬太尼30~50μg，然后给予肌松药，加用利多卡因气管内表面麻醉。无论何种患者，我们在诱导期均争取血流动力学波动幅度在20~30mmHg以内。血液分离时适当加快补液，适度补充离子，适度晶胶比，有条件可以监测肢体渗透压，维持血流动力学平稳（按急性等容血液稀释处理），必要时浓缩红细胞立即回输。

2. 脑保护是第二个关键点，更是整个手术的核心问题。rScO₂监测是目前国际通用的基本监测措施，深低温、术中顺灌和/或逆灌是保证脑保护的关键，脑局部低温是最实用且重要的辅助手段。外科医师、麻醉科医师、体外灌注师三者的密切配合，才能达到近乎完美的结局。

3. 脊髓保护是第三个关键点，国内多术前一日穿刺置管行脑脊液引流，国外多手术当日麻醉后穿刺置管。术中有条件可行神经生理监测及时发现脊髓缺血状况。应用运动诱发电位（motor evoked potentials，MEP）及体感诱发电位（somatosensory evoked potentials，SSEP）监测，有助于及时发现脊髓缺血，提高脊髓保护质量。术中保持脑脊液引流通畅，压力持续监测（<10mmHg），适当引流（<10ml/h），术后持续监测压力及适度引流。术后患者应尽早清醒，进行全身神经功能检测，一旦有脊髓损伤，尽早处理，多数可以恢复。

4. 血液保护及凝血功能恢复是主动脉相关手术很重要的一个环节。血小板及血浆在凝血功能方面的作用本文不再赘述。其实血小板单采及血浆单采都早已应用于临床其他范畴。这些年来随着诊疗技术的飞速发展，自体血分离及回输技术在主动脉相关手术中也快速开展起来。对患者的血液保护及凝血功能恢复起到了非常重要的作用。近年TEG的广泛使用对麻醉科医师在凝血功能的管理具有重要的指导意义。

5. 由于很多急性主动脉夹层患者术前有不同程度的肺损伤,且体外循环时间较长,所以围手术期肺保护尤为重要。建议气管插管尽可能选用粗内径(ID 8.0 以上)以便降低通气阻力,术中采用保护性通气策略。体外循环结束前吸痰涨肺应该成为常规,使用 TEE 观察有无胸腔积液可能并督促外科医师处理(打开胸腔吸引干净)。充分的氧合是脱离体外循环及血流动力学平稳的绝对基础。

6. 肝肾功能的保护是必要的,尤其要尽可能避免术后急性肾损伤的发生。术中组织器官充分的灌注是必要的,各个时间段尿量的监测必须严格认真。

【麻醉小结】

本例患者两次手术间隔约 4 个月,均为心脏主动脉外科重大手术术式,手术及术后恢复均较顺利。两次均进行血液分离,采集适量 PRP,两次输入异体血液制品量均较少,血液保护及凝血功能恢复较好。均全程监测脑氧饱和度,第二次手术进行了脑脊液置管、引流、测压,术后神经功能监测正常,3 天后撤机。患者术后恢复理想,达到较好的治疗目的。

(田阿勇 马 虹)

【专家点评】

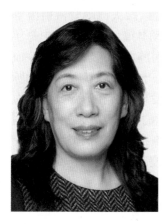

马虹,二级教授、主任医师、博士研究生导师。1986 年毕业于中国医科大学。曾在美国加州大学洛杉矶分校(UCLA)及 Cedars-Sinai 医学中心做访问学者。现任中国医科大学麻醉学科带头人、麻醉专业负责人;中国医科大学附属第一医院麻醉教研室、麻醉科主任;中华医学会麻醉分会副主任委员、中国医师协会麻醉科医师分会常务委员、中华医学会麻醉分会急诊与创伤筹备学组组长;辽宁省麻醉分会主任委员、辽宁省医师协会麻醉与围手术期医学医师分会会长、辽宁省临床麻醉质控中心主任;《中华麻醉学杂志》副主编、《临床麻醉学杂志》《国际麻醉与复苏杂志》常务编委。

主动脉相关手术麻醉管理质量关系到患者的预后。特别是脑保护,目前公认有效方法为全身深低温及局部低温、选择性脑灌注;而其他如麻醉药物、其他药物等及其他动物实验研究结果,均没有良好的临床证据及循证医学支持。目前心脏主动脉手术术后出现神经系统并发症依然是比较高发的,虽然二次手术率、呼吸机辅助时间、术后住院时间等诸多指标已经明显改善,但神经系统并发症并没有明显降低的趋势。脊髓保护亦然,国际通用标准为感觉神经及运动神经监测、脑电图监测、脑脊液压力监测等,及时发现异常,调整麻醉管理,缩短阻断时间,以避免脊髓因缺血造成损伤。同样需要关注术中肺脏和肾脏的保护,采取保护性通气策略及尽可能避免肾脏的低灌注及肾缺血的发生。体外循环停止后的体温保护极其重要,关注血液保护的同时关注凝血功能恢复,应该在 TEG 指导下对凝血功能进行全面管理。

参考文献

[1] PAVASINI R,SERENELLI M,CELIS-MORALES CA,et al.Grip strength predicts cardiac adverse events in patients with cardiac disorders:an individual patient pooled meta-analysis [J].Heart,2019,105(11):834-841.

［2］SPANOS K,KÖLBEL T,THEODORAKOPOULOU M,et al.Early Outcomes of the t-Branch Off-the-Shelf Multibranched Stent-Graft in Urgent Thoracoabdominal Aortic Aneurysm Repair［J］.J Endovasc Ther,2018, 25(1):31-39.

［3］ZHOU SF,ESTRERA AL,LOUBSER P,et al.Autologous platelet-rich plasma reduces transfusions during ascending aortic arch repair:a prospective,randomized,controlled trial［J］.Ann Thorac Surg,2015,99(4): 1282-1290.

［4］COURNOYER A,ISEPPON M,CHAUNY JM,et al.Near-infrared Spectroscopy Monitoring During Cardiac Arrest:A Systematic Review and Meta-analysis［J］.Acad Emerg Med. 2016,23(8):851-862.

25. 成人单肺通气下胸主动脉瘤手术麻醉管理

【导读】

胸主动脉疾病是常见的外科疾病,其中急性动脉剥离,动脉瘤破裂和外伤性的大动脉损伤都属于外科急症,需要手术治疗。胸主动脉置换或者修补手术需要阻断血流,可能会导致体内主要脏器缺血或梗死,持续的低灌注情况下,保障重要器官的灌注,监测和处理终末器官缺血是胸主动脉手术麻醉管理的关键。其中麻醉科医师积极参与其中,特别是部分左心旁路提供末梢动脉供血,深低温停循环(DHCA),顺行或逆行脑灌注,腰大池脑脊液引流等操作。胸主动脉瘤是常见病种,在尸检中约有 10% 的人存在有主动脉瘤,每 10 万人中每年有 5.9 例患者发病。胸主动脉瘤的常见危险因素是高血压,高胆固醇血症,吸烟,胶原性血管病及家族遗传史。降主动脉瘤是胸主动脉最易发生部位,其次是升主动脉,少见于主动脉弓。绝大多数动脉瘤患者没有临床症状,往往通过平片检查偶然发现或者在治疗其他心血管疾病的同时发现。通常首发症状为胸痛或者后背痛,疼痛由动脉瘤扩张,破裂或骨侵蚀引起。动脉瘤可引发多种症状。动脉瘤破裂是外科急症,突然发生新部位的疼痛或者疼痛突然加重提示动脉瘤的扩张和濒临破裂。对于动脉瘤的麻醉管理,控制血压和防止高血压相当重要。

【病例简介】

患者,男性,31 岁,因"胸痛半月余,加重 10 天"入院。患者于半月前与他人嬉闹时被他人用矿泉水砸中心前区,感心前区疼痛,可忍受。后患者感心前区持续性隐痛,不伴心慌,胸闷,恶心,呕吐等不适。10 天前,患者感心前区疼痛加剧,遂就诊。患者于当地医院检查全主动脉 CTA 发现胸主动脉瘤,为求进一步诊治,患者收治入院。

体格检查:

神清,T 36.4℃,P 64 次 /min,BP 115/58mmHg,体重 60kg;皮肤巩膜无黄染,腹软,无压痛,无反跳痛。双肺呼吸音清,未闻干湿啰音及胸膜摩擦音。肝脾肋下未及,双下肢不肿,双侧足背动脉可及。

既往史:既往体健,消化道出血病史;面部外伤手术史。其他无异常

实验室检查:

血常规:无明显异常。

肝肾功能:无明显异常。

心电图:窦性心动过缓伴不齐;大致正常心电图(图 1)。

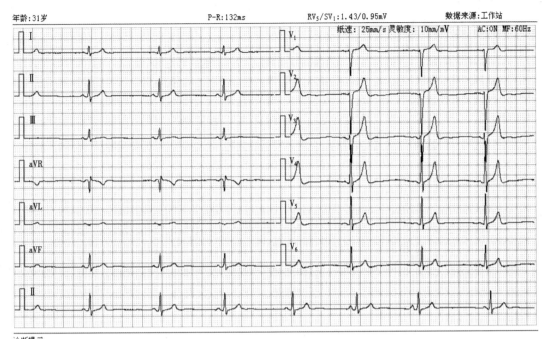

年龄:31岁　　　　　　P-R:132ms　　　RV₅/SV₁:1.43/0.95mV　　　数据来源:工作站

纸速:25mm/s 灵敏度:10mm/mV　AC:ON MF:60Hz

诊断提示:
　窦性心动过缓伴不齐;
　大致正常心电图。

图1　心电图结果

影像学检查:
胸部X线检查示降主动脉明显增宽(图2,图3)。
外院CT:降主动脉增宽,全主动脉CTA显示胸主动脉瘤。
诊断:胸主动脉瘤。

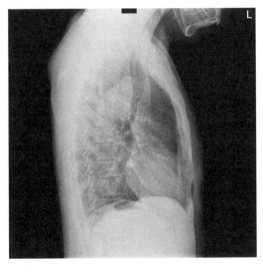

图2　胸部侧位X线检查

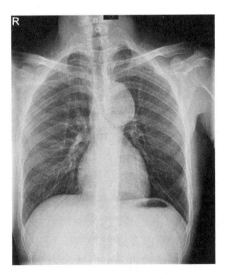

图3　胸部正位X线检查

【麻醉方案与分析】

1. **麻醉前评估**　术前对拟行手术治疗的患者进行麻醉评估和处理。拟在全麻下行左侧开胸动脉瘤修补术。患者术前检查无明显特殊,我院胸片显示降主动脉明显增宽,外院CT显示降主动脉增宽,全主动脉CTA显示胸主动脉瘤;心功能Ⅲ级,ASA Ⅲ级;患者为择期手术而非急诊手术,根据患者影像学检查发现为降主动脉增宽,手术切口选择为左侧开胸切口;术前和手术医师进行沟通,拟在普通单腔气管导管行小潮气量方法或双腔支气管导管进行单肺通气法中选择;术前沟通后,麻醉科医师决定在双腔支气管导管下进行手术,为手术提供必要的手术视野。

2. **麻醉计划**　根据我院心脏大血管外科麻醉常规处理,术前常规准备急救药品;麻黄碱30mg,稀释至6ml(5mg/ml);硝酸甘油5mg,稀释至10ml(0.5mg/ml);多巴胺20mg,稀释至10ml(2mg/ml);肾上腺素1mg,生理盐水稀释至10ml(0.1mg/ml),100ml(10μg/ml)。麻醉诱导采用大剂量芬太尼进行,手术中维持使用丙泊酚镇静,舒芬太尼进行镇痛,持续泵注肌松药物;血管活性药物主要使用多巴胺和肾上腺素。使用左双腔支气管导管,术中行右肺机械通气。

3. **麻醉管理**　患者清醒入室,连接心电图,氧饱和度;因患者术中采取右侧卧位,故我们在超声局麻引导下行右侧桡动脉穿刺并置管,并进行右侧足背动脉穿刺置管,监测有创动脉压;在进行三方核查后,行给氧去氮,进行全麻诱导;我们使用大剂量芬太尼100μg/kg,依托咪酯0.4mg/kg,罗库溴铵0.8mg/kg进行诱导,持续泵注丙泊酚50~200μg/(kg·min),罗库溴铵0.2mg/kg,舒芬太尼30μg/(kg·h),咪达唑仑0.05mg/(kg·h)维持麻醉。静脉诱导后,可视喉镜下置入37F左侧双腔支气管导管,并使用纤支镜调整双腔支气管导管位置,对位准确后,固定导管;调整患者体位,超声定位后,进行颈内静脉穿刺置管,置入三腔中心静脉导管,监测中心静脉压,固定中心静脉导管后,经鼻腔置入温度探头,便于术中监测患者体温。手术中,持续监测患者有创血压(IBP),中心静脉压(CVP),指脉氧饱和度(SpO$_2$),心电图(ECG),呼气末二氧化碳分压(P$_{et}$CO$_2$)。

患者术中取右侧卧位,常规消毒铺巾,左侧腹股沟切口暴露股动脉股静脉。患者取左侧第四肋间后外侧切口,进入胸腔后,拨开肺组织,发现降主动脉起始部局限性缩窄,远端呈瘤样扩张,直径约6cm×6cm,扩张主动脉壁钙化增厚明显。术中分离瘤体及正常降主动脉组织,全身肝素化,经股动脉,股静脉置管,行体外循环转流。切开瘤体后,以人工血管行血管置换;检查吻合口无明显出血后,停体外循环;单肺通气时长约4小时(体外循环时间计算在内),体外循环时间约为107分钟,主动脉阻断时间约为93分钟;体外循环结束前,使用血管活性药物多巴胺[5μg/(kg·min)],肾上腺素[0.1μg/(kg·min)]进行输注;体外循环顺利结束,以鱼精蛋白中和,拔出体外循环管道。仔细止血并缝合腹股沟切口;术后转运至监护室复苏。

4. **预后**　术后患者直接进入我院心外科监护室病房进行复苏。患者情况较为稳定,经过早期复苏,在术后第2天拔除气管导管。监测血流动力学,随时进行血管活性药物的调整。定期复查电解质以及动脉血气。稳定后进行X线片检查(图4)。患者术后48小时内拔除气管导管,4天后转出心外科监护室,术后18天出院。

5. **麻醉分析**　胸部主动脉瘤的外科手术,主要是以管状的假体材料替换主动脉的病变部分。因此这类手术主要采取侧位开胸或者胸腹联合切口。此类患者常因血栓栓塞而发生肾脏、肠系膜和下肢缺血;且手术创伤还可能会引起脊髓侧支循环供应减少,可能会出现术后截瘫的并发症。截瘫是术后的严重并发症,麻醉的管理在于如何减少患者因为脊髓缺血导致术后截瘫。

在进行左侧剖胸或者胸腹联合切口时,需要选择性进行单肺通气。右肺选择性通气和左肺塌陷,可以改善手术部位的暴露,减少左肺的钝挫扭转损伤。单肺通气技术还能保护右肺不受左肺咯血或出血的影响。双腔支气管导管的优点在于能可靠的隔离左肺;对左肺间断通气或者使其塌陷;左肺持续性气道正压以及吸引左右主支气管的气道分泌物。本例患者术后拔除双腔支气管导管,更换单腔气管导管,以便患者在复苏时的各项护理,原因是因为双腔导管存在着发生错位、气道堵塞和吸引困难的可能。

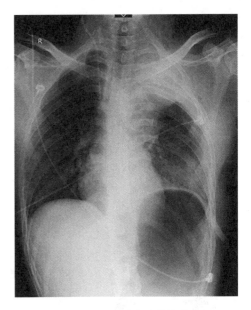

图 4　术后床边胸片结果

【经验与体会】

胸主动脉疾病是常见的外科疾病,大多需要手术治疗。胸主动脉置换或者修补手术需要阻断血流,可能会导致体内主要脏器缺血或梗死,持续的低灌注情况下,保障重要器官的灌注,监测和处理终末器官缺血是胸主动脉手术麻醉管理的关键。血压控制在麻醉管理中显得尤为重要;对于各脏器的血供情况,监测也十分重要;在进行插管等操作时,需要保证血流动力学的稳定,避免造成剧烈血流动力学波动,导致恶性结果。截瘫是手术后的严重并发症,麻醉管理的重点就在于如何减少高危患者因为脊髓缺血导致的术后截瘫。

在进行左侧剖胸或者胸腹联合切口时,需要选择性进行单肺通气。在单肺通气时,需要注意:

1. 单肺通气应维持足够的潮气量和较快的呼吸频率。为保证肺的完全膨胀,减少通气血流比值失调,单肺通气时的潮气量应接近双肺通气时的潮气量。

2. 提高吸入气氧浓度,甚至吸入纯氧可提高通气侧肺动脉氧分压使肺血管扩张,通气侧肺血流增加不仅降低通气血流比值失调,还有利于更多的接受非通气侧肺因缺氧性肺血管收缩而转移过来的血流。

3. 对萎陷肺采用间断膨胀,高频通气或低压 PEEP 的方法可增加功能残气量,增加动脉氧合。

4. 充分的肌松使下侧肺与胸壁顺应性增大,防止通气侧肺的肺内压、气道压过高而减少血流。

5. 保持通气侧肺导管和气道通畅,有分泌物、血液与组织碎屑时应及时清除。

6. 避免使用影响缺氧性肺血管收缩的血管活性药物。

术中复温采取温毯及水温箱对患者进行保温处理。使用鱼精蛋白中和后,联合使用血小板、冷沉淀等辅助凝血材料进行处理,减少患者出血,促进患者伤口愈合。

【麻醉小结】

对于动脉瘤患者,控制血压剧烈波动尤为重要,同时患者因采取左侧开胸切口,对于单肺通气的使用也较为重要;此例患者在术前麻醉评估时选择使用双腔支气管导管,避免了因为使用普通气管插管带来的术野暴露不良,术中肺通气不良等现象。但如果能使用堵塞管的 Univent 气管导管能更好的减少术后换气管导管对患者气道的损伤。患者采用左侧开胸切口,有发生截瘫的可能性,故术中也关注脏器灌注;此病例中,存在一定的不足,缺少了 SSEPs 或 MEPs 此类神经电生理的监测,未能进行判断脊髓缺血情况。

(李 波 姚尚龙)

【专家点评】

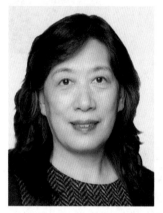

马虹,二级教授、主任医师、博士研究生导师。1986 年毕业于中国医科大学。曾在美国加州大学洛杉矶分校(UCLA)及 Cedars-Sinai 医学中心做访问学者。现任中国医科大学麻醉学科带头人、麻醉专业负责人;中国医科大学附属第一医院麻醉教研室、麻醉科主任;中华医学会麻醉分会副主任委员、中国医师协会麻醉科医师分会常务委员、中华医学会麻醉分会急诊与创伤筹备学组组长;辽宁省麻醉分会主任委员、辽宁省医师协会麻醉与围手术期医学医师分会会长、辽宁省临床麻醉质控中心主任;《中华麻醉学杂志》副主编、《临床麻醉学杂志》《国际麻醉与复苏杂志》常务编委。

胸主动脉瘤的发病率呈逐年上升趋势。每 10 万人中每年有 5.9 例患者发病。胸主动脉瘤的常见危险因素是高血压、糖尿病、高胆固醇血症、吸烟、肥胖、胶原性血管病及家族遗传史等。治疗包括手术治疗及介入治疗。胸主动脉瘤手术治疗的麻醉管理要点包括:

1. 充分的麻醉前评估,制定合理的麻醉方案;了解动脉瘤是否压迫气道(易造成插管困难或动脉瘤破裂)。

2. 完善的监测技术包括:除常规监测外,需要有创动脉压(右桡动脉和下肢动脉)及 CVP 监测。有条件时可做 TEE、脑氧饱和度及脑脊液压力、SSEPs 或 MEPs 等神经生理特殊监测。

3. 选择全身麻醉下的单肺通气(使用双腔气管导管或气道阻塞器)。

4. 麻醉诱导力求平稳,防止血流动力学剧烈波动,特别是避免气管插管反应引起的血压升高,极有可能造成动脉瘤的破裂。预防措施包括:足够的麻醉深度(所有麻醉药物达峰)、加大麻醉性镇痛药用量、气管内喷洒局部麻醉药、给予小剂量降压药物和右美托咪定等。

5. 围手术期脊髓缺血高风险的患者除保持足够的脊髓灌注压(MAP)外应进行脑脊液压力监测及引流,防止脊髓缺血引起的截瘫。术后尽可能早期苏醒,观察肢体活动、肌力等,对脊髓缺血可能的并发症及早发现及时处理。

6. 使用快速输血输液加温系统及采用自体血回收及分离技术,以应对大量输血输液及调整凝血功能。

参考文献

[1] 庄心良,曾因明,陈伯銮.现代麻醉学[M].3版.北京:人民卫生出版社,1204-1220.

[2] 杭燕南,王祥瑞,薛长刚,等.当代麻醉学[M].2版.上海:上海科学技术出版社,495-569.

26. 开放式胸腹动脉瘤手术麻醉管理

【导读】

　　胸腹主动脉瘤患者行开放式全胸腹主动脉人工血管替换手术需要胸腹联合切口,手术创伤大,手术和体外循环辅助时间长,出血多,尤其该类手术以长期高血压的老年人或动脉瘤破裂急诊较多见,更增加了麻醉及围手术期管理的难度。因此,术前充分综合评估病情,合理的设计手术方案,心外科、麻醉科、介入科等多学科联合会诊,采取严密监测和积极多方位保护策略,预防缺血性脊髓损伤、肾脏损伤,减少术后截瘫、偏瘫、肾功能衰竭和脑卒中等严重并发症,改善患者预后,具有重要意义。

【病例简介】

　　患者,男性,29岁,身高171cm,体重46kg。5年前因突发腹痛向胸背部放射,诊断为升主动脉瘤样扩张,降主动脉夹层,在我院行Bentall+降主动脉支架术,术后恢复顺利,术后7天出院。近期复查提示:主动脉夹层术后,腹主动脉瘤。拟在我院行开放式全胸腹主动脉人工血管替换术。

　　体格检查:无力体型,双眼异常术后改变,漏斗胸,脊柱稍侧弯。

　　既往史:既往有视网膜剥离及晶状体脱位病史,双眼晶状体摘除手术史。

　　实验室检查:

　　(1) 血常规:红细胞 4.22×10^{12}/L;血红蛋白 129g/L;血小板 91×10^9/L;白细胞 14.86×10^9/L;中性粒细胞92.6%。

　　(2) 出凝血功能:凝血酶原时间(PT)28s;国际标准比(INR)2.44;活化部分凝血酶原时间(APTT)53.1s。

　　(3) 肝功能和肾功能:正常。

　　影像学检查

　　(1) 动脉CT血管造影:未见明确的根大动脉显影,双侧肋间动脉显示可,腹主动脉走行迂曲,瘤样扩张,最大内径处约85.2mm,腹主动脉主要分支纤细,未见局限性狭窄(图1)。

　　(2) 心脏超声报告:Bentall术后,人工机械主动脉瓣和人工升主动脉未见异常;胸主动脉远端瘤样扩张,直径53mm。左心室射血分数(LVEF)66%。

　　诊断:马方综合征;Bentall+降主动脉支架术后;胸腹主动脉瘤。

【麻醉方案与分析】

　　1. 手术指征　患者术前检查显示胸腹主动脉瘤样扩张,最宽达85mm,根据病史和体格检查,马方综合征诊断明确,最近瘤体有不断增大趋势,具有手术指征。计划在全身麻醉+体外循环左心转流下,行开放式全胸腹主动脉人工血管置换术。

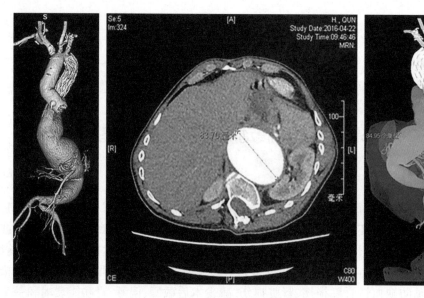

图 1　动脉 CT 血管造影

2. 术前准备　术前 5d 停华法林,改低分子量肝素皮下注射治疗,术前 24h 停低分子量肝素,使凝血功能恢复正常。与心外科医师讨论手术方案,制定脊髓保护及内脏保护策略。

3. 麻醉与手术过程　患者入手术室后行外周静脉穿刺,注射咪达唑仑 3mg 后穿刺 L_{3-4} 间隙,在蛛网膜下腔内置入钢丝强化硬膜外导管,行脑脊液测压引流,脑脊液压力 8mmHg;穿刺右桡动脉、右足背动脉后常规麻醉诱导,插入 37F 左侧双腔支气管导管,纤维支气管镜定位。诱导后在颈内静脉中路、后路分别置入两根 8.5F 肺动脉导管鞘管,一根用于置入 7.5F 肺动脉导管,一根连接快速输液装置。术中连续监测心电图、脉搏氧饱度、鼻咽温度、桡动脉压力、足背动脉压力、中心静脉压、肺动脉压和脑脊液压力。

手术取右侧卧位,上半身 90°,下半身 70°。第 6 肋间左后外侧切口,延长切口至剑突水平后垂直向下至肚脐水平。分离胸腹主动脉后,注射肝素 1mg/kg,股动脉插管、左下肺静脉插管,建立左心转流。阻断胸主动脉近端,纵行切开降主动脉,见有夹层形成,真腔较小位于后内侧,假腔较大位于前外侧。选 30mm 四分支人造血管,将人造血管近端吻合至降主动脉原支架远端;之后将所见肋间动脉分支修剪成岛状,取一直径 10mm 人造血管,一端纵行剖开制成"补片",与肋间动脉端-侧吻合,另一端吻合于人造血管主干上;肋间动脉吻合后阻断钳下移,开放肋间动脉供血;将四分支人造血管分别与腹腔干、肠系膜上动脉及左右肾动脉开口吻合,期间以 3F 灌注管接左心转流分别灌注四支内脏血管;最后人造血管远端连续缝合至自体腹主动脉远端。仔细止血,停左心转流。左心转流期间体温:32~34℃。术中出血通过快速输液装置回输给患者。

手术历时 6 小时 40 分钟,术中出血约 2 000ml,输入晶体液 4 200ml,人工胶体 500ml,红细胞 6U,血浆 800ml;术中尿量 1 500ml。脑脊液压力维持不超过 15mmHg,术中共引流脑脊液 40ml。

手术结束时:血压 95~100mmHg/46~50mmHg,P70 次/min,中心静脉压 8mmHg。吸痰更换普通气管导管后送 ICU。

4. 预后　术后 CCU 第 1 天,意识清楚,四肢活动好,低分子量肝素 4 000IU,每 12 小时

1 次,脑脊液压力 9mmHg;术后第 2 天,拔除气管导管,继续低分子量肝素治疗,脑脊液压力 8mmHg;术后第 3 天,停 1 次低分子量肝素,拔脑脊液引流管,回普通病房;术后第 4 天,恢复口服华法林治疗。术后 2 周顺利出院,术后未发生并发症,出院 1 个月后复查,人工血管及脊髓功能、肝肾功能良好。

【经验与体会】

1. **胸腹动脉瘤手术截瘫危险因素**　胸腹动脉瘤术后,截瘫及轻瘫的发生率高达 8.2%,严重影响患者预后。积极采取脊髓保护策略,可以降低截瘫的发生,改善患者预后。

脊髓的血液供应包括:脊髓前动脉、脊髓后动脉和节段动脉(根动脉)。脊髓前动脉由左右椎动脉各发出一支,二者合成一条动脉干,沿脊髓前正中裂下行,沿途接受 6~8 个前根动脉加入,供应脊髓前 2/3;脊髓后动脉由椎动脉或小脑下后动脉发出,沿脊髓后外侧下行,其间接受后根动脉的加入,供应脊髓后 1/3;根动脉是节段性血管,主要来自颈升动脉、颈深动脉、肋间动脉、腰动脉和骶动脉。

胸腹动脉瘤术后,截瘫的危险因素包括:①动脉瘤范围:动脉瘤切除范围越广,截瘫发生率越高,其中尤以涉及整个胸主动脉和腹主动脉的 Crawford Ⅱ 型发生率最高。②存在主动脉夹层。③急诊手术。④主动脉阻断持续时间:阻断持续时间越久,脊髓缺血时间越长,截瘫发生率越高。⑤牺牲的节段动脉数量:术中应积极重建节段动脉,节段动脉结扎越多,尤其是下胸段的肋间动脉结扎越多,截瘫发生率越高。⑥术中和术后低血压:低血压会影响脊髓的血液供应,应避免血压过低,一般动脉收缩压应保持在 120mmHg 左右。⑦并发冠心病或外周血管疾病。⑧患者有长期吸烟史。

2. **脊髓保护策略**　脊髓保护策略包括:①浅低温(33~34℃),低温能降低脊髓代谢率,具有明确的脊髓保护作用,降温一般采用自然降温,通过降低房间温度、输注冷盐水将体温降至 33~34℃,也有采用硬膜外灌注冷盐水的方法进行脑脊液局部降温,因操作复杂,有硬膜外血肿和感染的风险而较少被采用,左心转流期间可通过连接左心转流的水箱降温升温。②积极重建节段动脉,尤其 T_8~L_1 水平的肋间动脉。③尽量缩短主动脉阻断时间,通过使用左心转流及分节段阻断主动脉的方法,可以减少脊髓缺血时间。④脑脊液引流,通过在蛛网膜下腔内置入硬膜外导管,可连续监测脑脊液压力,当脑脊液压力大于 15mmHg 时自然引流脑脊液。在脊髓缺血水肿的情况下,可以减轻脊髓受压,改善脊髓血液供应。若术后脊髓功能完好,脑脊液引流管在 48~72 小时拔除,如若出现延迟性截瘫/轻瘫,需再次放置引流。⑤维持脊髓灌注压,术中和术后避免低血压。⑥左心转流,左心转流可以保证远端的主动脉灌注,减少脊髓和内脏缺血时间,不但有脊髓保护作用,还有内脏保护作用。⑦药物保护,药物保护尚缺乏明确的证据,可能具保护作用的药物包括:糖皮质激素(抑制炎性反应,稳定细胞膜)、甘露醇(抑制自由基产生,减轻细胞水肿)、吸入麻醉药(缺血预处理)、纳洛酮(抑制脑脊液中兴奋性氨基酸)、硫酸镁(扩张血管,非竞争性 NMDA 受体拮抗药)和米诺环素等。⑧有条件者可监测肢体的运动诱发电位和感觉诱发电位。

3. **脑脊液引流与抗凝药物**　进行蛛网膜下腔穿刺置管之前,应检查凝血功能,并注意抗凝药物的停用。①抗血小板药:非甾体抗炎药(NSAIDs)无禁忌,不需要停药;噻氯吡定需要停药 14 天;氯吡格雷需要停药 7 天;血小板膜糖蛋白 Ⅱb/Ⅲa 受体拮抗药停药 8~48 小时。②普通肝素:皮下注射无禁忌,若静脉注射,则需要在完成椎管内穿刺 1 小时后给予,拔除导管,需要在最后一次肝素剂量后 2~4 小时。③低分子量肝素:不管是置管还是拔管,预防性剂量需要停药 12 小时,治疗性剂量需要停药 24 小时。④华法林需要停药 3~5 天,要求 INR≤1.5。⑤中药尚无证据,但需要注意药物之间的相互作用。

【麻醉小结】

　　截瘫或轻瘫是胸腹动脉瘤术后最严重的并发症,严重影响患者的预后,了解脊髓的血液供应和截瘫的危险因素,制定周密的脊髓保护策略,可以显著降低截瘫发生率,改善患者预后。

（郭克芳）

【专家点评】

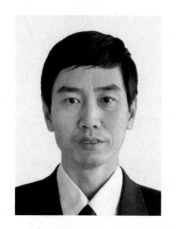

　　毕严斌,主任医师。山东第一医科大学第一附属医院(山东省千佛山医院)麻醉科副主任,山东省医学会麻醉学分会委员。山东省医师协会麻醉学分会常务委员。山东省中西医结合学会麻醉与镇痛专业委员会委员。

　　脊髓损伤是胸腹主动脉置换手术后严重且较为常见的并发症,直接影响患者预后及术后生活质量。围手术期做好脊髓保护措施,可减少术后脊髓损伤并发症,提高手术成功率。本文通过一例胸腹主动脉瘤手术麻醉,较全面探讨了脊髓损伤原因、机制及应采取的保护措施。麻醉科及外科在围手术期良好配合、协同努力是减少脊髓损伤的重要环节。术中如有条件可进行脊髓功能监测,体感诱发电位和运动诱发电位是目前常用脊髓功能监测指标,可判断脊髓缺血状况,及时采取应对措施,缩短脊髓缺血时间。改进手术方式,缩短主动脉阻断时间,脊髓供血动脉重建,左心转流技术等是外科医师采取的相应措施。麻醉科医师应保证有效循环血量,避免低血压发生,或尽量缩短低血压时间,配合脑脊液引流,降低脑脊液压力,保证脊髓有效血供,并且引流持续到术后,根据脊髓功能来调整时间。术中低温也是脊髓保护有效措施,可减少脊髓氧耗。有关药物脊髓保护方面文中已较全面论述。

参考文献

[1] OMURA A,MINATOYA K,MATSUO J,et al. Early and late outcomes of open repair for dissecting aneurysms of the descending or thoraco-abdominal aorta [J]. Interact Cardiovasc Thorac Surg,2017,5(4):124-128.

[2] GHANTA R K,GREEN S Y,PRICE M D,et al. Midterm Survival and Quality of Life After Extent Ⅱ Thoracoabdominal Aortic Repair in Marfan Syndrome [J]. Ann Thorac Surg,2016,101(4):1402-1409.

[3] MOUKAKIS K G,KARAOLANIS G,ANTONOPOULOS C N,et al. Open repair of thoracoabdominal aortic aneurysms in experienced centers [J]. J Vasc Surg,2018,68(2):634-645.

27. 肺动脉血栓内膜剥脱术麻醉管理

【导读】

　　肺动脉栓塞是以各种栓子阻塞肺动脉系统为其发病原因的一组疾病的总称,其中以来源于肢体深静脉血栓脱落所致的肺动脉栓塞最为常见。若病程迁延,可能形成慢性血栓栓塞性肺动脉高压(chronic thromboembolic pulmonary hypertension,CTEPH),即发生肺动脉栓塞后持续(6个月)平均肺动脉压超过25mmHg。肺动脉血栓内膜剥脱术(pulmonary thromboendarterectomy,PTE)是治疗CTEPH的有效手段。

【病例简介】

患者,男性,20岁,因"反复活动后心慌气促伴胸痛、咯血8个月,加重1周"入院。入院前8个月,患者无诱因出现活动后心慌、气促,伴胸痛、咯血,于外院诊断为"肺部感染",给予抗感染治疗,好转出院。入院前5个月出现右下肢水肿,活动后心慌气促症状明显加重,反复出现左侧胸痛,伴咳淡红色血痰,并出现头昏、黑矇2次,为求进一步治疗收治于华西医院呼吸内科。入院时胸部CT:肺栓塞,双肺散在梗死灶。此后复查胸部CT,肺内梗死灶范围呈扩大趋势,于局部麻醉下行经左股静脉、下腔静脉滤网安置术。术后给予抗感染、华法林抗凝、利尿等治疗后,患者症状好转,无咯血及胸痛。入院前1周,患者自觉活动后心慌气促再次逐渐加重,需持续吸氧。入院前3天,患者上厕所时出现晕厥,持续时间不详,伴嘴唇及四肢发绀、四肢抽搐。入院当日患者于咳嗽时出现明显呼吸困难,伴轻微胸痛、头晕、口唇及四肢发绀,为求进一步治疗收治于华西医院呼吸内科。经胸外科、心脏内科、心脏外科、麻醉科多科会诊后,拟行肺动脉血栓内膜剥脱术。

体格检查:神清,颈静脉稍充盈,胸骨左缘第二肋间、剑突下可闻及收缩期吹风样杂音。双下肺呼吸音低,余肺野未闻及干湿啰音。双下肢无水肿。

既往史:无特殊。

实验室检查:

(1) 动脉血气分析:pH7.525、PO_2 58.4mmHg、PCO_2 24.6mmHg、SpO_2 94%、HCO_3^- 19.9mmol/L。

(2) 血常规:WBC 17.49×10^9/L、N%80.3%。

(3) 肝功能:总胆红素56.7μmol/L、直接胆红素14.3μmol/L、间接胆红素42.4μmol/L、丙氨酸氨基转移酶545IU/L、门冬氨酸氨基转移酶261IU/L、白蛋白29.6g/L、D-二聚体4.85mg/L。

超声检查:

(1) 胸腔彩超:左侧胸腔积液。

(2) 下肢静脉彩超:右侧股总静脉、股深浅静脉及腘静脉血栓。下腔静脉彩超未见血栓。

(3) 心脏超声心动图:符合肺栓塞导致心脏结构改变,左肺动脉干内血栓形成,三尖瓣反流(重度),肺动脉高压(中度),体肺侧支循环形成,左心室收缩功能正常,心包积液(少量),肺动脉收缩压约50mmHg(图1)。

影像学检查:

肺动脉造影(CTA):左右肺动脉干、右上肺动脉、右中间肺动脉、右肺下叶动脉及左肺动脉散在充盈缺损影,多系栓塞,左肺动脉广泛栓塞。心脏增大,右心增大为主;肺动脉干横径3.6cm;心包少量积液。双肺散在斑片及条索影,多系炎症。双侧胸腔少量积液,双侧胸膜粘连增厚(图2)。

诊断:急性肺血栓栓塞;双侧肺梗死;慢性肺动脉高压(重度);急性肺源性心脏病失代偿期;Ⅰ型呼吸衰竭;呼吸性碱中毒;双侧肺炎;右侧下肢静脉血栓形成;肝功能异常。

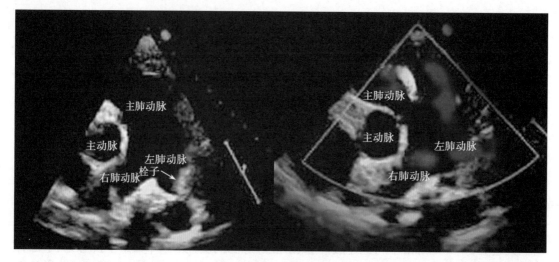

图 1　术前经胸心脏超声心动图提示左肺动脉干内血栓形成（左图箭头所示为左肺动脉干内血栓）

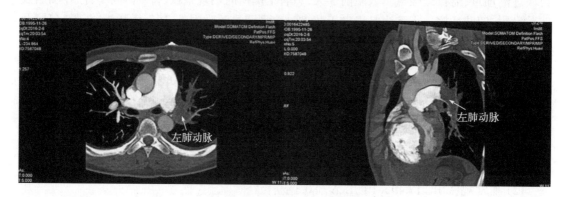

图 2　肺动脉造影（CTA）示左肺动脉散在充盈缺损影

【麻醉方案与分析】

确诊 CTEPH 的患者，应结合影像学检查及外科医师的手术熟练程度综合评估手术的可行性。该患者诊断明确，病程长，符合慢性血栓栓塞性肺动脉高压的诊断。经内科积极治疗后，患者症状并无明显改善，因而 PTE 是该患者的首选治疗方案。

1. 术前评估

（1）体格检查：典型的 CTEPH 患者常表现为运动不耐受、疲劳和呼吸困难，查体表现为右心衰竭的相关症状，如颈静脉怒张，肝淤血、腹水和外周性水肿。心血管系统表现为右心功能衰竭症状，可出现室间隔矛盾运动、三尖瓣反流、肝淤血及心指数的下降。术前应评估患者心肺功能，评估其运动耐量。

（2）完善影像学检查。

CTEPH 患者术前除常规检查外，通常还包括：

1）超声检查：心脏超声心动图（TTE 或 TEE）对未进入肺实质的肺动脉血栓较敏感，同时可以观察右心室形态及功能，可通过测定三尖瓣反流流速估测肺动脉压。对潜在的肺外血栓进行超声评估，是否存在下肢和下腔静脉血栓。

2）行肺动脉造影诊断时,可同时行右心导管检查,评估心功能及肺血管阻力,以评估手术风险。

3）放射性核素肺通气/血流灌注检查:其对肺血流灌注缺损有高度敏感性,对周围型阻塞较为敏感。增强型螺旋 CT 肺动脉造影和磁共振肺血流成像对直径较大的肺动脉血栓诊断较为准确,对周围型阻塞诊断可靠性较差。

4）冠脉造影:对于年龄超过 40 岁患者建议行冠状动脉造影,完善心功能评估。

术前应结合影像学检查及查体,评估肺动脉血栓栓塞的部位及其影响范围,重点评估肺动脉高压程度、肺血管阻力、心排血量及右心功能。

2. 术前准备

（1）术前药物治疗:该类患者术前药物治疗主要目标为预防血栓栓塞复发和减轻肺血管收缩。通常使用华法林以维持 INR 在 2.0~3.0 之间。必要时,术前需安置下腔静脉滤网。

CTEPH 患者肺动脉高压的病理生理类似特发性肺动脉高压,因而治疗特发性肺动脉高压的药物如前列环素衍生物、内皮素受体拮抗剂和磷酸二酯酶抑制剂,也可用于 CTEPH 患者。二氢吡啶类钙通道阻滞剂如氨氯地平、硝苯地平因其扩张肺动脉的特性,术前也可使用。但由于 CTEPH 患者的肺动脉压力和肺血管阻力相对固定,在内膜剥脱前,以上药物的疗效可能微乎其微。

术前常使用利尿剂以减轻右心室的容量负荷。

（2）肺动脉导管:肺动脉导管能提供重要的信息,若右心室舒张压 >14mmHg 且右心房压升高提示右心室功能衰竭。平均肺动脉压 >50mmHg 且肺循环阻力（PVR）>600dyne·s/cm^5,提示重度肺动脉高压。因重度肺动脉高压患者常难以耐受平卧位,因此优先考虑在全身麻醉诱导后放置肺动脉导管。术中肺动脉导管可用于评估右心功能、肺动脉压力和肺血管阻力,可指导治疗,并能有效评估肺动脉血栓内膜剥脱术的手术效果。

（3）有创压力监测:术前需建立大口径的外周静脉通路以及桡动脉置管,建议在麻醉诱导后,行股动脉置管监测动脉血压,因深低温停循环后,桡动脉测压常常低估体循环血压。

（4）体温监测:体温监测可通过多种途径进行,膀胱或直肠置入温度探头可监测外周温度,置入鼓膜温度探头可监测脑组织温度,而肺动脉导管测得的温度为血液温度。可通过上述温度监测,指导降温和复温。

（5）心脏超声心动图:心脏超声心动图检查包括经 TTE 和 TEE 检查,能评估右心功能及有无解剖结构改变,通过测定三尖瓣反流流速可评估肺动脉压力。同时,超声还可以评估左心室功能,评估有无心内分流。

（6）脑氧监测:有助于精准调控脑氧供需平衡,能及时发现心脏手术患者术中脑氧供需失衡,尤其在深低温停循环阶段,可对停循环的时间和间断灌注给出提示,有益于术中麻醉管理。

3. 麻醉诱导要点

（1）病理生理特点:行 PTE 的 CTEPH 患者多数为单纯右心功能障碍,左心并无病理改变。因此,麻醉诱导及血流动力学管理要点在于右心功能的调控。

CTEPH 患者通常右心室会增厚、扩大,右心房也会增大。CTEPH 患者的肺动脉压相对固定,所以降低肺血管阻力的药物（硝酸甘油、硝普钠）,作用有限。相反,上述药物会降低体循环阻力,降低右心室相关冠脉的灌注,恶化右心功能,进而导致体循环功能的崩溃。使用扩血管药物以期望降低 PVR 可能并不能增强右心室功能,维持适当的体循环压力至关重要,因为右心室血供与体循环压力正相关,而与右心室压力成反比。若存在右心室肥厚,右心室冠脉灌注与左心室冠脉灌注相似、依赖于舒张压。因此,有必要维持足够体循环阻力以保障冠脉灌注,可给予儿茶酚胺类血管活性药物或血管加压素以实现这一目标。应避免任何增加肺血管阻力的因素,如低氧、高碳酸血症和酸中毒。

(2) 药物选择:麻醉诱导药物的选择取决于疾病的严重程度和血流动力学稳定性。镇静药物引起的呼吸抑制可导致肺血管阻力(PVR)显著增高,应避免这一情况的发生。诱导过程中应适时控制通气,避免通气不足。同时使用肌松药,避免胸壁强直。麻醉诱导可给予咪达唑仑、阿片类药物(如,舒芬太尼)和肌松药,对于循环不稳定患者可考虑给予依托咪酯。

诱导前须备好血管活性药物和正性肌力药物。若术前右心室舒张末压增高(>14mmHg)、重度三尖瓣反流、肺血管阻力(PVR)>1 000dyne·s/cm^{5}表明存在右心衰竭风险,可考虑在麻醉诱导前给予正性肌力药物支持。

(3) 特殊准备:通常麻醉诱导后放置 TEE 探头。TEE 可发现心内分流,普通人群中约25% 合并卵圆孔未闭。当 CTEPH 患者出现右心房压增高时可出现右向左分流,导致低氧血症。术中持续 TEE 监测可实时评估心脏容量与功能,便于麻醉管理,也可评估手术效果,指导手术操作。

肺动脉导管:麻醉诱导后经右侧颈内静脉置入肺动脉导管,在血流动力学管理和评估 PTE 效果具有很好价值。在肺动脉导管置入前,应用 TEE 评估右心房及肺动脉近端有无血栓。如果肺动脉近端有血栓,肺动脉导管先预留在上腔静脉(深度 20cm),以避免引起血栓脱落。在肺动脉内膜剥脱及血栓清除术后,再将肺动脉导管置入到肺动脉。

全身麻醉诱导阶段可能出现严重的血流动力学波动,一般要求诱导前心脏外科医师在场、体外循环灌注师安装好体外循环管路,必要时可快速建立体外循环。若预判全身麻醉诱导可导致严重血流动力学不稳定,可在全身麻醉诱导前局部麻醉下行股动静脉插管,建立体外循环后再开始麻醉诱导。

4. 麻醉及手术过程　患者入手术室后,行常规心电监护。局麻下行桡动脉穿刺测压,动脉血气分析。麻醉诱导给予咪达唑仑 3mg,待患者安静休息后,面罩给氧,在 TTE 实时监测下,静脉缓慢分次给予舒芬太尼共计 20μg、顺式阿曲库铵 20mg,顺利置入 7.5 号加强型气管导管。诱导后,出现血压下降,静脉给予间羟胺 0.2mg 后,血压升至正常。超声引导下经右侧颈内静脉置入 7F 双腔中心静脉导管。之后置入 TEE 探头,图 3 为 TEE 示左肺动脉主干内血栓,左肺动脉几乎无血流通过;同时三尖瓣中 - 重度反流。麻醉维持采用静吸复合麻醉,间断追加舒芬太尼和顺式阿曲库铵。予全身肝素化,经升主动脉、上腔静脉、右侧股静脉插管常规建立体外循环。术中持续监测鼻咽温、肛温,体外循环期间中心温度降至 20℃,于升主动脉远端阻断主动脉,经主动脉根部灌注心脏停跳液,心脏停搏。随后纵行切开左、右肺动脉,探查发现左肺动脉主干内大量暗红色陈旧性血栓,血管内膜增厚,遂清除肺动脉血栓,并仔细剥离增厚的内膜,完整剥离内膜至各个肺段水平,随后缝合切口。术后 TEE 示:三尖瓣轻度反流,肺动脉平均压 28mmHg(图 4)。提示左肺动脉内栓子被取出,血流恢复。手术历时 6 小时,术中输入血小板 1 个治疗单位,自体血 800ml。术毕,患者带气管导管返回 ICU,术后第 2 天,拔除气管导管。术后第 8 天出院。

5. 预后　患者预后取决于残留肺血管阻力(PVR),术后若 PVR 大于 500dyne·s/cm^5 死亡率为 30.6%,当术后 PVR 低于该阈值时,死亡率仅为 0.9%。2007—2009 年登记行 PTE 患

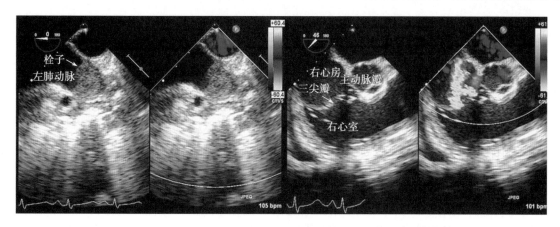

图3　TEE 示左肺动脉内血栓,仅少量血流通过。三尖瓣中 - 重度反流

者的统计发现,住院期间死亡率为 4.7%,157 例行 PTE 患者的 4 年生存率为 84%。

【经验与体会】

CTEPH 患者麻醉管理重点在于维持右心功能,降低肺动脉压力,尽可能减少深低温停循环及再灌注导致并发症的发生。

1. **肺动脉高压处理**　此类患者常合并严重肺动脉高压,这是由于发生肺动脉栓塞后,即引起肺血管床的减少,使肺毛细血管阻力增加,肺动脉压力增高。术中控制

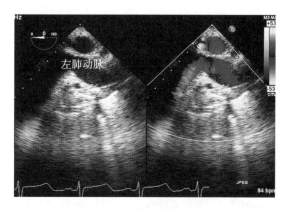

图4　TEE 示术后左肺动脉内血栓清除,血流恢复

肺血管阻力,除保证足够麻醉深度、防止低氧、高碳酸血症和酸中毒外,可用药物降低肺动脉压。目前常用药物(如,硝普钠、硝酸甘油)对肺血管缺乏选择性,常导致体循环动脉压降低。前列腺素 E_1 虽对肺血管有一点选择性,但剂量稍大亦可降低体循环压力。吸入 NO 可选择性作用于肺血管平滑肌,引起肺血管扩张,降低肺血管阻力和肺动脉压力,而不影响体循环血管阻力。

2. **深低温停循环(deep hypothermic circulatory arrest,DHCA) 管理**　CTEPH 患者常存在大量侧支循环和支气管血流,因此需要 DHCA 获得无血手术视野。DHCA 时可给予丙泊酚 2.5mg/kg、利多卡因 1mg/kg、硫酸镁 2g 以达到脑保护作用。也有中心推荐使用大剂量甲基强的松龙(30mg/kg)和头部冰块局部降温。脑氧饱和度监测常用于评估脑灌注状况,指导停循环的时间限度。通常在取栓时多选择间断停循环,或者低流量体外循环,少数中心会使用顺行脑灌注以维持脑血流,保障脑组织的氧供。

适当的血液稀释,能降低血液黏滞度,有益于深低温停循环,也利于促进整体温度的降低。CTEPH 患者因缺氧可能会导致红细胞增多,该类患者肝素化前可适当采集 200-400ml 自体血,在鱼精蛋白中和肝素后,回输给患者。该类患者本身为高凝状态,因此应慎用抗纤溶药物。

3. **术后管理及预后**　再灌注肺损伤是导致术后并发症的主要因素,主要包括再灌注肺水肿和肺出血。肺水肿的主要原因是肺动脉血栓及增厚的动脉内膜清除后,缺血部位再灌注引起的局部肺血管内皮受损、通透性增高,产生肺水肿;当内膜剥脱导致局部肺血管损伤

时出现肺出血。肺水肿可通过利尿、使用 PEEP、肺保护性通气策略进行预防和处理。小心剥离肺动脉远端的内膜、尽量在直视下剥离可以预防肺出血。如果气管内有血液涌出,给予吸引和 PEEP;若严重的出血持续存在,则用纤支镜寻找出血部位、进行肺隔离以及局部使用缩血管药(如,血管加压素、肾上腺素、去甲肾上腺素冲洗)。持续性肺动脉高压也是术后并发症之一,短期吸入 NO 或静脉给予前列环素类似物可改善氧合和右心室功能,同时避免浅麻醉、酸中毒、低氧等升高 PVR 的因素,必要时可使用 ECMO 给予循环和呼吸支持。

【麻醉小结】

PTE 是治疗 CTEPH 的最佳措施。术前、术中和术后的药物治疗、麻醉管理以及外科手术的密切配合决定了患者的预后。麻醉管理的关键在于防治持续性肺动脉高压和 PTE 后再灌注肺损伤引起的肺水肿及并发的肺出血,并注意 DHCA 对人体正常生理功能的影响。

(郑剑桥　左云霞)

【专家点评】

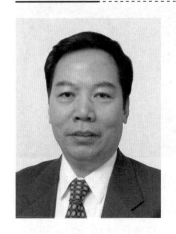

王世端,教授,青岛大学附属医院麻醉科名誉主任,博士研究生导师。从事临床麻醉医疗、教学和科研工作近 40 年。1992-1993 年在以色列西伯莱大学哈达萨医学中心主修体外循环冠状动脉搭桥手术的麻醉。在心血管手术的麻醉及危重症手术患者的监测治疗方面积累了丰富的经验。发表学术论文 70 余篇,主编及参编专著 7 部。现任中国心胸血管麻醉学会理事,《中华麻醉学杂志》《中华临床医师杂志》《临床麻醉学杂志》编委等。

近年来,肺动脉栓塞(肺栓塞)的发病率有逐渐增高的趋势。肺栓塞是以各种栓子(以血栓最常见,其他有脂肪栓塞,气体栓塞等)阻塞肺动脉系统为其发病原因的一组疾病的总称,其中以来源于肢体深静脉血栓脱落所致的肺动脉栓塞最为常见。若病程迁延,可能形成慢性血栓栓塞性肺动脉高压,肺动脉血栓内膜剥脱术是治疗 CTEPH 的有效手段。本病例为年轻患者,病情反复且呈进行性加重,已经出现严重肺动脉高压,临床相对少见。通过对患者病情的全面评估并结合多种影像学检查,经内科积极治疗后,患者症状并无明显改善,最终确定以手术治疗,在体外循环下行肺动脉血栓内膜剥脱术。手术结果满意,患者术后恢复顺利。

此类手术风险高,麻醉管理的难度大。本报告强调的以下几点非常重要,值得借鉴:

(1) TEE 监测的重要性。强调在麻醉诱导后放置 TEE 探头。术中持续 TEE 监测可实时评估心功能、容量,便于麻醉管理,也可评估手术效果,指导手术操作。

(2) 放置肺动脉导管的注意事项:置入肺动脉导管,对血流动力学管理和评估 PTE 手术效果具有很好价值。但同时指出,在肺动脉导管置入前,应借助 TEE 评估右心房及肺动脉近端有无血栓。如果肺动脉近端有血栓,肺动脉导管仅能置入到上腔静脉(深度 20cm),以避免导致血栓脱落。在肺动脉内膜剥脱及血栓清除术后,再将导管置入到肺动脉。

(3) 肺动脉高压处理。术中控制肺血管阻力,强调除保证足够麻醉深度、防止缺氧、高碳酸血症和酸中毒外,可适当采用药物降低肺动脉压。前列腺素 E_1 虽对肺血管有一点选择性,但剂量稍大亦可降低体循环压力,应平衡体循环压力与肺循环压力下降的平衡问题。吸入

NO 可选择性作用于肺血管平滑肌,引起肺血管扩张,降低肺血管阻力和肺动脉压力,而不影响体循环血管阻力。

（4）关于深低温停循环管理。应高度关注在 DHCA 期间的脑保护问题。本报告作者建议可给予丙泊酚 2.5mg/kg、利多卡因 1mg/kg、硫酸镁 2g 以达到脑保护作用。利用脑氧饱和度监测评估脑灌注状况,应作为常规。术中使用顺行脑灌注以维持脑血流、保障脑组织的氧供能取得可靠的效果。

参考文献

［1］NG O,GIMENEZ-MILA M,JENKINS DP,et al. Perioperative Management of Pulmonary Endarterectomy-Perspective from the UK National Health Service［J］.J CardiothoracVascAnesth,2019,33(11):3101-3109.

［2］KRATZERT WB,BOYD EK,SAGGAR R,et al. Critical Care of Patients After Pulmonary Thromboendarterectomy［J］.J CardiothoracVascAnesth,2019,33(11):3110-3126.

［3］RANKA S,MOHANANEY D,AGARWAL N,et al.Chronic Thromboembolic Pulmonary Hypertension-Management Strategies and Outcomes ［J］.J CardiothoracVascAnesth,2020,34(9):2513-2523.

28. 累及右心系统的下腔静脉瘤栓切除术麻醉管理

【导读】

累及右心系统的下腔静脉瘤栓比较少见,主要来源于静脉内平滑肌瘤病,或肝、肾肿瘤的瘤栓通过下腔静脉向上生长至右心房、右心室、甚至蔓延至肺动脉,最终造成严重的循环障碍,甚至猝死。我院自 2014 年经胸心脏超声心动图、胸腹盆腔 CT 或者 CTA 血管成像检查发现累及右心系统的下腔静脉瘤栓患者 7 例,经过手术均恢复良好。此类患者多数合并原发病,手术风险大,麻醉及围手术期管理困难,需多学科协作,多器官功能保护,方能提高手术成功率和降低术后并发症,改善患者预后。

【病例简介】

患者,女性,32 岁。因反复晕厥 1 周入院。

现病史:患者自述 1 周前因情绪激动黑矇伴晕倒,呼之不应,持续时间 2 分钟左右自然复醒,醒后自述胸闷、乏力伴出汗,静卧休息半小后逐渐缓解。此后患者自觉间断头晕不适,胸闷伴偶发心慌,活动后及情绪激动后上述症状加重。三天前上述症状再次发作,超声心动图提示:左侧髂外静脉、右房及右室血栓形成。为行手术治疗收治入院。

既往史:患者 1 年前于青岛大学附属医院行"子宫阔韧带肌瘤剔除术",8 年前行剖腹产。有输血史,无输血反应,对"头孢类"抗生素过敏。

体格检查:T 37℃,P 79 次 /min,BP 113/75mmHg。神志清晰,口唇无紫绀,胸廓对称无畸形,呼吸运动正常,双肺呼吸音低,未闻及干湿性啰音。心前区未见异常隆起,心尖部未触及震颤及心包摩擦感,听诊心率 79 次 /min,律齐,心音低钝,各瓣膜听诊区未闻及病理性杂音,周围血管征未见异常。

辅助检查:

（1）胸腹腔强化 CT(图 1)显示:下腔静脉至右心房内条束状静脉内平滑肌瘤,瘤体细长,瘤体完全占据下腔静脉。

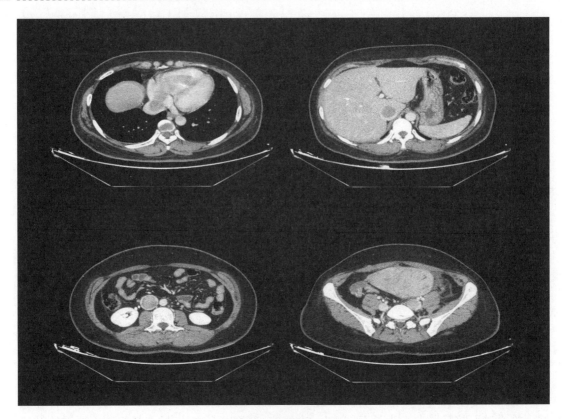

图 1　术前强化 CT

（2）术前超声心动图（图 2）显示：右心房、右心室扩大，内见一异常低回声，大小约 9.2cm×3.8cm，跨三尖瓣口达右心室流出道，随心动周期在右心房、右心室内摆动。该低回声向下延至下腔静脉全程及左侧髂外静脉。

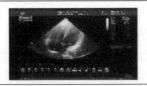

主要测值：
AO:2.6cm,LA:3.4cm,LVIDd:4.0cm,IVSd:0.8cm
RV:3.9cm,RA:5.9cm×5.0cm,MPA:2.6cm
描述：
1. M型+二维+彩色多普勒：
右心房、右心室扩大，左房心室腔大小正常
升主动脉及主肺动脉未见异常心肌厚度正常
室间隔及左室游离心壁厚度正常
右心房、右心室内见一异常低回声，大小约9.2cm×3.8cm，跨三尖瓣口达右心室流出道，随心动周期在右心房、右心室内摆动，该低回声向下延至下腔静脉全程及左侧髂外静脉。右心室流出道未见明显梗阻，峰值血流速度0.8m/s。三尖瓣舒张期前向血流速度0.6m/s，收缩期关闭不拢，可见反流。余瓣膜形态、结构未见异常。下腔静脉、左侧髂静脉内见实性低回声充填，未见明显血流信号
2. 彩色室壁动力学+超声斑点追踪+组织多普勒：室间隔及左、右心室壁节段性运动未见异常
3. 左心室收缩功能测定+舒张功能测定+声学定量分析：二尖瓣频谱示E/A<1，Em<8.0cm/s，LVEF 60%

结论：左侧髂外静脉、下腔静脉全程及右心房、右心室内血栓形成；
　　　三尖瓣反流。

图 2　术前超声心动图结果

诊断:血管平滑肌瘤病,下腔静脉及右心房瘤栓形成,子宫肌瘤术后复发。

【麻醉方案与分析】

1. 麻醉前评估　根据患者术前症状、体征和影像学检查的结果,诊断明确。由于累及右心系统的下腔静脉瘤栓比较少见,手术往往牵涉心血管外科、肝胆外科、血管外科、妇科、泌尿外科、麻醉科等多个学科。术前访视详细了解患者平时习惯何种体位,在转运、搬动时,随时注意患者循环功能的变化,防止患者激动、紧张、躁动及呛咳。

2. 麻醉与手术计划　全身麻醉 + 体外循环下摘除右心腔内瘤栓。患者麻醉诱导必须手术组人员和体外循环组人员到场的情况下才能开始,以备血流动力学剧烈波动或心搏骤停时快速开胸建立体外循环。

3. 麻醉管理

(1) 麻醉过程:入室后嘱患者以舒适体位卧床,监测心电图(ECG)、SpO_2、无创血压(NIBP)和脑电双频指数(BIS)。开放外周静脉通路后,局部麻醉下行左桡动脉穿刺置管建立有创动脉压(IBP)监测。麻醉诱导静脉注射咪达唑仑 0.05mg/kg(3mg)、依托咪酯 0.3mg/kg(18mg)、舒芬太尼 0.5μg/kg(30μg)、维库溴铵 0.13mg/kg(8mg),加压给氧去氮 3min 后行气管插管,吸入氧浓度(FiO_2)60%,间断静脉注射枸橼酸舒芬太尼维持麻醉、持续泵注苯磺顺阿曲库铵 8mg/h 维持肌松,术中维持 BIS 值 40~60。气管插管后行右侧颈内静脉穿刺置入 7.5F 三腔中心静脉导管,建立中心静脉通路,置管时注意深度(12cm)以免触及瘤体组织。麻醉诱导后 TEE 发现,瘤体在右心房内跨三尖瓣达右心室流出道附近,蒂细长,活动度尚可。

(2) 手术经过:泌尿外科医师首先向两侧输尿管内置入输尿管支架,心血管外科医师游离主动脉及股静脉。妇科医师行子宫 + 双附件切除术,牵拉瘤栓时血压由 110/60mmHg 突然下降至 60/30mmHg 左右,心率无明显变化,麻醉科医师给予盐酸多巴胺及重酒石酸去甲肾上腺素反复静推及泵注,血压难以维持,立即静脉全量肝素化,ACT>480s 后建立 CPB,助手操作 TEE 发现瘤体移位卡在三尖瓣处,继续调节头低位左侧卧位改善不明显。手术探查切开右心房,见瘤体位于右心房、三尖瓣及右心室(图3),从右心房抽出瘤体。肝胆外科医师与血管外科医师共同游离下腔静脉,至左右髂总静脉分叉处,发现瘤栓最大直径 5cm,小心由下腔静脉完整抽出瘤体,瘤体总长约 40cm(图4)。关胸后 TEE 检查心腔内未发现残余瘤栓。

4. 预后　术后带管控制呼吸返 ICU,第二天顺利拔出气管内导管,心脏超声提示下腔静脉及右心房的瘤体完全切除,之后顺利恢复。

【经验与体会】

对于累及右心系统的下腔静脉瘤栓手术,心腔内的瘤栓可能造成明显的右心梗阻,术前访视应了解患者基本状态,通过与外科医师交流及阅读影像学资料,了解患者下腔静脉瘤栓延伸程度,明确具体手术方式及可能需要的血管旁路技术,以制定完善的麻醉计划。

1. TEE 对下腔静脉瘤栓是否已经造成右心梗阻有重要的意义　麻醉诱导后 TEE 监测显示,瘤体在右心房内跨三尖瓣达右心室流出道附近,蒂细长,有一定的活动度,为防止进入右心的瘤体刺激三尖瓣或从右心室流出道进入肺动脉,手术开始头低位左侧卧位,可使肺动脉的位置低于右心室,使瘤体漂移至右心室尖部,避免造成右心室流入 / 流出道梗阻,导致低血压、心律失常甚至猝死。

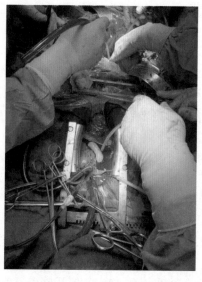
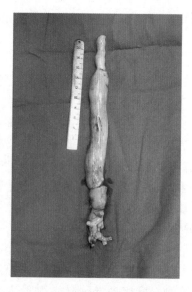

图3　术中侵入右心房、三尖瓣及右心室内的瘤栓　　图4　切除的子宫平滑肌瘤

2. 做好各种准备　因麻醉药物可导致外周血管阻力下降及心肌抑制引起血流动力学剧烈波动,甚至发生子宫平滑肌瘤通过三尖瓣进入右心室,出现"卡瓣"而心搏骤停,麻醉诱导前除备好盐酸多巴胺、重酒石酸去甲肾上腺素及盐酸肾上腺素等抢救药物外,手术医师、体外循环医师均应到位,且体外循环机呈预充状态。

3. 预防栓塞　针对肿瘤组织易脱落的特点,应对术中可能导致栓塞的因素加以防范。如中心静脉穿刺时,钢丝置入静脉应比正常要浅,防止碰到瘤栓组织。围手术期提高警惕,注意观察患者瞳孔、意识、周围动脉搏动、肢体活动、腹痛等情况。

【麻醉小结】

综上所述,对于累及右心的下腔静脉瘤栓切除术,术前 MDT 讨论,术中多科室协作,根据 TEE 提供的信息优化外科决策和麻醉管理,评估手术效果,具有重要的临床应用价值。

(袁　莉)

【专家点评】

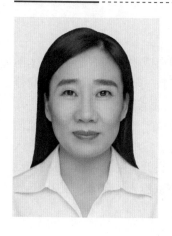

赵丽云,教授,博士,首都医科大学附属北京安贞医院麻醉中心副主任兼普麻科主任,中国协和医科大学麻醉学博士,主任医师,硕士研究生导师,中国心胸麻醉学会非心脏手术麻醉分会首任主任委员,中国心胸麻醉学会舒适化医疗分会常务委员等。擅长心脏手术麻醉及高危心脏病非心脏手术的麻醉。率先在安贞医院开展"血小板分离技术在心血管手术中应用"新技术。负责并执笔完成《妊娠合并心脏病围麻醉期处理专家共识》,共同执笔并负责完成《心脏病患者非心脏手术麻醉处理专家共识》《经食管超声心动图在非心脏手术中应用专家共识》。

　　下腔静脉瘤栓主要来源于静脉内平滑肌瘤病,也有肝肾肿瘤直接蔓延的报道。静脉内平滑肌瘤病是一种罕见的肿瘤性疾病,肿瘤原发于子宫或子宫盆腔的静脉壁,在组织学上是良性肿瘤,其生物学行为却呈恶性表现。瘤体在突入侵及下腔静脉以后,可以沿下腔静脉向上延伸扩展至肝上水平和右心房,甚至经三尖瓣进入右心室、肺动脉,造成严重的循环障碍,严重时可导致猝死。

　　1. 麻醉管理关键点在于术前全面评估患者的心功能状态,了解患者平时最舒适的体位,麻醉诱导后尽早放置 TEE,力争在麻醉诱导、气管插管及中心静脉穿刺置管等过程中保持该体位,经颈内静脉或锁骨下静脉路径行中心静脉置管时仔细操作,尤其在置入导丝及导管时动作轻柔,避免过深。优化麻醉方案,预防麻醉诱导期的低血压,合适的容量管理,备好血管活性药物,对于术前已经出现明显右心系统梗阻症状的患者或者术前影像资料提示瘤体巨大、右心梗阻明显,麻醉诱导时应该有心外科医师在场,做好在建立体外循环之前的各种应急准备。

　　2. 麻醉诱导应尽可能平稳,避免过深过快及血管的过度扩张。如果出现血压下降,避免使用正性肌力药物,可以考虑通过扩容同时缩血管来提升血压,紧急情况下还可以采取头低脚高左侧位来快速增加回右心的血容量,改善瘤体造成的梗阻。

参考文献

［1］LIAN C,YIN S,QIU J,et al. Experience in the diagnosis and treatment of intravenous leiomyomatosis involving the inferior vena cava and/or right cardiac chambers［J］. J Vasc Surg Venous Lymphat Disord. 2021,9(2):452-460.

［2］CIENSZKOWSKA K,LUDWICZAK M,WRZASZCZYK M,et al. A very rare origin of a tumor in the right atrium［J］. Pol Merkur Lekarski,2020,48(288):443-445.

［3］陈唯韫,朱斌,刘兴荣,等 . 经食管超声心动图用于累及右心的下腔静脉瘤栓切除术的临床价值［J］. 中华麻醉科杂志,2014,34:593-596.

29. 老年患者非体外循环下冠状动脉搭桥术麻醉管理

【导读】

高龄患者接受冠状动脉旁路血管移植术(coronary artery bypass grafting, CABG)的围手术期风险远远高于年轻人。随着年龄增加，机体自身储备代偿能力下降，合并糖尿病、高血压、主动脉硬化、肺部感染和脑血管意外等，这些高危因素均严重影响了老年人 CABG 手术预后与康复。老年患者呼吸、循环和内分泌等生理功能减退，常伴有脱水和其他合并症，压力感受器反射迟钝，动脉硬化，对麻醉药物的耐受力明显降低，表现为麻醉诱导和手术刺激可引起血压和心率较大波动，增加心肌耗氧，甚至诱发和加重心律失常。非停跳冠状动脉旁路血管移植术是目前治疗冠心病的手段之一，也减少了因体外循环带来的全身炎症反应，而术中的外科操作会引发血流动力学波动剧烈，因此老年患者行此类手术麻醉管理需要更严密监测和高难度精细的麻醉管理技术。

【病例简介】

患者，男性，76 岁，体重 75kg。主因"胸闷、气短伴阵发性胸痛 3 年，加重 3 天"入院。

体格检查：意识清楚，体温 36.3℃，心脏叩诊及听诊无明显异常。

既往史：高血压病史 20 余年，最高达 180/100mmHg，口服美托洛尔 25mg 每天 2 次，单硝酸异山梨酯缓释胶囊 50mg 每天 1 次，平时血压可维持在 140/90mmHg。患糖尿病 4 年，口服药物治疗。

实验室检查：

(1) 血常规：白细胞计数 4.7×10^9/L，中性粒细胞比例 47.5%。

(2) 肝肾功能和生化检查：无异常。

(3) 肌钙蛋白 I(TNI)0.02ng/ml。

(4) 血气分析：酸碱度(PH)7.37，动脉血二氧化碳分压($PaCO_2$)36.0mmHg，动脉血氧分压(PO_2)77mmHg。

影像学检查：

(1) 超声心动图：左心室射血分数(EF)38%，左心室壁节段性运动异常，左心室舒张功能减低；

(2) 冠状动脉造影：左主干 99% 狭窄，右冠状动脉中远段 90% 狭窄；

(3) 颈部血管超声：右颈内动脉近段 70%~80% 狭窄。

诊断：

冠状动脉粥样硬化性心脏病。

拟于非体外循环下行冠状动脉旁路血管移植术。

【麻醉方案与分析】

1. **麻醉前评估**　本病例为老年患者，目前活动后有胸痛症状，仅能日常活动，心功能较差，合并高血压、糖尿病。根据美国麻醉科医师学会（ASA），分级为Ⅳ级。根据美国纽约心脏病学会（NYHA）标准，患者心功能属于Ⅳ级。根据心脏外科手术风险欧洲评分法（EuroSCORE）评分为9分，EuroSCOREⅡ评分为3.27%，为高危患者。根据我国冠状动脉旁路移植手术风险评估法（SinoSCORE）评分为26分，为高危患者。患者心绞痛病史明确，且为不稳定性心绞痛，根据加拿大心血管病学会对心绞痛的分级为Ⅳ级。按照心脏外科手术风险评分，手术为高危手术。对于本例患者，患者心功能不全，伴有高血压、糖尿病及颈内动脉狭窄，冠状动脉造影示左主干病变，提示该患者围手术期发生脑梗死、心肌梗死及心力衰竭的可能性较高。检查发现无紫绀，双肺听诊呼吸音清，无干湿啰音，双手Allen试验阴性。

2. **麻醉前准备**　术前1天访视患者时将麻醉方法、手术过程等详细介绍给患者，取得患者的信任，消除对手术的恐惧感和对麻醉及术后疼痛的顾虑。术前将麻醉机、监测仪、中心静脉导管、测压装置、脑电双频谱指数（bispectral index，BIS）监测装置及全身麻醉用具等准备好，常用药物准备包括单次推注的去氧肾上腺素、麻黄素、阿托品、多巴胺、利多卡因、氯化钙、硝酸甘油及艾司洛尔等。

3. **麻醉方案**　拟施行静脉麻醉慢诱导全凭静脉全身麻醉，经口气管插管，桡动脉血压监测，右颈内静脉穿刺置8F四腔中心静脉导管及肺动脉导管，开放大口径外周静脉一条。丙泊酚、右美托咪啶、罗库溴铵、舒芬太尼维持麻醉。备好股动脉鞘管以方便放置主动脉球囊反搏（intra-aorticballoonpump，IABP）。

4. **麻醉管理**　入手术室后常规建立心电监护、有创动脉血压监测及BIS监测。本例患者入室时自诉胸痛，吸氧后稍有缓解，心电图示ST段压低，ABP 190/100mmHg、HR 72次/min、R 18次/min、BIS 96。静脉缓慢注射咪达唑仑6mg，舒芬太尼100μg，罗库溴铵50mg并行气管插管。插管后连接麻醉机予机械通气，吸入氧浓度为50%，维持呼吸末CO_2分压在35~45mmHg之间。诱导后血压下降明显予去氧肾上腺素及多巴胺维持血压在130/80mmHg。经右颈内静脉放置中心静脉导管。中心静脉压（central venous pressure，CVP）为8mmHg，采用肺动脉导管监测测得心输出量（cardiac output，CO）为2.2L/min。因ST段持续压低麻醉后经股动脉放置主动脉球囊反搏。

术中间断给予咪达唑仑、罗库溴铵、舒芬太尼，右美托咪啶、丙泊酚持续输注维持麻醉。

患者诱导后出现血压下降，通过容量调整及给予多巴胺5μg/（kg·min）、肾上腺素0.03~0.1μg/（kg·min）、去甲肾上腺素0.03~0.2μg/（kg·min）及硝酸甘油0.1~2μg/（kg·min）维持循环稳定。当心率>100次/min伴有低血压时首选去氧肾上腺素50~100μg静脉注射。心率>100次/min伴有高血压时，除外麻醉浅因素，选用新斯的明0.3~0.5mg每次，或者艾司洛尔10~20mg每次静脉注射。术中BIS维持在36~44之间，动脉血压107~150/46~67mmHg，心率55~90次/min，SpO_2 97%~100%，CO 2.5~4.0L/min，CVP 6~13mmHg。调整通气量及呼吸频率，将$PaCO_2$维持在40~45mmHg。监测肛温及鼻咽温，维持体温在36.5℃。

术中IABP效果欠佳，术中搬动心脏时突然出现心室颤动，除颤无效遂紧急建立体外循环（cardiopulmonarybypass，CPB），于 CPB 下完成手术。

5. 预后　手术历时 4.5 小时，出血 800ml，输入晶体液 500ml，胶体液 800ml，悬红 4u，尿量 800ml，术后安返 ICU。术后顺利出院。

【经验与体会】

1. 搭桥过程中心脏位置的改变将导致显著的血流动力学改变，房压明显增高，心输出量减少，静脉血氧饱和度（SVO$_2$）下降（常低于 70%）。不同部位的操作将导致不同的血流动力学变化：①心脏常被抬起呈垂直位，使心尖位于顶端，心房位置低于相应的心室，必须保持较高的房压才能保证心室充盈；②吻合冠状动脉时各种固定器械会压迫室壁，使心室容积减小并限制室壁运动。手术中常需短暂阻断冠状动脉以保证吻合部位视野清晰，这将导致局部心肌缺血，表现为心电图相应导联 ST 段抬高，超声心动图出现新的明显节段性室壁运动异常；③心脏呈垂直位时心内结构折叠于房室交界部位可导致二尖瓣及三尖瓣瓣环变形，可能导致大量反流。因此，心脏的操作可引起血流动力学的变化，血流动力学的变化可能会导致心肌缺血，导致严重心脏不良事件的发生，如心肌梗死、心室颤动等。此例患者因术中搬动出现了心室颤动，因此应提醒术者术中搬动心脏时应动作轻柔，麻醉科医师应及时处理因此导致的严重低血压和心律失常。

2. 麻醉中出现心肌缺血的常见原因为：①麻醉不平稳，血流动力学波动大；②手术者搬动心脏或手术固定器压迫心脏过紧；③移植后的血管内有气体栓塞或吻合口不通畅。目前监测心肌缺血最适用的方法是 TEE 和心电图，TEE 在早期诊断心肌缺血上有特异性，其准确率优于心电图。心肌缺血后的 TEE 最早表现为心肌舒张功能受损及节段室壁收缩运动异常。因此，对危重患者推荐使用 TEE 监测。发生心肌缺血的阶段经常出现在搬动心脏施行冠脉血管移植时或血管移植后，此时的心肌缺血多为急性缺血表现。

3. 对冠心病患者在麻醉过程中，应常规使用改善心肌血运的药物，如血管扩张药、钙通道阻滞药和 β 受体阻滞药等。在术中合理应用血管活性药物可减少心肌缺血造成的不良事件。

4. IABP 的主要作用是增加冠状动脉血流灌注和减少心肌耗氧。IABP 还可使全身重要器官的血流灌注得到改善，反搏时，脑、肾、肝和脾血流量均可增加，动脉血儿茶酚胺及其代谢产物水平明显降低，微循环得到改善。IABP 通过增加右冠状动脉血流，对右心室功能改善也具有辅助作用。其临床应用指征包括：补足血容量后心脏指数 <2.2L/（min/m^2）；平均动脉压 <8.0kPa（60mmHg）；左心房压 >2.7kPa（20mmHg）；体循环阻力 >2 100（dyn.s)/cm^5；尿量 <30ml/h；周围循环不良；多巴胺用量 ≥15μg/（kg·min），多巴酚丁胺用量 ≥20μg/（kg·min）。对此例患者存在严重的左主干病变且入室后患者症状明显且 ST 段压低，有术前放置 IABP 的指征。

5. 对 CABG 患者麻醉中温度管理很重要，术中低温（中心温度 <36℃）可造成一系列问题，如高血压、酸血症、心肌缺血和凝血功能下降等。CABG 麻醉中，应常规监测鼻咽温、肛温。手术中，所输入的液体和血液要预先加温。有条件时可用加温毯辅助保温和升温，以保持患者温度始终不低于 36.5℃。

6. 对于高龄危重 CABG，必须做到：麻醉前准备充分，麻醉诱导平稳，监测完善，并对不良事件的发生作出全面准备。术中由于搬动心脏后出现心室颤动，经过及时处理并行 CPB，与术者配合顺利完成手术。

【麻醉小结】

对于高龄危重患者行非体外冠状动脉旁路移植术，麻醉前应充分准备，完善监测手段，平稳诱导，严密监测血流动力学变化，精确调控容量以及血管活性药物，必要时给予 IABP 辅助。术中应提醒外科医师动作轻柔减少因搬动心脏造成的血流动力学波动甚至心室颤动，而麻醉处理应及时减少严重低血压和心律失常的发生。

（林多茂　马　骏）

【专家点评】

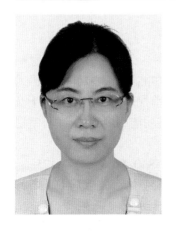

马骏，首都医科大学附属北京安贞医院麻醉中心教授，主任医师，博士研究生导师。北京市卫生系统高层次人才学科带头人，北京市医院管理局扬帆重点医学计划负责人。中国心胸血管麻醉学会副会长，中国研究型医院协会麻醉学分会常务委员，中国女医师协会麻醉专业委员会常务委员，中国医师协会麻醉学医师分会委员，北京医学会麻醉学分会副主任委员，北京医师协会麻醉学医师分会副会长，北京医学会疼痛学分会常务委员，北京市临床麻醉质量控制和改进中心专家，首都医科大学麻醉学系副主任。

随着心外科技术的发展以及社会老龄化，高龄患者行非体外循环冠状动脉旁路移植术（off-pump coronary artery bypass grafting，OPCABG）越来越多。本例属于高龄高危冠心病患者行 OPCABG 术，术中虽有血流动力学波动，但处理合理，结局良好。

对于 OPCABG 手术特别是高龄患者需做到：充分术前评估，界定高风险、不稳定的冠心病患者；重症患者术前考虑主动脉内球囊反搏和体外膜氧合；平稳的麻醉诱导和麻醉维持与血流动力学维护；充分的术后镇痛。

OPCABG 手术中，成熟稳定的手术团队是患者从手术中获益的基础。手术中的重要外科观念如：搭桥顺序、桥通畅程度、缩短冠脉阻断时间、使用分流栓等。

麻醉科医师要熟悉手术流程，保持沟通顺畅，成为团队合作的关键环节。要充分认识 OPCABG 手术中血流动力学扰动的原因，明确目标导向、动态监测的治疗方案，保障手术安全、促进患者康复。

参考文献

[1] KAPLAN J A，AUGOUSTIDES J G T，MANECKE J R G R，et al. Kaplan's cardiac anesthesia for cardiac and noncardiac surgery［M］. Seventh edition，Elsevier，Inc. 2017.

[2] FREDERICK A H，DONALD E M，GLENN PG. 实用心血管麻醉学(第 5 版)［M］. 王锷，王晟，黄佳鹏等主译. 北京. 人民卫生出版社，2017.

[3] SHAN L，GE W，PU Y，et al. Assessment of three risk evaluation systems for patients aged ≥70 in East China：performance of SinoSCORE，EuroSCORE Ⅱ and the STS risk evaluation system［J］. PeerJ. 2018，6：e4413.

30. 体外循环下冠状动脉搭桥术中恶性心律失常的麻醉管理

【导读】

恶性心律失常是心脏直视手术中、术后的严重并发症,可在短时间内引起血流动力学障碍,需要及时救治。常见原因有心脏局部病变,如非特异性水肿、巨大左心室、冠状动脉血管开口堵塞或搭桥扭折再栓塞诱发的再发严重心肌缺血等;也有全身性的因素,如酸碱平衡电解质紊乱、药物过量等多种因素有关。治疗上应从导致心律失常的诱因出发,尽快去除诱因,同时选择适当的复律方法以抢救生命。

【病例简介】

患者,男性,53 岁,以"冠心病、不稳定心绞痛、陈旧性心梗;心功能不全、心功能Ⅳ级"入院心血管外科。既往有 2 型糖尿病、高脂血症及心房颤动病史;术前冠脉造影提示左主干及三支病变;心脏超声及磁共振提示前壁、下壁广泛心肌梗死,左心室功能重度受损;左心室射血分数(EF)为 42%。

体格检查:T 36.7℃,P 82 次 /min,R 18 次 /min,BP 130/78mmHg,SpO$_2$ 97%。身高 175cm,体重 80kg。自主体位,色泽红润,伸舌居中,齿无特殊,双侧扁桃体无肿大,气管居中。听诊未闻及明显异常。双肺呼吸音清,无干湿啰音。腹平软,无压痛及反跳痛。

实验室检查:未见明显异常。

【麻醉方案与分析】

1. **手术名称** 体外循环辅助下行冠状动脉旁路移植术。

2. **麻醉前评估** 患者 ASA 分级Ⅲ级、气道(Mallampati)分级Ⅰ级,NYHA 心功能分级Ⅳ级。

3. **麻醉管理** 选择气管插管静吸复合全身麻醉。麻醉诱导:依次静脉注射咪达唑仑0.05mg/kg、依托咪酯 0.3mg/kg、舒芬太尼 0.4μg/kg、维库溴胺 0.15mg/kg,诱导成功后给予机械通气。术中间断追加维库溴铵、舒芬太尼、丙泊酚和七氟烷吸入进行麻醉维持。在体外循环辅助下行冠状动脉旁路移植术,手术过程顺利,体外循环停机前给予 0.03μg/(kg·min)肾上腺素辅助循环,待患者电解质、体温、血气和血压均正常后停机。静脉注射鱼精蛋白时循环尚稳定,鱼精蛋白注射完毕后约 5min 发现血压下降,加大肾上腺素用量后血压上升。数分钟后气管导管内出现粉红色泡沫样痰,气道压力升高;心电图 ST 段明显抬高,反复出现室性心动过速、心室颤动;血压 40~45/30~35mmHg。立即予以利多卡因 1.5mg/kg,电除颤后患者心律恢复窦性心律,5min 后患者再次出现室颤,予以相同处理后转为窦性心律,但 10min 后患者再次出现室性心动过速,给予静脉注射胺碘酮 150mg,美托洛尔 1mg 后再次予以电除颤,患者恢复窦性心律,心率在 80~90 次 /min,血压 80~85/50~55mmHg,ST 段恢复,血压回升,将患者送至重症监护室(ICU)继续监测治疗。6 小时后患者呼吸循环稳定,顺利拔除气管导管。

4. **麻醉分析** 恶性心律失常是心脏直视手术中、术后的严重并发症,尤其是室性心动过速或心室颤动,可在短时间内引起血流动力学障碍,需要及时抢救。该患者系冠心病(左主干及三支病变),在停体外循环时(CPB)注射鱼精蛋白后出现血压下降、气道压力高,心电图 ST 段明显抬高,并反复出现室性心动过速、心室颤动,可能与鱼精蛋白致血压降低,导致冠状动脉供血不足有关,再有肺阻力的升高加剧了心肌做功和耗氧量的增加,诱发心肌氧供需失衡,导致心室颤动;此时除了使用肾上腺素以辅助循环,提升冠脉灌注压外,还应立即实施电除颤,并可考虑予以利多卡因,使患者心室率尽快恢复正常。患者短期内再次出现室颤,予以相同处理后转为室性心动过速,此时给予患者胺碘酮、美托洛尔静脉注射后,再次予以电除颤,使患者窦性心律得以恢复。调节肾上腺素和硝酸甘油的剂量,并继续监测患者血气,调整患者电解质及内环境,同时在 TEE 监测下适当扩容,维持冠脉的灌注压力;同时,再使用鱼精蛋白拮抗肝素的时候,应少量慢速注射,或台上心外医师经主动脉根部的停跳液管路缓慢推注;且有报道,提前 10~15min 给予激素、钙剂等预防给药,可减少或避免其过敏反应。

心脏外科围手术期恶性心律失常可能与心脏局部非特异性水肿、酸碱平衡及电解质紊乱、药物过量、巨大左心室、再发严重心肌缺血等多种因素有关。恶性心律失常一旦发生必须尽早识别、予以电除颤或电复律。治疗应从导致心律失常的诱因出发,尽快去除诱因,选择适当的复律方法可减少并发症的发生。

【经验与体会】

心律失常是心脏手术术中及术后常见的并发症之一,尤其在心内直视手术中发生率可高达 48%~74%。心脏手术术中常见的心律失常类型包括室性心律失常(室性早搏、室性心动过速、心室颤动等)、房性心律失常(房早、房扑、房颤等)、房室传导阻滞(常见于巨大的心室间隔缺损、法洛四联症等严重畸形矫正术后)、非传导性心动过缓(常见于体外循环中、心脏复跳后出现心肌收缩无力和心动过缓)。

心律失常的发生,增加了患者围手术期的危险性。严重的心律失常,尤其是恶性室性心律失常(malignant ventricular arrhythmia,MVA)随时可引起严重血流动力学不稳定,导致患者死亡。MVA 可表现为恶性室性心动过速,包括极速型室性心动过速(单形性、频率≥200~250 次 /min)、进行性加速型室性心动过速、多形性室性心动过速(包括尖端扭转型室性心动过速)、持续性室性心动过速、无脉搏型室性心动过速,亦可表现为特发性心室扑动和心室颤动。

导致心脏手术围手术期恶性心律失常的常见原因主要有:

(1) 手术前的心功能状态;

(2) 术中因素:如心脏膨胀张力过大;

(3) 手术本身的打击:心律失常的发生率高低与心脏病类型及手术有关,手术操作可引起心脏传导组织产生可逆性或不可逆性损伤,这些损伤可导致心脏异位激动、心动过速或房室传导阻滞;

(4) 血流动力学状态的影响:血容量不足、低心排量综合征等;

(5) 机体内环境稳定失平衡:酸碱平衡失衡、水电解质紊乱、高钾血症、低钾血症是常见心律失常的诱发因素;

(6) 缺氧、二氧化碳蓄积、低体温等;

(7) 麻醉因素。

心脏手术围手术期恶性心律失常的处理原则:①首先要识别和纠正进行性低血压、休克、急性心力衰竭等血流动力学障碍。②其次，纠正与处理基础疾病和诱因，如水电解质紊乱、酸碱平衡失调、血容量不足、低心排量综合征、缺氧、低体温等因素。③在血流动力学允许的情况下，根据心率快慢、心律是否规整、QRS波时限宽窄、QRS波群形态是单形还是多形、QT间期是否延长、P波和QRS波是否相关等大致确定心律失常的类型。④若心律失常造成严重的血流动力学障碍或引发患者不可耐受的症状，则应立即采取措施纠正心律失常。⑤如若心律失常不能立刻纠正，且心室率过快导致血流动力学状态恶化或伴有明显症状，此时应控制心室率。

恶性室性心律失常处理方法：①首选电除颤或电复律。前者适用于心室颤动/无脉室性心动过速的抢救和某些无法同步的室性心动过速；同步直流电转复适用于持续性室性心动过速。②药物治疗首选胺碘酮，但在使用过程中应避免静脉推注过快，减少低血压的发生。利多卡因一般只在胺碘酮不适用或无效时，或合并心肌缺血时作为次选药。③室性心律失常如果与心肌缺血有关，需积极进行抗缺血治疗。④心率缓慢时，室性期前收缩可能具有逸搏性质，此时应首先提升心率。⑤若由于心脏膨胀、张力大导致除颤效果不佳，则应立即行左心室引流或心脏挤压排空心室血液，使心脏张力降低后再进行电除颤。

心脏手术患者的左心室功能失常越严重，越难耐受心率的变化。需避免交感神经过度的兴奋，维持心率稳定。交感神经过度的兴奋明显加重心肌缺血，诱发恶性心律失常。应高度重视儿茶酚胺类药物的心脏毒性，大剂量使用儿茶酚胺会诱发较快的心率。高动力性心律失常应首先降低心肌氧耗，β-阻滞药或钙通道阻滞剂效果良好。

对于术中新发房颤，且对血流动力学的影响剧烈时，需即刻治疗。首选电复律治疗，不宜大量使用药物治疗。镁盐、胺碘酮、β-阻滞药对防治房颤可能有效。如胺碘酮无效，伊布利特可能有效。

【麻醉小结】

心脏手术中恶性心律失常经常发生，常危及患者生命及影响患者预后，必须及时找出病因、准确地处理。电除颤是很有效的治疗手段，但一味依靠电除颤也是不可取的，因为反复电除颤可使心肌内能量耗竭，不利于心功能恢复。

（吴刚明　闵　苏）

【专家点评】

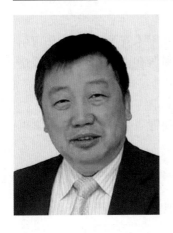

姚尚龙，二级教授，主任医师，博士研究生导师，华中学者特聘教授。湖北省第一层次医学领军人才，享受国务院政府特殊津贴。现任华中科技大学同济医学院附属协和医院麻醉与危重病教研所所长，国家卫生健康委能力建设和继续教育麻醉学专家委员会主任委员，湖北省麻醉临床医学中心主任。获中国消除贫困奖、医学科学家、荆楚楷模等荣誉称号。主要从事麻醉作用机制及围手术期肺损伤等研究。发表论文400余篇，其中SCI收录80余篇。担任10余部教材主编和参编专著30余部。

心脏手术围手术期的恶性心律失常主要以室性心律失常

较为常见,特别是在冠脉搭桥手术(Coronary Artery Bypass Grafting CABG)术中。与之相关的主要诱因有基础病态心脏、电解质与酸碱平衡紊乱、自主神经与应激激素的紊乱、围手术期药物作用。从本例恶性心律失常陈述来看,患者术前即存在下壁广泛心肌梗死、心功能差的状态。完善的术前准备才能应对围手术期的突发事件,尤其是在心脏复跳的关键阶段,不仅考验外科医师手术技艺的精湛,更大程度上依赖于麻醉科医师对复跳及复跳后心脏血流动力学变化的完美掌握。对于陈旧性心梗的心脏来说,复跳时要与体外循环师紧密沟通,防止复跳后心脏因血液进入过多导致的心脏容量负荷突然过大而超过病态心脏所能承受的状态,整个复跳时程应相对延长,使病态心脏缓慢适应停机前的负荷状态。而复跳后将所有可能导致血流动力学不稳定的因素进行综合的考虑,如鱼精蛋白中和、多种血管活性药物的使用等。鱼精蛋白使用时注射速度应尽可能缓慢,适当增加注射时间。若速度太快,大量的组胺释放导致血压降低将是压倒病态心脏的最后一根稻草。本病例中病态心脏的反复心室颤动的抢救措施得当,不依赖于单一方法及药物的使用,对降低心肌耗氧和电除颤纠正心律双管齐下,及时救治患者病态心脏。将理论标准完美执行的临床经验值得广大麻醉科医师学习。对于心脏手术恶性心律失常,有以下建议,供青年麻醉科医师探讨:①陈旧性心梗的心脏手术,因心功能差,对负荷敏感,即使常规心脏手术中微小的血流动力学变化,也可能对其造成极大的不良后果;②鱼精蛋白中和时,严格把控注射时间,切勿在最后关头掉以轻心;③对于突发的不明原因导致的恶性心律失常,及时应用多种方法纠正心律、血压,若效果不佳,再次行体外循环后寻找原因,防止因时间推移造成其他器官缺血缺氧的损伤。

参考文献

［1］SINGH A,MEHTA Y. Heart failure with preserved ejection fraction(HFpEF):Implications for the anesthesiologists［J］. J Anaesthesiol Clin Pharmacol,2018,34(2):161-165.

［2］GOZDZIK A,LETACHOWICZ K,GRAJEK B B,et al. Application of strain and other echocardiographic parameters in the evaluation of early and long-term clinical outcomes after cardiac surgery revascularization［J］. BMC Cardiovasc Disord. 2019,19(1):189.

［3］METKUS T S,SUAREZ-PIERRE A,CRAWFORD T C,et al. Diastolic dysfunction is common and predicts outcome after cardiac surgery［J］. J Cardiothorac Surg,2018,13(1):67.

［4］CHOWDHURY M A,COOK J M,MOUKARBEL G V,et al. Pre-operative right ventricular echocardiographic parameters associated with short-term outcomes and long-term mortality after CABG［J］.Echo Res Pract,2018,5(4):155-166.

［5］SHILLCUTT S K,CHACON M M,BRAKKE T R,et al. Heart failure with preserved ejection fraction:a perioperative review［J］. J CardiothoracVascAnesth,2017,31(5):1820-1830.

31. 非体外循环下冠状动脉搭桥术中吲哚菁绿致过敏性休克的麻醉管理

【导读】

冠状动脉旁路移植术后,由于移植血管闭塞或狭窄引起复发性心绞痛需再次进行冠状动脉旁路移植术的患者有增多的趋势。术中吲哚菁绿(indocyanine green,ICG)血管荧光造影成像系统可在冠脉旁路移植术中用于实时评估桥血管的通畅性和吻合口质量,对手术进行实时指导,有效减少搭桥手术早期失败率,降低术后并发症发生率,甚至可能准确的预测1年后桥血管的通畅性。近年来,随着 ICG 荧光血管造影在血管搭桥术中的不断应用,要重视其有可能引发过敏反应等不良反应。

【病例简介】

患者,女性,76 岁,体重 70kg,因"冠心病、不稳定性心绞痛",拟行冠状动脉旁路移植术。手术当日为急性心梗后 20 余天。否认药物、食物过敏史。术前冠状动脉造影示:前降支中段闭塞,回旋支、对角支、右冠重度狭窄。

实验室检查:肾功:血清尿素 4.9mmol/L,血清肌酐 59umol/L。肝功:血清丙氨酸氨基转移酶 26U/L,血清碱性磷酸酶 74U/L,血清 γ- 谷氨酰基转移酶 27U/L,血清总蛋白 80.6g/L,血清白蛋白 38.8g/L,血清总胆红素 14.8umol/L。余未见明显异常。

【麻醉方案与分析】

麻醉前评估:患者改良 Mallampati 张口度分级Ⅲ级,心脏超声示:心脏收缩功能舒张功能均降低,EF 值 42%,心绞痛频繁发作,丧失日常活动能力,无吸烟史,ASA Ⅳ级。

麻醉管理:患者入手术室后生命体征:BP 108/65mmHg,HR 48 次 / 分,SpO_2 98%。监测 BIS,局麻留置左桡动脉测压管,麻醉后行右颈内静脉穿刺置管。全麻诱导用药:依托咪酯 13mg、咪达唑仑 5mg、舒芬太尼 25ug、顺式阿曲库铵 10mg、利多卡因 100mg。继续面罩给氧 3 分钟后行 2% 利多卡因气管内表麻,表麻后 2 分钟行气管插管(潮气量 500ml,呼吸频率 12~14 次 /min,维持 $ETCO_2$ 35~45mmHg)。麻醉维持采用静吸复合维持,保持 BIS 值在 50 左右。手术开始前追加咪达唑仑 5mg、舒芬太尼 25μg。间断追加顺式阿曲库铵,术中患者血流动力学较稳定(BP:100~140mmHg/60~85mmHg,心率:40~60 次 /min),离断乳内动脉前给予肝素 100mg。搭桥完成后经中心静脉给予注射用吲哚菁绿 5mg(盐水稀释至 10ml,推注时间 10 秒左右)用于造影检测桥血管通畅性,注射完毕 3 分钟左右(即完成检测后)准备给予鱼精蛋白中和肝素时,血压突然从 125/75mmHg 降至 50/40mmHg,心率从 58 次 /min 升至 98 次 /min,立即给予肾上腺素 100μg 静推,血流动力学无明显改善。

术者立即行胸内心脏按压,给予余量肝素 110mg,紧急行主动脉及右心房插管建立体外循环,于左侧股动脉植入主动脉内球囊反搏泵(intra-aortic balloon pump,IABP)。体外循环辅助 40 分钟后,患者循环稳定,停止体外循环。起搏心率为 80 次 /min。持续泵注肾上腺素 0.08μg/(kg·min)、去甲肾上腺素 0.09ug/(kg·min),维持血压在 85~100/45~65mmHg 之间。术毕转入心脏外科 ICU 继续观察。

预后:第二天随访,患者生命体征:T 37.7℃,R 18 次 /min,HR 80 次 /min,BP 120/65mmHg。持续泵注肾上腺素 0.07μg/(kg·min)、去甲肾上腺素 0.08μg/(kg·min),24 小时尿量 1 000ml,心包胸骨后引流 50ml,胸腔引流 180ml。术后第三天,呼吸机辅助通气,持续泵注肾上腺素 0.03μg/(kg·min),拔除 IABP。术后第 5 天拔出气管导管,术后第 22 天,患者病情好转出院。

【经验与体会】

麻醉中常见的过敏性反应多由药物、乳胶制品或血液等引起,一般表现为皮肤反应(荨麻疹、潮红等)、呼吸系统反应(呼吸困难、支气管痉挛、发绀等)以及心血管系统反应(心动过速、血压骤降、甚至心跳骤停）。过敏性休克处理的原则是尽早发现，尽可能去除过敏源，及时处理：在保证患者氧合的前提下（可能需要人工气道处理），及时使用肾上腺素（剂量视休克程度）维持循环，适度应用激素、钙剂、抗过敏药物、补液、其他血管活性药等。因为本例患者出现低血压时还没有给予鱼精蛋白中和肝素，所以可以排除鱼精蛋白过敏反应。

1960 年，Fox 和 Wood 首次描述了 ICG 的物理和生理特性。它是一种近红外三碳氰类荧光染料，平均半衰期 3~4min。ICG 推荐用量是 0.2~0.5mg/kg，快速静脉推注。ICG 血管荧光造影的原理：近红外激光源投射至术野，血管内的 ICG 受激光激发发出荧光，过滤环境光和激光后，荧光信号被采录，自静脉注射 ICG 到影像生成不超过 5 分钟。ICG 的不良反应与其他种类的造影剂类似，严重的不良反应表现为低血压、心律失常，过敏性休克等，中度或轻度的不良反应包括恶心、瘙痒、晕厥或皮疹。有文献报道了 5 例在眼科应用 ICG 时出现低血压（甚至测不出血压）表现的过敏性休克。截至目前为止，未见心脏外科病例过敏报告，只有很少的文献描述了此药物的不良反应。因此，使用前必须确认患者无碘、海鲜及其他严重过敏史，无妊娠，以及仔细评估患者术前的肝肾功状态。

患者全麻手术术中很难即时诊断是否出现过敏反应及过敏反应的程度。第一，过敏反应确诊实验主要包括：皮肤试验和特异性 IgE 检测（在过敏反应发作时抽取血标本）。第二，在全麻过程中，患者可能会改变对急性过敏性休克有效的肾上腺素能药物反应效果。第三，由于患者术中处于无意识、镇静状态并且被无菌单覆盖，较难观察到是否有恶心、瘙痒、晕厥或皮疹等中度或轻度的不良反应及可能的气道反应，除非出现明显的血压降低，心率升高。此患者我们发现血压的急剧下降，心率的迅速增加，未见明显气道压增高。由于此患者是在心脏外科手术术间，体外循环已经准备好可供紧急启动，虽然是否应该进行体外循环辅助尚有争议，但本病例得到了及时的抗休克治疗，结局是好的。其他外科的患者往往没有这样的术中急救措施，导致抗过敏性休克的救治过程可能比较凶险。

【麻醉小结】

目前，ICG 不仅用于心脏外科和眼科，也越来越多地在神经外科、肿瘤外科等领域用于血管血流的术中评估。所以在术中应用 ICG 时麻醉科医师要谨慎，注意患者血流动力学的波动，建议应用时最好监测有创血压，若发生过敏反应能够及时处理。

（田阿勇　马　虹）

【专家点评】

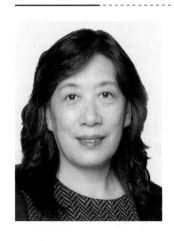

马虹，二级教授、主任医师、博士研究生导师。1986 年毕业于中国医科大学。曾在美国加州大学洛杉矶分校（UCLA）及 Cedars-Sinai 医学中心做访问学者。现任中国医科大学麻醉学科带头人、麻醉专业负责人，中国医科大学附属第一医院麻醉教研室、麻醉科主任，中华医学会麻醉分会副主任委员、中国医师协会麻醉学医师分会常务委员、中华医学会麻醉分会急诊与创伤筹备学组组长、辽宁省麻醉分会主任委员、辽宁省临床麻醉质控中心主任，《中华麻醉学杂志》副主编、《临床麻醉学杂志》《国际麻醉与复苏杂志》常务编委。

目前，非体外循环下冠状动脉旁路移植术在临床开展较多,但对于判断桥血管的通畅度目前尚无金标准。部分中心使用超声多普勒检测桥血管的流量,也有像本例患者这种应用 ICG 检测桥血管的通畅度。应用 ICG 是一个良好的尝试,但本例发生的过敏性休克过于凶险,如果处理不及时,后果不堪设想。过敏反应的发生和救治在麻醉科医师的日常工作中比较常见,也是麻醉科医师尤其是高年资医师的临床基本功。对于本例患者的救治,体外循环不一定是最佳选择,但结局最重要,提示我们在其他科室应用 ICG 时要加倍小心。

参考文献

[1] FUKUI T.Intraoperative graft assessment during coronary artery bypass surgery [J].Gen Thorac Cardiovasc Surg,2015,63(3):123-130.

[2] TAGGART D P,THUIJS D J F M,DI GIAMMARCO G,et al.Intraoperative transit-time flow measurement and high-frequency ultrasound assessment in coronary artery bypass grafting [J].J Thorac Cardiovasc Surg,2020,159(4):1283-1292.

[3] YAMAMOTO M,ORIHASHI K,NISHIMORI H,et al.Efficacy of intraoperative HyperEye Medical System angiography for coronary artery bypass grafting [J].Surg Today,2015,45(8):966-972.

[4] SIMAL-JULIÁN J A,MIRANDA-LLORET P,EVANGELISTA-ZAMORA R,et al.Indocyanine green videoangiography methodological variations:review [J].Neurosurg Rev,2015,38(1):49-57;discussion 57.

[5] ZELKEN J A,TUFARO A P.Current trends and emerging future of indocyanine green usage in surgery and oncology:An update [J].Ann Surg Oncol,2015,22(Suppl 3):S1271-1283.

32. 机器人辅助下房间隔缺损修补术中急性心肌缺血麻醉管理

【导读】

微创手术是外科的发展方向,自 2007 年我国引进达芬奇机器人心脏手术技术以来,国内开展最多的术式为房间隔缺损矫治术。达芬奇机器人手术中术野倍数放大 20 倍,具有创伤小、术后疼痛轻、患者满意度高、住院时间短等优点,但是对手术技术及术野要求高、学习曲线长,尤其是新开展此项技术时,术中团队(包括手术医师、麻醉科医师、监护室医师等)的密切合作极为重要,一旦术中发现异常情况必须及时沟通,查找原因,正确判断,有效处理,才能避免造成严重后果。房间隔缺损修补术中因为误缝冠状静脉窦导致急性心肌缺血的病例极为罕见,现报道 1 例。

【病例简介】

患者,男性,15 岁,因查体发现心前区杂音半个月入院。

现病史:患者半个月前查体发现心前区杂音,就诊于当地医院,行心脏超声、胸片、心电图检查,诊断为先天性心脏病房间隔缺损、支气管炎。患者自幼于冬天易患"感冒",生长发育及体力活动较同龄人稍差,无活动后口唇青紫及喜蹲踞现象,平日无咳嗽、咳痰、咯血。就诊于我院心内科门诊,行心脏彩超检查诊断为先天性心脏病,房间隔缺损(中央、下腔型),不能行介入手术,入院准备手术治疗。

体格检查:身高 170cm,体重 55kg,发育正常,面色无紫绀,胸廓对称无畸形,呼吸运动正常,双肺呼吸音清,未闻及干湿性啰音。心前区未见异常隆起,心尖部未触及震颤及心包摩擦感,叩诊心脏相对浊音界无明显扩大;听诊心率 75 次 /min,律齐,胸骨左缘第 3、4 肋间可闻及 2/6 级收缩期杂音,性质粗糙,P₂ 正常,无分裂,股动脉枪击音(−)。

实验室检查:无异常。

辅助检查:

(1) 心电图显示:完全性右束支传导阻滞,多导联 ST-T 改变。

(2) 术前胸部 CT:无异常。

(3) 超声心动图检查(图 1)结果:右心房、右心室扩大,房间隔中央累及下腔静脉回声中断 4.1cm×3.5cm,缺损后下缘无残端,见左心房向右心房血液分流。三尖瓣反流(轻度),估计肺动脉收缩压 49mmHg,左室射血分数 60%。

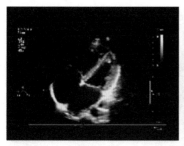 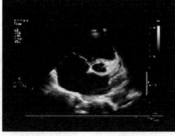 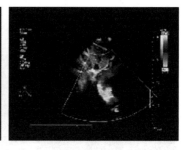

图 1　术前超声心动图

诊断:先天性心脏病,房间隔缺损(中央、下腔混合型);三尖瓣关闭不全;完全性右束支传导阻滞。

【麻醉方案与分析】

1. 房间隔缺损的常见部位　房间隔缺损(atrial septal defect,ASD)是最常见的先天性心脏病之一,约占先天性心脏病的 7%~10%,房间隔缺损常见部位见图 2。

2. 麻醉关注点　达·芬奇机器人房间隔缺损修补术麻醉管理的重点是维持通气功能确保机体有效氧合和体循环稳定与组织器官的灌注,及时发现和治疗心肌缺血。围手术期需要关注单肺通气对呼吸和心血管系统的影响,避免低氧血症和血流动力学紊乱。麻醉前在右肩背部和左季肋部放置体外除颤电极片接除颤仪。为了防止肺损伤,应在套管插入胸腔之前由双肺通气改为单肺通气。停止体外循环后避免液体过负荷以免发生急性肺水

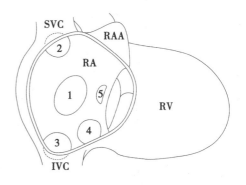

图 2　房间隔缺陷部位分型
1. 继发型(卵圆窝型);2. 上腔静脉(svc)型;
3. 下腔静脉(IVC)型;4. 冠状静脉窦型;5. 原发孔型。

肿。术中 BIS 监测指导麻醉药用量,维持适宜的麻醉深度,实现术后早苏醒、早拔管的要求。

3. 麻醉及手术经过　患者入室后常规给予心电监护,BP 108/70mmHg,HR 78 次 /min,SpO₂ 99%。开放外周静脉,局部麻醉下穿刺左侧桡动脉进行有创动脉压监测。全身麻醉诱导后经口插入 37# 左侧双腔气管导管,纤维支气管镜定位。超声引导下右颈内静脉穿刺并

测定中心静脉压（CVP）。术中静吸复合维持适当的麻醉深度，适当提高前负荷，降低后负荷，避免 PVR/SVR 明显波动。股动静脉插管完成后肝素化行 CPB，心脏不停跳下采用牛心包补片修补Ⅱ孔房间隔缺损，手术中保持患者头低位，麻醉科医师配合轻度膨肺，防止气体由左心房经二尖瓣进入左心室及体循环。房间隔修补完成后持续泵注多巴酚丁胺 2μg/（kg·min），米力农 0.2μg/（kg·min），停机顺利。静脉注射鱼精蛋白时，心电图显示Ⅱ导联、V_5 导联 ST 段逐渐抬高，呈急性心肌缺血的表现，最高 4mv，血压逐渐降低，收缩压最低至 50mmHg，马上停止注射鱼精蛋白，观察气道压 12cmH$_2$O，间断静脉注射氯化钙注射液、重酒石酸去甲肾上腺素、盐酸肾上腺素，血压仍不能维持，立即再次肝素化，重新建立体外循环，灌注停跳液查找原因。术中探查发现术者在手术过程中误缝闭了冠状静脉窦口（图3，图4），影响了冠脉循环，从而导致急性心肌缺血。随后立即拆除冠状静脉窦开口缝线，开放升主动脉后心脏复跳，待循环稳定后，顺利停机。体外循环总时间：135min+158min，升主动脉阻断时间：43min。

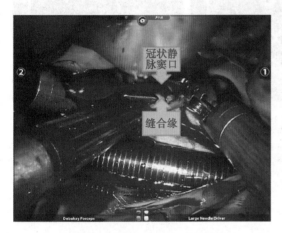 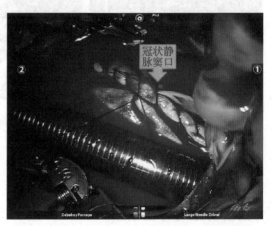

图 3　膨肺漏血，误缝冠状静脉窦　　　　　图 4　缝扎无漏血，未发现误缝冠状静脉窦

4. 预后　患者术后经过心肌保护、血管活性药合理使用并给予扩张血管的药物，如前列地尔/罂粟碱等，高敏肌钙蛋白 T 逐步降低，心肌缺血改善，术后 12 天后顺利出院。

【经验与体会】

达芬奇机器人辅助下房间隔缺损修补手术，若左心室发育良好，一般麻醉诱导和维持多无困难；但是对于 ASD 较大或者左心室较小者，应注意预防左心功能不全。

1. **警惕鱼精蛋白的不良反应**　鱼精蛋白是心脏手术 CPB 停止后拮抗肝素的特异性药物，但应用过程中其引发的过敏反应也时有报道，包括低血压、心率减慢、气道阻力升高、肺动脉压力增加等。国内报导鱼精蛋白过敏反应发生率为 2.7%~5.8%，中重度反应者死亡率为 20%，严重者死亡率可达 70%。国外报道过敏反应的发生率 0.06%~10.7%，严重反应的发生率为 0.13%。鱼精蛋白的不良反应主要分 4 型：Ⅰ型：快速给药反应，动脉或静脉给药时所出现的短暂血压下降，对有低血容量和左心功能不全者更易发生；Ⅱ型：过敏样反应，可再分为过敏毒素反应，即刻过敏反应，迟发过敏样反应；Ⅲ型：灾难性肺血管痉挛反应，在少量鱼精蛋白注射后便可即刻发生，之前可无鱼精蛋白接触史，对肺动脉高压和肺循环异常者尤易发生；Ⅳ型：延迟性非心源性肺水肿型。在有心电图 ST-T 动态变化前，先有低血压、高气道压的表现。

2. 冠状静脉窦阻塞对心电图的影响 冠状静脉窦是心肌血液循环(即冠脉循环)的一部分,主要功能是汇集来自于心肌的静脉血并将其引流回右心房。在冠状窦发生了阻塞和破坏后,心脏功能和结构会受到不同程度的影响。有动物实验报导将犬的冠状静脉窦进行阻塞后,由于阻塞引发了心电图的Ⅱ、Ⅲ、aVF 导联迅速出现 ST-T 的动态变化,表明了在冠状窦受到阻塞后,左心房的心肌组织出现了充血和淤血、心肌细胞轻度水肿和膜损伤、心肌间质充血、淤血、水肿等使得间质压力增加。再加上心脏代偿性收缩增强,形成对心肌细胞的挤压而加剧心肌细胞的损伤,最终以心肌供血改变而导致心电图的变化。

3. 并发症的防治 本例患者出现血流动力学变化后,团队成员及时沟通,麻醉科医师及时提醒术者心肌急性缺血并分析可能的原因,巡回护士及时调取手术录像,手术医师确定术中误缝冠状静脉窦,体外循环灌注医师快速准备动静脉插管(达芬奇手术插管与常规开胸手术插管不同),为患者最终的安全存活、顺利恢复奠定了坚实的基础。

【麻醉小结】

达芬奇心脏手术对团队的协作要求高,各成员在做好本职工作的同时要了解其他专业的知识。虽然达芬奇手术创伤小,美容效果好,但是需要严格筛选患者,加强血流动力学监测,早期发现并发症并进行恰当的处理,以获得最好的临床疗效。

(袁 莉)

【专家点评】

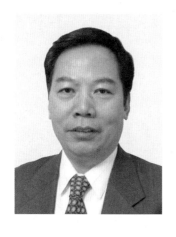

王世端,教授,青岛大学附属医院麻醉科名誉主任,博士研究生导师。从事临床麻醉医疗、教学和科研工作近 40 年。1992—1993 年在以色列西伯莱大学哈达萨医学中心主修体外循环冠状动脉搭桥手术的麻醉。在心血管手术的麻醉及危重症手术患者的监测治疗方面积累了丰富的经验。发表学术论文 70 余篇,主编及参编专著 7 部。现任中国心胸血管麻醉学会理事,《中华麻醉学杂志》《中华临床医师杂志》《临床麻醉学杂志》编委等。

本例患者在停体外循环后短时间内出现心电图 ST 段进行性抬高,呈急性心脏缺血改变,对症支持治疗无效后立即再次建立体外循环,进一步探查发现是由于误缝闭冠状静脉窦口所致。术中急性心脏缺血的直接原因为冠状动脉供血不足,其它原因还有突发的严重低血压,冠状动脉痉挛,冠状动脉气体栓塞或血栓。其中气栓是心内手术的常见原因之一。然而本例患者极为特殊,是由于冠状静脉窦被缝闭导致了冠脉回流受阻。心脏静脉系统一般分为两组,较大的心脏静脉及其属支(大系统,冠状静脉窦属支和非冠状静脉窦属支)和较小的心脏静脉及其属支(小系统,心最小静脉引流心内膜下及心肌窦状隙血液直接回流入右心房或右心室)。本例患者房间隔缺损较大(4.1cm×3.5cm),属于中央型并累及下腔静脉(中央、下腔混合型),缺损下缘无残端。因此,手术难度较大,同时手术中心跳不停止,手术视野暴露不佳,导致修补房缺时误缝冠状静脉窦,最终影响冠脉循环,出现急性心肌缺血。

本病例极为罕见,有以下警示:

1. 重视术前检查,对先天性心脏疾病的超声心动图检查,术者不仅要看结果,更要仔细全面阅读对畸形的描述,来确定手术治疗方案。

2. 达芬奇机器人辅助心脏手术虽然在国内开展已经有 10 余年,但各类手术的数量仍不多,还需要不断积累经验,吸取教训。对新开展此项技术的单位,更要加强学习。

3. 强调术中监测的重要性,TEE 应作为常规项目,密切的术中监测可以早期发现问题,甚至在心电图 ST 段抬高之前就可发现心肌节段性收缩不良。

4. 强调麻醉科医师与手术医师密切沟通的重要性。术中发生意外情况,应迅速分析,正确判断,及时有效处理。

参考文献

[1] 刘灿,张成鑫,刘状,等 . 机器人与经胸骨正中切开入路行房间隔缺损修补术的疗效对比[J]. 中国胸心血管外科临床杂志,2021,28(5):529-533.

[2] 唐义虎,吴延虎,周景昕,等 . 达芬奇系统下改良不停跳房间隔缺损修补及学习曲线的临床研究[J]. 中国临床研究,2020,33(10):1314-1319.

[3] GÜLLÜ AÜ,ŞENAYŞ,ERSIN E,et al.Feasibility of robotic-assisted atrial septal defect repair in a 6-year-old patient [J].Int J Med Robot,2021,17(2):e2185.

[4] 夏鹏飞 . 刍议犬冠状静脉窦阻塞对心电图的影响[J]. 中西医结合心血管病杂志,2016,4(19):81.

第五章　心肺移植及联合手术麻醉管理

33. 心脏移植术麻醉管理

【导读】

心脏移植手术作为终末期心力衰竭患者的最终治疗手段,因受体心功能及其他重要器官的失代偿状态,以及供心状态的不确定性,给麻醉和围手术期管理带来极大的难度和挑战。

【病例简介】

患者,54岁,女性,反复发作活动后胸闷不适10年,加重伴夜间不能平卧3月余,诊断为扩张型心肌病,心功能NYHA Ⅳ级,拟在我院行心脏移植手术。

体格检查:意识清晰,精神萎靡,半卧位,呼吸稍急促,颈静脉充盈,心率109次/min,窦性节律,双肺呼吸音粗,肺底有湿啰音,心尖搏动位于第5肋间锁骨中线外1.5cm,双下肢不肿,脊柱四肢无异常。

辅助检查:

(1)血常规:红细胞(RBC)5.10×10^{12}/L,血红蛋白(Hb)166g/L,血小板(PLT)170×10^9/L,白细胞(WBC)5.21×10^9/L,中性粒细胞(N)占比63.3%。

(2)出凝血功能:凝血酶原时间(PT)31.9s,国际标准化比值(INR)2.89,活化部分凝血酶原时间(APTT)32.3s。

(3)肝肾功能:总胆红素(TB)16.4μmol/L,直接胆红素(DB)7.2μmol/L,谷丙转氨酶(ALT)29U/L,谷草转氨酶(AST)29U/L,乳酸脱氢酶(LDH)370U/L,尿素氮(BUN)7.8mmol/L,肌酐(Cr)110μmol/L。

(4)超声心动图:全心扩大伴左右心室整体收缩活动减弱,左心室射血分数(LVEF)33%,三尖瓣环收缩期位移(TAPSE)15mm;中重度二尖瓣反流;中度肺动脉高压伴中度三尖瓣反流。

(5)肺动脉导管检查:有创动脉血压(IBP)83/58(68)mmHg,右心房压(RAP)22mmHg,右心室压(RVP)53/16mmHg,肺动脉压54/31(40)mmHg,肺动脉楔压(PAWP)26mmHg,心排血量(CO)3.7L/min,心排指数(CI)2.3L/(min·m²),体循环阻力(SVR)995dyne·s/cm⁵,肺循环阻力(PVR)305dyne·s/cm⁵,混合静脉血氧饱和度(SvO₂)23%。

诊断:

扩张型心肌病,心功能NYHA Ⅳ级。

【麻醉方案与分析】

1. **手术指征**　患者心超提示全心扩大伴心室收缩活动减弱,术前检查诊断为扩张型心肌病,慢性心力衰竭,心功Ⅳ级;体力活动明显受限;且经最佳药物治疗之后不能改善心衰症状。诊断明确,具有手术指征,无手术禁忌证。

2. **手术方案**　全身麻醉 + 体外循环下行原位心脏移植术。

3. **手术及麻醉过程**　心脏移植为急诊手术,仔细评估患者情况,复习患者病史及检查资料,明确末次进食进饮情况以及长期服药情况。

患者入手术室后常规心电监护,穿刺左桡动脉、右颈内静脉,放置肺动脉导管,术前桡动脉有创动脉压 90/60mmHg,术前肺动脉压力(PAP) 45/12(30)mmHg,肺血管阻力(PVR) 360dyne·s/cm^5。患者禁食 8h,常规诱导后行气管插管后置入食管超声探头。静脉泵注舒莱(注射用巴利昔单抗)20mg。诱导药物:依托咪酯、舒芬太尼、罗库溴铵,药物小剂量滴定给药,减慢诱导速度,同时备好血管活性药和正性肌力药。

常规消毒铺巾,胸骨前正中切口,锯开胸骨,全身肝素化后打开心包,经升主动脉、上下腔静脉插管建立体外循环,依次切断主动脉、肺动脉、经右心房切断上下腔静脉、沿房间沟及房室沟水平切下左心房袖,取出病心。检查供心未见卵圆孔未闭或瓣膜病,修剪供心的左心房,自左上肺静脉开口位置开始连续吻合左心房,缝合主动脉切口,左心排气完毕,经体外循环注入甲强龙 500mg 后,开放主动脉,心脏自动复跳。依次吻合下腔静脉、肺动脉及上腔静脉。辅助循环 90min 后逐步停体外循环;鱼精蛋白中和肝素。

心脏复跳后应用肾上腺素、去甲肾上腺素、米力农支持循环;静脉注射瑞莫杜林降低肺动脉压。停体外循环时:有创动脉压 95/60mmHg,肺动脉压 32/12mmHg,HR 120 次 /min,CVP 18mmHg,心脏冷缺血时间 110min。手术期间特殊药物:舒莱、甲强龙、瑞莫杜林。

手术历时 5h23min,术中出血约 400ml,输入晶体液 2 200ml,人工胶体 500ml。术中尿量 200ml。手术结束带气管导管送 ICU。

4. **预后**　患者术后第一天使用较大剂量正性肌力药和血管活性药,血压仍有较大波动,遂予以体外膜肺(AV-ECMO)辅助。术后 4d 撤离 ECMO,术后 10d 出 ICU,术后 20d 出院。

【经验与体会】

1. **心脏移植患者的术前评估**　心脏移植手术患者均处于心力衰竭终末阶段,一般具有以下病理生理特点:①心肌最大收缩力明显下降,相对固定的搏出量(SV)。②心脏舒张功能差,心腔内压力升高,常伴有体循环和肺循环淤血,甚至水肿。③前负荷依赖,但增加前负荷也不再产生 Frank-Starling 有效反应。④体内长期处于高儿茶酚胺状态,儿茶酚胺受体下调,药物反应差。⑤心脏储备功能极差,升高和降低后负荷都可能会导致失代偿。⑥常伴有心律不齐、心动过速、早搏等。术前需要重点关注患者近期的心功能有无恶化,术前末次肺动脉导管或者右心导管检查的结果以及术前末次进食情况。如果患者在一个或几个血管扩张剂或正性肌力药应用后肺动脉收缩压(PASP)>60mmHg,PVR>6Woods 单位,跨肺压力梯度 >15mmHg,为心脏移植的禁忌证。对于 PVR 介于 6~8Woods 的患者,可先给予药物治疗,之后根据情况谨慎评估。实验室检查要关注患者的肝肾功能和凝血功能,术前认真复习患者的影像学资料,综合评估患者的一般情况。对于使用正性肌力药物或球囊反搏的患者,需了解用药种类和药物输注速率以及主动脉内球囊反搏(IABP)的使用时间和参数设置,建议正性肌力药物和球囊反搏持续应用直至患者入手术室后。

2. **麻醉管理**　除了常规监测,还需要在麻醉诱导前建立有创血压监测和肺动脉导管监测,开放大口径静脉通路;患者术后需使用大剂量激素及免疫抑制剂,所以术中所有的有创操作均要求严格无菌。二次手术患者需要额外备好股动静脉插管以及体外除颤装置。

免疫抑制剂(注射用巴利昔单抗,20mg)需要在供心种植前20min输注完成,麻醉诱导期间,对于术前循环稳定且禁食的患者可采用小剂量滴定给药方式缓慢诱导;对于循环不稳定的患者应在正性肌力药/血管收缩药支持下,选用对循环抑制轻微的药物(如依托咪酯、舒芬太尼)诱导,必要时也可选用兴奋交感神经的药物(氯胺酮/艾司氯胺酮);所有患者的血流动力学管理目标为:①保持心率和心肌收缩力(考虑持续泵注正性肌力药物)。②避免前负荷和后负荷的明显改变(适当补液、慢诱导、合理使用缩血管药物)。③避免升高 PVR(避免缺氧、二氧化碳潴留、纠正酸中毒、避免焦虑及浅麻醉下气管插管)。

左心系统吻合完成后给予单次剂量激素(500mg 甲泼尼松龙)预防超急性排异反应。移植后的心脏处于去神经状态,需要选用直接作用于心脏的药物(如肾上腺素或异丙肾上腺素)兴奋心脏。心脏移植受体体内长期高儿茶酚胺水平可能削弱 α- 肾上腺素能药物的作用,而对 β- 肾上腺素能药物反应正常。所有间接作用于心脏的药物,包括通过交感神经(麻黄碱)或副交感神经(阿托品、泮库溴铵、依酚氯铵)起效的药物通常是无效的。

3. **术后管理**　右心室功能不全在心脏移植术后最为常见,原因包括:供心缺血时间过久(包括热缺血与冷缺血)、肺动脉吻合处扭曲狭窄、术前存在的肺高压、鱼精蛋白反应导致的肺高压、供体 - 受体大小不匹配和急性排异反应等。针对性治疗包括:①支持右心功能,包括应用 α- 肾上腺素能受体激动剂维持冠脉灌注压、正性肌力药物(多巴酚丁胺、米力农、肾上腺素)维持心肌收缩力。②避免 PVR 升高,包括避免缺氧、酸中毒、二氧化碳潴留,避免胸内压大幅增加、避免过高的 PEEP、适当延长呼气时间,避免浅麻醉、适当增加阿片类药物用量等。③使用肺血管扩张剂降低 PVR,如前列腺素 E_1 [0.05~0.15μg/(kg·min)]、吸入一氧化氮(NO)20~40ppm 等。

左心室功能不全也是常见问题,原因包括:供心缺血时间过久、供心冠脉病变、冠脉内血栓、供心在获取之前即需要大剂量的正性肌力药物维持功能和手术因素等。在改善外科因素和加大药物用量后,依然不能解决的左心功能不全,可考虑放置主动脉内球囊反搏。术后难以纠治的心力衰竭可以考虑使用 ECMO,等待心功能的恢复。

对于术前已经存在肾功能不全的患者,需选用对肾功能影响较小的药物,如:避免使用人工胶体液、避免非甾体类抗炎药、肌松药选用顺式阿曲库铵等。术后肾功能不能恢复需要早期进行肾脏替代治疗(CRRT)。

【麻醉小结】

心脏移植患者均为最佳药物治疗无效的终末期心衰患者,患者心功能差,病情复杂,围手术期容易发生右心衰及急性排异反应,术后需要长期服用免疫抑制剂,大大增加了围手术期的管理难度与复杂度。细致谨慎的术前评估和围手术期管理有助于患者平稳度过围手术期,取得良好的预后。

(胡　艳　　郭克芳)

【专家点评】

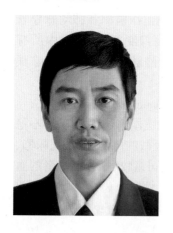

毕严斌,山东第一医科大学第一附属医院(山东省千佛山医院)麻醉科副主任,主任医师,山东省医学会麻醉学分会委员。山东省医师协会麻醉学分会常务委员。山东省中西医结合学会麻醉与镇痛专业委员会委员。

心脏移植是终末期心脏病患者的有效治疗手段,随着医疗技术不断提高,越来越多的终末期心脏病患者接受心脏移植。但由于供体不足,还不能满足所有患者需要。心脏移植麻醉具有较大挑战性,对手术成功与否起到很重要作用。

术前充分全面了解患者病情,特别是心功能情况。患者术前心功能差别很大,应根据患者临床表现、活动耐受度、超声心动图、右心导管或肺动脉导管检查来判断心功能。另外还要充分了解患者术前肺动脉高压、肺血管阻力情况,绝大部分患者都有不同程度肺动脉高压,肺血管阻力增高。肺血管阻力超过 6wood 单位为手术禁忌证。上文也提到了有些超过此限度患者经过积极治疗也成功接受心脏移植。麻醉诱导应采用小剂量麻醉药物滴定式给药,近年来较少使用氯胺酮,担心其升高肺动脉压。麻醉维持在体外循环建立之前仍应小剂量麻醉药维持,避免循环抑制。供心复跳后,应保持较高灌注压,根据供心情况选用不同正性肌力药物,根据各种监测判断左右心收缩情况,调整正性肌力药物。在药物无效时应及早考虑使用 IABP 或 ECMO。血流动力学管理的另一重要方面是肺动脉压和肺血管阻力管理,除采用上文提到的非药物处理措施外,如肺动脉压仍高应及时使用特异性降低肺动脉压药物,是保证手术成功较为关键的措施。

参考文献

[1] KAPLAN J A,AUGOUSTIDES J G T,MANECKE J R G R,et al. Kaplan's cardiac anesthesia for cardiac and noncardiac surgery [M]. Seventh edition,Elsevier,Inc. 2017:974-993.

[2] BHAGRA S K,PETTIT S,PARAMESHWAR. Cardiac transplantation:indications,eligibility and current outcomes [J]. Heart,2019,105(3):252-260.

[3] KOLSRUD O,KARASON K,HOLMBERG E,et al. Renal function and outcome after heart transplantation[J]. J Thorac Cardiovasc Surg,2018,155(4):1593-1604.

[4] MEHRA M R,CANTER C E,HANNAN M M,et al. The 2016 International Society for Heart Lung Transplantation listing criteria for heart transplantation:A 10-year update [J]. Heart Lung Transplant,2016, 35(1):1-23.

34. 心肺联合移植术麻醉管理

【导读】

心肺联合移植术是挽救终末期心肺疾病患者生命的有效治疗手段,但是因其属特大型手术,具有难度高,风险大的特点。患者术前心肺功能极差,病情重给麻醉管理带来了较大的挑战。

【病例简介】

患者,女性,23岁,因"室间隔缺损修补术后9年,活动后胸闷气喘乏力伴恶心3年,加重1年"入院。入院诊断为:室间隔缺损修补术后、肺动脉高压、艾森曼格综合征。

体格检查:意识清楚,T36.4℃,心音可,心律齐,肺动脉区可闻及舒张期杂音,双肺呼吸音清,未闻及啰音。腹部平软,双下肢不肿,口唇发绀,四肢可见杵状指。

既往史:2007年行"室间隔缺损修补术"。

辅助检查:

(1) 术前超声心动图示:室间隔缺损修补术后未见残余分流、肺动脉瓣重度关闭不全、肺动脉扩张并肺动脉高压、三尖瓣整形术后中至重度关闭不全、右心增大、卵圆孔重开。

(2) 肺功能提示:中期流速降低,小气道功能障碍。

(3) 右心导管测压:肺动脉压185/60(108)mmHg。

(4) 胸片:胸骨呈术后改变;心脏增大,肺动脉段突出,侧位片示心前及心后间隙变窄,考虑左房右室增大;双肺纹理增粗,提示肺血流增多。

诊断:室间隔缺损修补术后、肺动脉高压、艾森曼格综合征。

【麻醉方案与分析】

1. 手术指征　艾森曼格综合征(Eisenmenger syndrome)多由于房、室间隔缺损,动脉导管未闭或主肺动脉间隔缺损等左向右分流性先天性心脏病所引起。2019年MAESTRO研究中对艾森曼格综合征进行了进一步的定义,即超声心动图显示心房、心室或大动脉水平大的缺损,合并右向左分流或以右向左为主的双向分流;静息、吸空气状态下,70%< 动脉氧饱和度≤90%;右心导管测压肺动脉平均压>25mmHg,肺小动脉楔压≤15mmHg,且肺血管阻力≥10Wood单位。此类病症被视为心内矫正手术禁忌,心肺移植或单纯肺移植加心内缺损修补是治疗该类疾病的最终方法。

2. 麻醉评估

改良Mallampati气道评级:Ⅰ级;

纽约心功能分级(NYHA):Ⅳ级;

麻醉ASA分级:Ⅳ级。

3. 麻醉方案　患者入室后吸氧,开放静脉,监测心电图(ECG)和SpO_2,局部麻醉下行左桡动脉及右颈内静脉穿刺测压。中心静脉通路持续泵注前列腺素E_1 0.05μg/(kg·min)。静脉注射芬太尼10μg/kg,依托咪酯0.2mg/kg,罗库溴铵0.6mg/kg行麻醉诱导,气管插管成功后机控通气。丙泊酚4~8mg/(kg·h),舒芬太尼20μg/(kg·h)持续静脉泵注,维持麻醉。术中连续监测BP、MAP、ECG、CVP、SpO_2、$P_{et}CO_2$、尿量、BIS、肛温及鼻咽温,间断监测动脉血气及电解质。切皮前巴利昔单抗20mg中心静脉输注,体外转流前输注完毕。浅低温,中高流量建立体外循环。取下患者心肺后,灌注压提至75mmHg左右彻底止血创面。供心入心腔后予甲泼尼龙琥珀酸钠500mg静脉滴注。吻合心肺期间将体外循环灌注流量减低。气管吻合后行气道内吸引,吸出痰液及血液,呼吸机模式改为手控通气,30cmH_2O气道压力测试有无漏气,之后采用低频率(4~6次/min),小潮气量(6ml/kg)、低氧浓度(21%)机控通气。鼻咽温升至35℃后,开放主动脉。中心静脉通路泵入多巴胺3μg/(kg·min),肾上腺素0.01μg/(kg·min)。辅助循环30min后停体外循环(cardiopulmonary bypass,CPB),

心率维持于 100 次 /min 左右。术中持续静脉泵注米力农 0.25~1μg/(kg·min)，前列腺素 E_1 0.05~0.4μg/(kg·min) 及硝酸甘油 0.1~2μg/(kg·min) 扩张肺血管及周围血管。一氧化氮（NO）可改善移植肺功能衰竭患者的肺血流动力学和气体交换，必要时也可使用。手术历时 5h。术后安装临时起搏器，送 ICU。

4. 预后　术后超声心动图及多普勒提示心脏移植术后，主动脉瓣及肺动脉未见异常，各房室腔不大，瓣膜活动可，室壁运动未见异常，CDFI：未见异常血流信号。纤支镜检查可见气管黏膜形态正常，气管吻合口对合良好。患者 6 个月后顺利出院，出院时可下地活动，氧饱和度 100%，血压 113/73mmHg，双肺呼吸音清，无明显咳嗽咳痰。

【经验与体会】

1. 艾森曼格综合征病变特点　艾森曼格综合征病变机制可概括为肺血流增多、肺血管内皮功能发生紊乱、凝血功能障碍。患者表现为术前氧饱和度低、氧分压低，需要吸氧、降低肺动脉压力，增加心指数。磷酸二酯酶抑制剂不仅能降低该类患者的肺动脉压和扩张体循环血管床，还具有直接的强心作用。对低心排和肺高压均有治疗和预防作用。前列腺素类药物改善左右心室泵功能，改善艾森曼格综合征患者的氧合。艾森曼格综合征是先天性心脏病相关性肺动脉高压的最终阶段，一旦发生则提示患者的预后差，通过内科药物治疗仍无法改善症状时，则考虑心肺联合移植作为最终治疗手段。

2. 心肺联合移植麻醉管理特点

（1）术前准备与监测：艾森曼格综合征患者由于术前存在严重的肺动脉高压，常合并右心功能衰竭，心肌最大收缩力明显下降，增加前负荷将不再使心输出量增加，心功能曲线变平和向下移位，轻微的容量变化即可发生严重低血压。麻醉前准备应常规进行肺血管压力和右心功能评估。术前应充分调整好心功能及水电解质酸碱平衡，积极治疗其他合并症。终末期心肺疾病伴有严重肺动脉高压和右心功能衰竭的患者，术前禁用具有扩张血管和抑制心肌的镇静类药物。吸氧、静脉使用前列腺素 E_1 可有效降低肺动脉压力。术前已经使用的正性肌力药物，应继续使用。对于药物无法维持的心肺功能极差的患者，也可使用体外膜肺支持呼吸循环，为患者顺利完成心肺联合移植争取时间。心肺联合手术的术中监测与常规心内直视手术的监测基本相同，不同的是建议置入肺动脉漂浮导管，连续监测混合静脉血氧饱和度，提供早期预警，以指导麻醉和后续的治疗。

（2）术中管理

1）麻醉诱导力求缓慢平稳，避免增加右向左分流，加重低氧血症及心肌抑制。气管插管后放置经食道超声心动图（TEE）了解心脏实时情况。

2）麻醉维持期以阿片类药物为主，辅以丙泊酚及肌肉松弛药物。麻醉要保证一定的深度，避免因麻醉过浅引发不良影响。

3）呼吸管理应精细化调控，体外循环前采用小潮气量（6ml/kg）快频率（12~14 次 /min）来维持正常的分钟通气量。过高的通气压力会影响静脉回流，升高肺动脉压力，加重右向左分流。气管吻合后改低频率（4~6 次 /min）、低潮期量（6~8ml/kg）、低吸入氧浓度（21%）通气。体外循环结束后根据吻合口情况、血气结果调整呼吸机参数。

4）静脉使用正性肌力药物以增强心排出量，改善外周灌注。围复跳期经中心静脉通路持续泵注多巴胺、肾上腺素或异丙肾上腺素，以达到足够的心排出量和维持适当的心率（110~130 次 /min）。必要时还应同时应用血管扩张药物，降低肺动脉压力和体循环阻力。

（3）器官保护

1）心肺联合移植同肺移植一样，由于移植肺缺血再灌注损伤、去神经支配、肺淋巴循环中断和手术创伤的打击，术后早期可出现肺水肿、肺移植反应（implantation response），术中应尽量控制晶体液的输注，使中心静脉压维持在 10cmH$_2$O 以下。移植肺处于去神经支配状态，失去迷走神经对气管、肺血管及肺牵拉感受器的支配，咳嗽反射消失，因此患者术后易发生肺部感染，应在患者完全清醒后再考虑拔除气管导管。吸入氧浓度（FiO$_2$）不宜设置过高，一般为 50% 以下，高浓度的氧会增加氧自由基的产生，加重移植肺缺血再灌注损伤。体外循环后早期可选择肺血管扩张药物或经气管吸入 NO。移植肺功能衰竭是术后早期导致患者死亡的主要原因，目前的治疗多为支持性治疗，限制液体入量减少肺水肿的发生，降低肺血管阻力，改善气体交换，体外膜肺可支持患者直到肺功能恢复正常。

2）移植心因缺血再灌注损伤，心功能早期受到抑制，需要使用正性肌力药以增加心排血量。去神经支配的心脏主要靠增加心率来增加心排血量，可使用小剂量的肾上腺素 0.01~0.05μg/（kg·h）使心率维持在 100~110 次 /min，增强心肌收缩力，增快心率，避免低血压的发生。也可使用异丙肾上腺素维持心率的同时增加心肌收缩力，同时降低体/肺循环阻力。10%~20% 的心肺移植患者术后会出现窦房结功能紊乱，表现为结性心律、心动过缓和房室传导阻滞，多需要安装临时起搏器。

（4）并发症处理：体外循环停机后，早期常发生右心功能不全。由于机体炎症介质释放会导致肺血管痉挛，体外循环期间形成的微栓沉积于肺血管床会出现肺动脉压力升高，严重时可出现供心急性右心衰竭。一旦血流动力学监测发现肺动脉压力进行性升高，常提示急性右心功能不全。应积极处理。包括过度通气，应用硝酸甘油、米力农和前列腺素 E，经气管吸入 NO。降低肺动脉压，改善通气 / 血流比例，提高动脉氧分压，治疗肺高压导致的急性右心功能不全。

心肺联合移植术后管理方案尚无统一标准。术后可能发生肺排斥反应、肺部感染和术后出血。应进行有针对性的监测，积极治疗改善预后。

【麻醉小结】

心肺联合移植手术最终能否成功与麻醉管理密切相关。术前改善心肺功能，术中维持血流动力学稳定，避免术后出血，低心排，肺部感染及做好缺血再灌注损伤移植心肺的器官保护都是心肺联合移植手术麻醉管理关键。

（王　慧　姚尚龙）

【专家点评】

马虹，二级教授、主任医师、博士研究生导师。1986 年毕业于中国医科大学。曾在美国加州大学洛杉矶分校（UCLA）及 Cedars-Sinai 医学中心做访问学者。现任中国医科大学麻醉学科带头人、麻醉专业负责人；中国医科大学附属第一医院麻醉教研室、麻醉科主任；中华医学会麻醉分会副主任委员、中国医师协会麻醉科医师分会常务委员、中华医学会麻醉分会急诊与创伤筹备学组组长；辽宁省麻醉分会主任委员、辽宁省医师协会麻醉与围手术期医学医师分会会长、辽宁省临床麻醉质控中心主任；《中华麻醉学杂志》副主编、《临床麻醉学杂志》《国际麻醉与复苏杂志》常务编委。

心肺联合移植是治疗晚期心肺疾病最后治疗手段。此类患者病情危重，对麻醉管理提

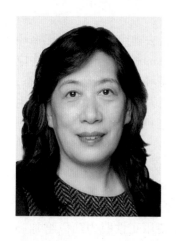

出了更高要求,其麻醉管理要点如下:

①麻醉诱导后到建立 CPB 前是麻醉管理最难维持的阶段。建立完善的监测,应该尽可能使用漂浮导管、PiCCO 及 TEE 监测;选择合适的麻醉药物及剂量至关重要,可监测麻醉镇静深度,确保血流动力学稳定及良好的氧合;②对于去神经支配的心脏需要应用直接作用于心脏的药物维持心肌收缩力及心率,特别是心排血量更依赖心率,使心率维持在相对较快的水平;③围手术期监测肺动脉压力及应用前列腺素 E1、硝酸甘油及吸入 NO 积极预防和治疗右心衰竭和肺动脉高压;④采用目标导向的液体管理策略,控制液体输注速度及量,减少心脏负荷,控制血钾水平,关注肾功能情况;⑤CPB 停机后的氧合问题至关重要,吸痰、涨肺、适度的 PEEP、采取合适的呼吸机模式确保氧合。

参考文献

[1] 刘明政,李立环,金沐,等.同种原位心脏移植手术的麻醉处理[J].中华麻醉学杂志,2006,12:1110-1113.

[2] 史嘉玮,王志文,孙永丰.中国心肺联合移植操作规范(2019 版)[J].中华移植杂志(电子版),2020,03:129-135.

35. 达芬奇机器人辅助实施心肺联合手术麻醉管理

【导读】

近年来,达芬奇机器人手术由于创伤小,手术精细,术后恢复快等优点,越来越被医师和患者所接受,且手术的病种也逐渐增加,但以机器人辅助同时实施两个器官手术的报道仍较少。现将青岛大学附属医院完成的 1 例冠状动脉搭桥联合肺叶切除手术麻醉管理报告如下:

【病例简介】

患者,女性,51 岁,体重 55kg。因间歇性胸痛半年余入院。

现病史:患者半年前无明显诱因出现间歇性胸痛,伴后背部疼痛及咳嗽,无胸闷、憋气,无咳痰、咯血,无发热、盗汗。在青岛大学附属医院就诊,行胸部动态三维成像(增强)CT 显示:右肺上叶不规则团片影,考虑肿瘤可能性大。门诊以右肺占位收入院。患者自发病以来精神状态欠佳,体重较前减轻 5kg。

既往史:有高血压病史 5 年,最高血压达 150/100mmHg,平素服用吲达帕胺,血压控制正常。3 年前行全子宫切除手术,术后恢复顺利。

体格检查:查体合作,T 36.7℃,P 80 次/min,BP 120/80mmHg。口唇无紫绀,气管居中,双锁骨上未触及肿大淋巴结,胸廓对称、无畸形,双肺呼吸音清,未闻及干、湿性啰音。听诊心率 80 次/min,律齐,各瓣膜听诊区未闻及病理性杂音。双下肢无水肿。

实验室检查:化验结果正常。

影像学检查:

（1）心电图：窦性心律，多导联 ST-T 改变。

（2）超声心动图：心瓣膜退行性变，二尖瓣反流（轻度），左心室舒张功能减低，左室射血分数 60%。

（3）肺部增强 CT（图 1）：右肺上叶不规则阴影，左肺下叶结节影，性质待定。

（4）心脏 CTA 结果（图 2）显示：符合冠状动脉粥样硬化并多发斑块形成、管腔狭窄，左冠状动脉前降支近段局部狭窄约 50%。

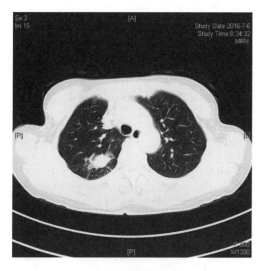 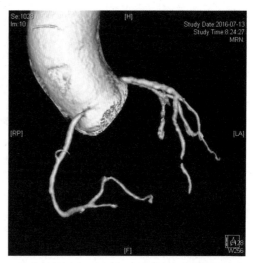

图 1　术前肺部增强 CT

图 2　术前心脏 CTA：符合冠状动脉粥样硬化并多发斑块形成、管腔狭窄，左冠状动脉前降支近段局部狭窄约 50%

诊断：冠状动脉粥样硬化性心脏病，不稳定性心绞痛，肺占位性病变（右侧），全子宫切除术后。

【麻醉方案与分析】

1. **麻醉前评估**　麻醉科住院总医师在接到会诊通知床边了解病史时发现，患者偶感心前区疼痛，与活动无关，会诊过程中患者再次感觉心前区不适，复查心电图示：V2~V3 导联 ST 段压低，T 波倒置，较入院时有动态改变。结合心脏 CTA 的检查结果，考虑为冠状动脉粥样硬化性心脏病合并不稳定性心绞痛，建议进行多学科会诊（MDT）。医院医务处组织的胸外科、心血管外科、心血管内科、麻醉科、影像科等多学科会诊，最终意见决定术前行冠状动脉造影，根据造影结果再次进行全面评估。冠状动脉造影（图 3，图 4）结果显示：左冠状动脉主干（LM）开口狭窄 70%；左前降支（LAD）近段狭窄 60%；左回旋支（LCX）正常；右冠状动脉（RCA）近中段痉挛。本例患者因肺占位，怀疑肺恶性肿瘤需要手术治疗，同时合并冠状动脉粥样硬化性心脏病，如何确定手术方案及手术顺序？根据 MDT 讨论结果并征求患者和家属意见，最终决定实施最符合患者利益的联合手术。

2. **麻醉计划**　在全身麻醉下同期进行达芬奇机器人冠状动脉搭桥术 + 右肺病损切除术。

3. **麻醉管理**　患者入室后 BP 140/70mmHg，心率 70 次 /min，SpO$_2$ 97%。局部麻醉下

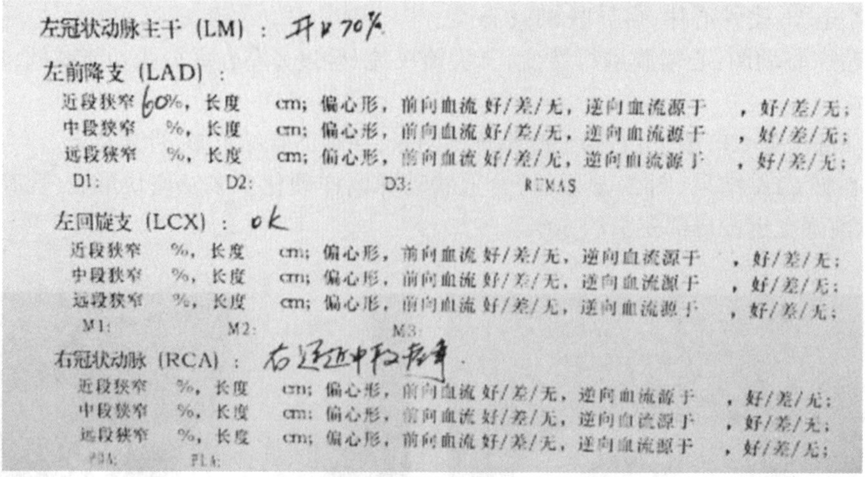

左冠状动脉主干（LM）：开口70%

左前降支（LAD）：
　近段狭窄 60% 长度　　cm；偏心形，前向血流 好/差/无，逆向血流源于　　，好/差/无；
　中段狭窄　 % 长度　　cm；偏心形，前向血流 好/差/无，逆向血流源于　　，好/差/无；
　远段狭窄　 % 长度　　cm；偏心形，前向血流 好/差/无，逆向血流源于　　，好/差/无；
　D1:　　　　D2:　　　　D3:　　　　RIMAS

左回旋支（LCX）：ok
　近段狭窄　 % 长度　　cm；偏心形，前向血流 好/差/无，逆向血流源于　　，好/差/无；
　中段狭窄　 % 长度　　cm；偏心形，前向血流 好/差/无，逆向血流源于　　，好/差/无；
　远段狭窄　 % 长度　　cm；偏心形，前向血流 好/差/无，逆向血流源于　　，好/差/无；
　M1:　　　　M2:　　　　M3:

右冠状动脉（RCA）：右近中和痉挛
　近段狭窄　 % 长度　　cm；偏心形，前向血流 好/差/无，逆向血流源于　　，好/差/无；
　中段狭窄　 % 长度　　cm；偏心形，前向血流 好/差/无，逆向血流源于　　，好/差/无；
　远段狭窄　 % 长度　　cm；偏心形，前向血流 好/差/无，逆向血流源于　　，好/差/无；
　PDA:　　　PLA:

图 3　术前冠状动脉造影报告
LM 开口狭窄 70%，LAD 近段狭窄 60%。

行左侧桡动脉穿刺置管，监测有创动脉压（IBP）。全身麻醉诱导：咪达唑仑 0.05mg/kg（3mg），舒芬太尼 0.05μg/kg（30μg），丙泊酚 1mg/kg（55mg），维库溴铵 0.15mg/kg（8mg），加压给氧去氮 3min 后经口插入 35 号左双腔气管插管，纤维支气管镜定位。气管插管后行右侧颈内静脉穿刺置入 7.5F 三腔中心静脉管导管，建立中心静脉通路。维持：术中持续泵入丙泊酚 25ml/h、右美托咪啶 30μg/h、苯磺顺阿曲库铵 8mg/h，间断追加舒芬太尼维持麻醉，泵注硝酸异山梨酯 3mg/h 扩张冠状动脉血管，根据术中血压变化调整去甲肾上腺素泵注速度。遵循维持氧供与氧耗的平衡，防止心肌缺血、缺氧的麻醉原则。

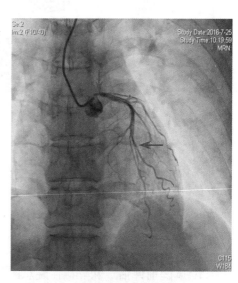

图 4　术前冠状动脉造影
LM 开口狭窄 70%；LAD 近段狭窄 60%；LCX OK；RCA 近中段痉挛。

4. 术中情况　先在达芬奇机器人操作下取左侧乳内动脉，断乳内动脉远端前，应用肝素 1mg/kg，维持 ACT 在 300~400s，然后进行乳内动脉 - 前降支的搭桥术，手术平稳顺利，鱼精蛋白拮抗肝素作用后止血、关切口。

向左侧翻身后，消毒铺巾继续行右侧肺病损切除术，游离右上肺静脉时患者突然出现房颤，心率 100~130 次 /min，BP 降至 80/40mmHg，立即告知外科医师暂停手术，静脉注射去甲肾上腺素 8μg，然后乙胺碘呋酮 150mg 稀释后缓慢静脉注射，置患者头低足高体位，心率逐渐降至 90~100 次 /min，BP 升高至 100/60mmHg，动脉血气分析未见异常，短暂转为窦性心律后患者再次出现房颤，并持续房颤至术毕，乙胺碘呋酮持续泵注至手术结束。更换单腔气管导管后将患者送入 ICU。

手术时间约 7h。总入量 3 250ml（晶体液 2 250ml，胶体液 1 000ml），总出量 1 400ml（失

血量 100ml,尿量 1 300ml)。

5. **预后**　术后 1h 患者恢复窦性心律,血流动力学平稳(BP 100/71mmHg,心率 71 次 /min),尿量 200ml/h,意识清晰,查动脉血气正常后拔除气管导管。患者术后 1d 持续泵入多巴胺及单硝酸异山梨酯,心肺功能稳定,恢复良好。术后一周下床活动,之后顺利出院。术后复查胸部 CT,结果显示:右肺术后改变,双肺斑片、索条影。

【经验与体会】

临床上,心脏病患者实施非心脏手术最常见的是合并冠状动脉粥样硬化性心脏病。术前应根据患者心脏病变以及心肺功能的代偿情况预测手术与麻醉的风险,并决定手术及麻醉方案。围手术期应力争达到:预防或减轻交感神经系统的活动增强,以降低心肌的耗氧量,维持适宜的舒张压以保障冠状动脉的灌注。

1. **非体外循环下机器人辅助冠状动脉搭桥手术麻醉原则**　手术是通过机器人取乳内动脉并通过左前胸小切口(6cm)进行冠状动脉吻合,麻醉原则是维持氧供与氧耗的平衡,防止心肌缺血、缺氧,麻醉科医师必须维持稳定的血流动力学状态和相对缓慢的心率。术前应先放置体外除颤电极片。麻醉科医师必须时刻警惕心血管意外的发生,灌注医师也应做好准备,以便在需要的时候紧急建立体外循环。

2. **行机器人辅助**　心脏手术和肺叶切除术时须长时间单肺通气,围手术期需要关注单肺通气对呼吸和心血管系统的影响,避免通气不足造成 CO_2 蓄积。胸腔内压增加可能减少心输出量,增加肺血管阻力,导致低氧血症和血流动力学紊乱。缺氧性肺血管收缩是一种生理防御机制,静脉麻醉不影响缺氧性肺血管收缩,为了减少麻醉对氧合的影响,吸入麻醉药应使用最小浓度。肺萎陷可增加肺动脉压和肺血管阻力,增加右心室充盈压,降低胸内血流量,降低心排血量,导致低氧血症和高碳酸血症。单肺通气所造成的不良影响可延续到术后阶段,直接影响患者的恢复与预后。术中应注意内环境的管理,主要指标要求:PaO_2 不低于110mmHg,$PaCO_2$ 在 35~45mmHg,钾离子在 4~5mmol/L,碱储备保持在正常值范围内,乳酸不超过 2.5mmol/L,血糖值不高于正常值的 0.5 倍,术后血红蛋白不低于 100g/L。手术结束后,双腔气管导管应更换为单腔气管导管。

3. **围手术期易发生心律失常的原因及处理原则**　胸外科手术操作探查肺门、挤压心脏和切除迷走神经等,都可能诱发心律失常。右心房壁薄,抗机械干扰的能力差,单肺通气、胸腔内操作引起的缺血性损伤等最终可能导致窦房结功能障碍。肺切除后肺血管阻力增高或容量负荷增大导致的右心扩张可能是发生心律失常的原因之一。对于存在心功能障碍的患者,单肺通气还可以增加右心室张力,持续低氧血症会增加交感神经张力,均可导致房颤等心律失常。术前血清钾和镁离子正常对于术中、术后预防心律失常有意义。房颤时心排血量降低 30%,因此对术中房颤患者的麻醉应注意控制心室率,预防栓塞,保持一定的麻醉深度,纠正水电解质紊乱,避免缺氧和二氧化碳蓄积。

【麻醉小结】

需要心肺联合手术的患者,病情往往比较复杂。联合手术虽然难度大、风险高,只要协作科室间加强沟通,优点还是很显著的。首先,从患者角度,联合手术能降低耗材用量,切口小术后疼痛较轻,减少失血量,增加美容效果;其次,从术者角度,机器人手术视野角度大,手部颤动轻,机器人"内腕"较腹腔镜更为灵活,能提高精确度,能以不同角度在靶器官周围操作,较人手小,能够在有限狭窄空间工作。随着医疗技术的提高,前景光明。

（袁　莉）

【专家点评】

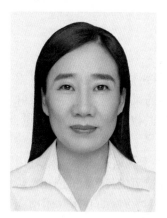

　　赵丽云,教授,博士,首都医科大学附属北京安贞医院麻醉中心副主任兼普麻科主任,中国协和医科大学麻醉学博士,主任医师,硕士研究生导师,中国心胸麻醉学会非心脏手术麻醉分会首任主任委员,中国心胸麻醉学会舒适化医疗分会常务委员等。擅长心脏手术麻醉及高危心脏病非心脏手术的麻醉。率先在安贞医院开展"血小板分离技术在心血管手术中应用"新技术。负责并执笔完成《妊娠合并心脏病围麻醉期处理专家共识》,共同执笔并负责完成《心脏病患者非心脏手术麻醉处理专家共识》《经食管超声心动图在非心脏手术中应用专家共识》。

　　合并严重冠状动脉粥样硬化性心脏病需行非心脏手术患者,先行冠状动脉旁路移植手术还是先行非心脏手术,一直是困扰临床医师的难题。随着医疗技术的进步,联合同期手术可能是解决这类难题的最后方法。但是,联合同期手术由于手术时间长,手术风险大,涉及多学科联合治疗等因素,对于临床医师尤其是麻醉科医师来说,一直是一个巨大的挑战。随着达芬奇机器人的问世,外科手术由微创时代进入了超级微创时代,使得这类患者手术更精细、更精准、切口更小、恢复较快。

　　本例患者左主干狭窄70%,拟行冠脉搭桥＋肺叶切除手术,术前及时启动多科会诊为必需。术前评估要特别关注患者的心肺功能。除去常规的心电图、超声心动图、冠状动脉血管检查、血生化相关检查外,需要心肌酶谱,BNP等检查结果,尤其该患者有心绞痛发作,需要更详尽的临床资料。对于呼吸系统,由于需要进行肺叶切除,需要确切评价术前肺功能,并检测不吸氧动脉血气,以判断能否耐受联合手术。

　　该病例为临床工作中遇到的疑难病例,需要强大的心血管团队方能完成,对于该类患者,如下建议供同行参考:

　　1. 术前多科会诊必不可少,尤其需要有经验的心内外科专家和麻醉专家综合评估患者的心肺功能,评价其是否能耐受同期手术为关键。若为急性冠脉综合征,是否待病情稳定再行同期手术值得商榷。

　　2. 为实现术中重要脏器氧供需的平衡,需要维持有效的组织灌注压力,避免过快、过慢的心率及各种心律失常,保证氧合,维持内环境稳定。需要有经验的麻醉科医师运用监测手段及血管活性药物来实现精准的目标导向管理。对于心功能较差的患者,需要股动脉预先放置主动脉内球囊反搏鞘管,以备不测。

　　3. 麻醉科医师应熟悉外科操作流程,及时与外科医师沟通。尤其搭桥术后再行肺叶切除,由于搭桥时搬动心脏及冠脉再通后的缺血再灌注损伤,部分患者血流动力学难以维护稳定,需要借助血管活性药物进行精细调节,维持有效冠脉灌注压。当发生快速房颤时,为避免低血压,应积极应用药物治疗,如洋地黄类或乙胺碘呋酮,但在应用前应保证电解质正常范围,还应衡量乙胺碘呋酮所带来的轻度负性肌力作用。

　　4. 肺叶切除单肺通气氧合不良也为冠状动脉粥样硬化性心脏病术后禁忌,除保证双腔管准确对位外,必要时可尝试非通气侧肺给予 CPAP 或间断性双肺通气等保证有效氧合。

参考文献

[1] FITZGERALD M M,BHATT H V,SCHUESSLER M E,et al. Robotic Cardiac Surgery Part I:Anesthetic Considerations in Totally Endoscopic Robotic Cardiac Surgery (TERCS) [J]. J Cardiothorac Vasc Anesth, 2020,34(1):267-227.

[2] BHATT H V,SCHUESSLER M E,TORREGROSSA G,et al. Robotic Cardiac Surgery Part Ⅱ:Anesthetic Considerations for Robotic Coronary Artery Bypass Grafting [J]. J Cardiothorac Vasc Anesth,2020,34(9): 2484-2491.

36. 合并心脏瓣膜病变剖宫产术麻醉管理

【导读】

妊娠合并心脏瓣膜病,占妊娠合并心脏病的 13%,是母体和胎儿不良结局的重要原因之一。二尖瓣反流、二尖瓣狭窄是妊娠期女性最多见的瓣膜病变,其次为主动脉瓣反流、主动脉瓣狭窄,另外还有肺动脉瓣狭窄、三尖瓣反流等。二尖瓣狭窄是引起妊娠女性死亡最常见的原因之一,往往并发心力衰竭,容易导致产妇的死亡。

【病例简介】

患者,女性,38 岁,因停经 8 个半月,血压升高 4 个月⁺,胸闷 4 天入院。孕 16 周产检时测血压 140/80mmHg,嘱定期监测,血压波动在 134~179/67~87mmHg,间断口服 "拉贝洛尔 1 片" 治疗。4 天前无明显诱因出现胸闷、憋气,夜间睡眠差,2 天前症状加重,夜间不能平卧。行心脏彩超示:二尖瓣中、重度返流,肺动脉压 55mmHg;三尖瓣中度返流。急诊入院,诊断:妊娠 35 周⁺¹,慢性高血压并重度子痫前期,妊娠合并二尖瓣中重度返流,中度肺动脉高压。决定完善手术相关检查后行剖宫产术。

体格检查:青年女性,发育正常,营养中等,神志清楚,精神一般。查体:HR 96 次 /min,RR 23 次 /min,BP 156/87mmHg,T 36℃。二尖瓣听诊区可闻及 2/6 级收缩期吹风样杂音,外周动脉搏动正常,无股动脉枪击音,双下肢水肿(+);半卧位鼻导管吸氧下 SpO₂99%,;皮肤黏膜无黄染,无眼睑水肿,颈静脉充盈;胸廓正常,呼吸略急促,听诊双肺呼吸音可,双侧肺底闻及散在湿性啰音。

既往史:既往 "甲状腺功能亢进" 3 年余,口服药物治疗现甲功正常,否认高血压、孕前心脏病及糖尿病病史,活动能力无异常,否认肝炎、结核等传染病史及接触史。否认输血史,无外伤及其他手术史,未发现过敏药物,预防接种随当地。

辅助检查:心电图:窦性心律,大致正常心电图。实验室检查:白细胞计数:10.46×10⁹/L,中性粒细胞计数:8.27×10⁹/L,血红蛋白 113.0g/L;B 型钠尿肽(Brain Natriuretic Peptide,BNP)258pg/mL;肝肾功:碱性磷酸酶 166U/L,γ- 谷氨酰转肽酶 6.0U/L,肌酐(干)48.2umol/L,肌酸激酶 206IU/L;吸氧浓度(FiO₂)21% 时动脉血气全项:酸碱度 7.47,二氧化碳分压 31mmHg,氧分压 130mmHg,钠离子 133mmol/L,标准钙离子 1.0mmol/L,血糖 8.10mmol/L,乳酸 3.7mmol/L;凝血四项(−);其余(−)。

心脏超声报告:左心扩大,右心内径正常。房室间隔连续完整。室间隔及左室游离壁厚度正常,运动幅度及增厚率正常,静息状态下未见明显节段性室壁运动异常,二尖瓣前叶瓣尖对合不良,余各组瓣膜结构未见明显异常。估测肺动脉收缩压 50mmHg,LVEF70%。大动脉内径及关系正常。主动脉弓降部未见明显异常。心包腔未见异常。提示:二尖瓣中-重度返流,三尖瓣轻中度返流,左心扩大,肺动脉高压(轻-中度)。

母孕史无特殊。

【麻醉方案与分析】

1. 麻醉方案 入室后核对患者信息后,开放静脉通路,并对其进行安慰鼓励,面罩吸氧,连接心电监护,在局部麻醉下行桡动脉穿刺监测有创动脉压(ART),同时行颈内静脉穿刺置管监测中心静脉压(CVP)。麻醉方式选择连续硬膜外麻醉,选择 L_2~L_3 间隙穿刺,头向置管 3cm,回抽无血及脑脊液后嘱患者平卧,硬膜外管连接注射器注入 2% 利多卡因 3ml,观察 5min 无不良反应并有麻醉平面出现后再次注入 2% 利多卡因 5ml,产科大夫开始消毒铺巾做好手术准备,观察麻醉平面,5min 后麻醉平面到达 T_8,此时再次注入 2% 利多卡因 3ml,患者 BP145/88mmHg,HR 88 次/min,5min 后此时手术区域已充分麻醉,手术开始,顺利剖出一健康男婴,Apgar 评分 1min、5min 均为 10 分,体重 3 200g。

胎儿娩出前后泵入小剂量去甲肾上腺素(0.01~0.05µg/(kg·min))维持血流动力学平稳,密切监测患者血压、心率在正常范围内波动。整个手术过程患者生命体征平稳,术中补液约700ml,术中出血 300ml,尿量 200ml。术后应用硬膜外镇疼泵。术毕在患者腹部放置加压袋并送入 ICU 继续监护。

患者术后 1 小时后双下肢能够活动,手术刀口疼痛 VAS 评分 3~5 分,自述能够耐受,生命体征平稳。术后第二天患者返回普通病房,术后 5 天出院。术后 3 个月后再次入我院行二尖瓣置换术。

2. 麻醉分析 妊娠和分娩带来的血流动力学变化可使心脏瓣膜病患者心脏失代偿,迅速出现临床症状恶化。不同的瓣膜病类型和严重程度带来的血流动力学变化不同,对妊娠的影响也不相同。妊娠期女性对瓣膜狭窄的耐受性差,妊娠期每搏输出量和心率的增加导致二尖瓣跨瓣压差增加,使左房压和肺动脉压升高,从而出现心力衰竭;患有严重主动脉瓣狭窄的妊娠女性,由于左心室增厚、舒张功能下降,无法耐受妊娠期血容量的增加,亦容易发生心力衰竭。而妊娠期女性对瓣膜返流的耐受相对较好,这是由于妊娠导致外周血管阻力降低(后负荷降低)抵消了血容量增加(前负荷增加)的影响,且使返流量减少,即使在严重瓣膜反流的情况下,也可能顺利度过妊娠期。产后回心血量增加,心力衰竭发生的风险高,可能需要应用利尿剂减轻患者心脏前负荷。整个过程中,需要产科、心内科、心外科、麻醉科医护人员的团队协作,制定诊疗方案。

1)麻醉方法的选择:①椎管内麻醉:可以提供有效的镇痛,减轻疼痛、焦虑引起的交感神经兴奋,扩张容量血管,减轻心脏前后负荷。硬膜外阻滞是目前妊娠合并心脏瓣膜病患者剖宫产手术的主要麻醉方法之一。蛛网膜下腔阻滞起效迅速、麻醉成功率高、药物用量小,通过胎盘的药量少,但外周血管阻力下降容易导致血压骤然下降,对于合并心脏瓣膜病变的产妇容易发生低血压,影响心脏功能,导致急性心力衰竭的发生。②全身麻醉:适合有凝血功能障碍、使用抗凝或抗血小板药物、穿刺部位感染等椎管内麻醉禁忌证者,以及严重胎儿窘迫需紧急手术者、有严重并发症如心力衰竭、肺水肿未有效控制者、特殊病例如艾森曼格综合征等复杂心脏病、重度肺动脉高压伴有右心衰竭、术中需抢救保证气道安全等情况。

③局部浸润麻醉:适用于紧急手术和基层医院条件有限等情况,因镇痛肌肉松弛不足,影响手术操作,疼痛刺激可导致产妇的心脏负荷加重,且局部麻醉药用量过大可能引起局部麻醉药中毒,镇痛不足可引起心脏负荷加重,对于合并心脏病的产妇可能导致严重后果,应尽量避免使用。④腹横肌平面阻滞:不需考虑抗凝剂、低血压和感染等问题,用于剖宫产术全身麻醉的复合麻醉,可以减少麻醉用药和应激反应,并可降低其他麻醉方式对血流动力学及呼吸系统的影响,但需要在超声引导下进行,对操作者的熟练程度有一定的要求,对于急诊产科以及胎儿窘迫需要紧急剖宫产的患者可以选择在术后进行。

2) 麻醉管理:①常规监测:无创血压、心电图、脉搏氧饱和度。建议进行血流动力学有创监测,包括动脉血压、中心静脉置管,必要时选择肺动脉导管及心排血量监测和 / 或超声心动图监测。建立静脉通路,但要控制补液速度和胶体液的应用,防止心脏前负荷的增加。②不同类型心脏病的麻醉管理原则:瓣膜狭窄为主者避免心动过速,瓣膜关闭不全者可保持轻度的心动过速,降低周围血管阻力。心律失常者主要控制心室率。其中二尖瓣狭窄常见且死亡率高达 5%。孕前往往存在 10~20 年无症状期,心脏失代偿期和血容量及心输出量增加时可出现心动过速,孕产妇常以呼吸困难为首发症状。二尖瓣面积 $<2cm^2$ 提示病情严重,而二尖瓣瓣膜面积 $<1.5cm^2$ 的患者中,即使做到密切临床随访、β 受体阻断剂、利尿剂和抗心律失常药,仍有 63% 发展为充血性心力衰竭或肺水肿。肺水肿是妊娠期二尖瓣狭窄最常见并发症,好发于妊娠中期、晚期及围产期。心房纤颤是二尖瓣狭窄引起最常见的心律失常,需要及时应用地高辛、β 受体阻断剂治疗,同时需要抗凝治疗预防血栓形成。主动脉瓣狭窄罕见,轻度主动脉瓣狭窄通常可很好耐受妊娠和产后血流动力学改变,但严重主动脉狭窄(主动脉瓣口面积 $<1.0cm^2$)患者不能耐受妊娠和分娩;二尖瓣关闭不全和主动脉瓣关闭不全在风湿性心脏病孕产妇较少见,有心力衰竭症状患者常用利尿剂、地高辛治疗,往往预后较好。

3) 术后镇痛:分娩后 72h 内仍是发生严重心脏并发症的高危期,术后应给予有效的镇痛,以减轻疼痛引起的应激反应并继续综合治疗,进一步改善心功能。

4) 围手术期的注意事项:①手术时机:剖宫产术以择期手术为宜,应尽量避免急诊手术。②术前准备:孕 34 周前终止妊娠前促胎肺成熟;结构异常性心脏病者剖宫产术终止妊娠前预防性应用抗生素 1~2d;麻醉科医师会诊,沟通病情,选择合适的麻醉方法;严重和复杂心脏病者酌情完善血常规、凝血功能、血气分析、电解质、BNP(或 pro-BNP)、心电图和心脏超声等检查。术前禁食 4~8h。③术中监护和处理:严重和复杂心脏病者心电监护、中心静脉压(CVP)和血氧饱和度监测、动脉血气监测、尿量监测。胎儿娩出后可以腹部沙袋加压,防止腹压骤降而导致的回心血量减少。可以使用缩宫素预防产后出血或使用其他宫缩剂治疗产后出血,但要防止血压过度波动。④术后监护和处理:严重和复杂心脏病者酌情进行心电监护、CVP 和血氧饱和度监测、动脉血气监测、尿量监测。限制每天的液体入量和静脉输液速度,心功能下降者尤其要关注补液问题;对无明显低血容量因素(大出血、严重脱水、大汗淋漓等)的患者,每天入量一般宜在 1 000~2 000ml 之间,甚至更少,保持每天出入量负平衡约 500ml/d,以减少水钠潴留,缓解症状。产后 3d,病情稳定逐渐过渡到出入量平衡。在负平衡下应注意防止发生低血容量、低钾和低钠血症等,维持电解质及酸碱平衡。

【经验与体会】

妊娠期血容量的增加加剧肺充血和水肿的风险,妊娠期心动过速减少了左心室充盈的时间,由此加重了左房压力与肺动脉压力;若合并房颤,心房收缩的消失和更快的心室率导

致心输出量的减少增加肺水肿的发生,针对合并心脏瓣膜病的剖宫产手术:

1. 术前应该对心脏功能进行充分的评估,结合临床症状与心脏超声检查,评估活动耐力,进行 NYHA 心脏功能分级;

2. 此类患者麻醉的原则是避免心率过快或过慢,控制心率在 60~80 次 /min 左右,良好的镇痛,维持稳定的血流动力学,控制输液,维持较低的前负荷,或使用 β 受体阻滞剂控制心室率;

3. 肺动脉高压的围手术期干预:避免缺氧;给予降低肺动脉压的血管活性药物;选择对肺血管影响最小的麻醉药物;降低前负荷,增加心肌收缩力;避免低血压的出现;保证电解质酸碱平衡,控制入液;

4. 避免增加肺血管阻力的因素:如疼痛、低氧血症、高碳酸血症和酸中毒;

5. 积极治疗可能出现的并发症,避免心力衰竭、肺水肿;

6. 麻醉方法首选硬膜外麻醉,小剂量局部麻醉药慢慢注入,使平面缓慢升高,以减少对循环系统的影响。如果选择全身麻醉应提供足够的阿片类镇痛药,肌松药使用非去极化肌松药。如果麻醉过程中出现血压下降,首选去氧肾上腺素或去甲肾上腺素维持外周血管阻力;

7. 手术后的后续治疗:给予充分的镇痛,转入 ICU 治疗改善心脏功能。

【麻醉小结】

瓣膜病变患者剖宫产的麻醉首先要全面了解患者的病理生理变化,进行充分的术前准备及多学科会诊,术中根据具体情况维持循环稳定,综合考虑前负荷、后负荷与心肌收缩功能,监测有创动脉与中心静脉压力,维持适量的容量,镇痛完善,尽量不增加患者的心脏负担,术后建议入 ICU 治疗改善心脏功能,避免心力衰竭与肺水肿的发生。

(王慎会)

【专家点评】

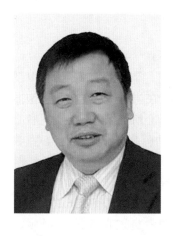

姚尚龙,二级教授,主任医师,博士研究生导师,华中学者特聘教授。湖北省第一层次医学领军人才,享受国务院政府特殊津贴。现任华中科技大学同济医学院附属协和医院麻醉与危重病教研所所长,国家卫生健康委能力建设和继续教育麻醉学专家委员会主任委员,湖北省麻醉临床医学中心主任。获中国消除贫困奖、医学科学家、荆楚楷模等荣誉称号。主要从事麻醉作用机制及围手术期肺损伤等研究。发表论文 400 余篇,其中 SCI 收录 80 余篇。担任 10 余部教材主编和参编专著 30 余部。

本文通过一个典型病例分析了瓣膜病变患者剖宫产手术麻醉管理。虽然患者妊娠合并心脏病,二尖瓣中重度返流,肺动脉高压,但并没有椎管内麻醉禁忌或者严重心力衰竭,所以选择了硬膜外麻醉。作者采取的是硬膜外小剂量多次用药的方式,使麻醉平面逐步扩散,防止了循环的剧烈波动。并且这种方法可以使阻滞区域的血管扩张,一定程度上减轻了心脏的容量负荷,降低了心肌耗氧。同时作者使用了硬膜外术后止痛,可以有效地减少因疼痛引起的循环负荷加重,避免了术后心力衰竭与肺水肿的发生。

但要注意的是术前患者全身状况评估、尤其心脏功能储备及代偿状态,是决定麻醉方法选择的关键;对于无心功能衰竭/肺动脉高压轻度,可选择简单易行的麻醉方法,如椎管内麻醉;对于这种状态的肥胖且紧急剖宫产者,也可以选择小剂量的蛛网膜下腔麻醉,起效快而阻滞完全,肌松好,对心脏功能更有利,但一定注药缓慢,剂量为原来的1/2或2/3,如进口的罗哌卡因10~12mg。控制麻醉平面不超过T6一般会很安全的。同时,做好防止仰卧低血压、胎儿娩出后一过性回流血量增加导致心功能衰竭、肺水肿、房颤等紧急预案抢救工作。

参考文献

［1］ARAFEH J M,BAIRD S M. Cardiac disease in pregnancy［J］. Crit Care Nurs Q,2016,29(1):32-52.

［2］GOLDSZMIDT E. Principles and practices of obstetric airway management［J］. Anesthesiol Clin,2015,26(1):109-125.

［3］邓小明,曾因明. 米勒麻醉学(简装版). 8版［M］. 北京:北京大学医学出版社,2017:2110-2137.

37. 合并肺动脉高压剖宫产术麻醉管理

【导读】

妊娠合并肺动脉高压(pulmonary hypertension,PH)发病率约为1/100 000,其中大约2/3的患者既往有肺动脉高压病史,仍有1/3左右的患者妊娠期发病。肺动脉高压是妊娠期严重的合并症,妊娠期心排血量及血容量增加,心脏做功增多,心肌耗氧量增加,而且肺动脉高压增加右心负荷,易致右心衰竭。妊娠合并肺动脉高压病情严重,其死亡率高达30%~56%,对此类患者的围手术期管理面临巨大挑战和困难;产妇猝死多发生于产前或产后35天内,主要的死亡原因为难以纠正的急性PH危象和全心功能衰竭。因此,在围手术期严密监测、积极采取措施防止PH危象的发生,是避免或降低此类患者围手术期并发症和死亡率的关键。

【病例简介】

患者,30岁,女性,因停经8个月余,胸闷、咳嗽半个月余入院。孕期偶有胸闷,心电图检查提示窦性心动过速,建议观察;半月前出现活动后胸闷、憋喘在当地医院给予"头孢曲松钠"治疗后略有好转,近日活动后憋喘不能平卧,当地医院进行心脏超声检查提示:右心房、右心室扩大,房间隔及室壁运动不良,三尖瓣返流(中度);肺动脉高压(中度);左心室收缩功能减退,心包积液。急诊转上级医院入院治疗,诊断:孕34周$^+$,妊娠$G_1P_0L_0A_0$ LOA,肺动脉高压(中度)、心功能不全(右心衰竭?)、上呼吸道感染、试管婴儿术后。

体格检查:神志清楚,精神状态欠佳。HR:109次/min,BP:113/80mmHg,T:36.2℃,RR:25次/min,端坐呼吸,鼻导管吸氧下SpO_2 90%,双下肢水肿(+);患者自述心慌乏力、呼吸困难,口唇发绀,伴有胸痛3天;查体发现:面色潮红、双侧颈静脉怒张、听诊肺动脉瓣区第二心音亢进、胸骨左侧略有抬举样搏动,双肺呼吸音粗伴少许湿罗音;双下肢水肿至膝关节处。

既往体健,无高血压、心脏病及糖尿病病史、无过敏药物等。

辅助检查:心电图:窦性心动过速,右室面高电压;实验室检查:白细胞计数:12.57×10^9/L,中性粒细胞计数:8.32×10^9/L;C反应蛋白(末梢血)10.6mg/L;B型钠尿肽(Brain Natriuretic

Peptide,BNP)267pg/mL;肝功:谷丙转氨酶93U/L,谷草转氨酶72U/L,碱性磷酸酶163U/L;心肌酶检查:谷草转氨酶56.6U/L,乳酸脱氢酶360U/L,乳酸脱氢酶同工酶109.14IU/L,羟丁酸脱氢酶301U/L;吸氧浓度(FiO$_2$)21% 时动脉血气全项:酸碱度7.48,二氧化碳分压22mmHg,氧分压64mmHg,钠离子132mmol/L,标准钙离子1.10mmol/L,碳酸氢根16.40mmol/L,全血碱剩余 −4.60mmol/L,其余(−)。

床旁心脏超声报告:右心房长径51mm,右心房横径43mm,右心室前后径31mm,右心房、室扩大,三尖瓣反流(中度),估测肺动脉收缩压68mmHg,心包积液(10mm × 3mm)。

床旁胸部 X 线检查:双肺纹理增多,较模糊,透光度减低,肺门影较浓,肺动脉段外突,心影横径增大,呈梨形。提示:结合临床考虑心功能不全,肺动脉高压,双肺轻度肺水肿。

【麻醉方案与分析】

1. **麻醉前评估** 端坐呼吸,吸氧不能缓解的呼吸困难提示患者已存在右心衰竭的症状,评估心脏功能Ⅲ级(失代偿);而心脏超声示肺动脉压力 68mmHg,BNP267pg/mL,心肌酶谱偏高伴有进行性的呼吸困难与胸痛提示患者肺动脉压力进行性升高并且存在右心功能衰竭进展至全心功能衰竭的可能;请心内科、血管外科、呼吸科及麻醉科等多学科会诊意见:目前高度怀疑肺动脉栓塞,肺部血管异常不能排除。患者目前一般状况差,为防止肺动脉压进一步升高及导致全心功能衰竭,必须尽快手术终止妊娠;但因患者自妊娠起未进行肺动脉高压的相关治疗,围手术期风险大,预后差,嘱进行严密的监测及围手术期各种药物及应急措施。

2. **麻醉计划** 经详细告知麻醉及围手术期风险并与患者和家属同意签字后,选择气管插管全身麻醉。术前做好有创监测与抢救产妇、新生儿的准备;同时准备血管活性药物与前列环素类靶向治疗肺动脉高压的药物;联系重症监护室(ICU)做好术后转接准备。

3. **麻醉管理与实施** 患者入室后头高位、持续面罩吸氧(8L/ 分),连续监测心电图、无创血压和脉搏氧饱和度;局麻下建立有创动脉、中心静脉压监测,同时给予米力农(50μg/kg用 20ml 生理盐水稀释后缓慢静推,不得少于 10min,以 0.375~0.75μg/(kg·min)的速度微量泵输注),查动脉血气后给予 5% 碳酸氢钠 50ml 缓慢静脉推注,手术医师消毒铺单并以2% 利多卡因局部浸润麻醉,之后立即实施麻醉诱导:面罩加压供氧、缓慢依次静脉推注丙泊酚130mg、顺式阿曲库铵10mg、约 5min 后胎儿顺利娩出,给予舒芬太尼 30μg 行气管插管后经气管导管持续吸入一氧化氮(10~20ppm)至术毕;麻醉维持:丙泊酚 3~6mg/(kg·h)、瑞芬太尼 0.1~0.3μg/(kg·min) 微量泵输注,胎儿娩出后 10min,BP:70/50mmHg,SpO$_2$:74%,速加大 NO 吸入,同步给予血管活性药物去甲肾上腺素 0.01~0.5μg/(kg·min)、肾上腺素0.01~0.03μg/(kg·min) 维持外周阻力和心肌收缩力。术中维持血压 110~130/50~80mmHg,SpO$_2$:85%~95%。术中监测电解质与酸碱平衡,术毕带管送 ICU。该患者手术为全身麻醉下行子宫下段剖宫产 + 双侧子宫动脉结扎术,新生儿体重 1 660g,新生儿 Apgar 评分 1min、5min 均为 9 分(肌张力减 1 分)。

4. **预后** 术后转入 ICU,经积极治疗,病情好转,床旁心脏超声提示肺动脉收缩压68mmHg。术后第四天转入心内科进一步治疗肺动脉高压、心功能不全,但心率和氧饱和度维持不佳,术后第 7 天复查心脏超声提示肺动脉收缩压 79mmHg,急查 BNP441.0pg/mL。术后第八天再次转回 ICU,出现憋喘加重,呼吸加快,RR35 次 /min,SpO$_2$ 降至 70%,HR 降至45 次 /min,立即抢救、心肺复苏,高级生命支持和各类抢救药物应用,但终因循环衰竭无法维持全身脏器功能而宣布患者临床死亡。

【经验与体会】

本例患者自妊娠早期就存在憋喘胸闷等症状,推测当时可能已合并不同程度肺动脉高压且未经规范系统的治疗,以至于在妊娠的晚期出现重度肺动脉高压导致急性心功能不全,尽管手术顺利,但在胎儿娩出后进行多种降低肺动脉压药物治疗及举措,均未能有效逆转病情进展,导致病情反复,最后循环衰竭而死亡。故对于肺动脉高压剖宫产术的麻醉及围手术期管理面临巨大挑战和风险,我们应该对患者的全身情况做好充分评估,多学科会诊制定完善的麻醉计划和围手术期抢救应急预案,避免一切诱发肺动脉高压的因素,并做好PH危象、急性心脏功能衰竭等抢救措施,处理要点如下:

1. 麻醉前准备　有证据表明发生PH危象的独立危险因素包括:BNP≥300pg/mL、重度肺动脉压≥80mmHg、心功能Ⅲ~Ⅳ级以及孕肺动脉高压。术前对心功能进行充分评估,根据临床症状与体格检查、心电图、血清BNP水平、6分钟步行试验、超声心动及多学科会诊意见综合评估。

2. 麻醉方式的选择　目前对于妊娠合并重度PH患者剖宫产麻醉方式的选择无统一定论。椎管内麻醉和全身麻醉都有成功报道。椎管内麻醉致外周血管阻力降低,静脉系统容量增加,回心血量减少,降低右心前负荷同时减少心肌耗氧,同时也避免了机械通气对体、肺循环的干扰,并降低了因气管内插管所带来的肺部感染风险;其缺点是不适用凝血功能异常、血氧饱和度低的患者。全身麻醉具有麻醉效果确切、通过机械通气支持可以更好地改善氧供,镇静、镇痛和肌松作用可以抑制交感神经兴奋性,减少急性肺水肿的发生等优点,对于重度PH患者还可通过气管内导管吸入一氧化氮扩张肺血管,降低肺阻力。缺点是全身麻醉药物对心脏功能不同程度的抑制和对新生儿呼吸、肌张力等影响,另外还可增加肺部感染的风险。根据国内文献报道,轻中度PH、心肺功能相对平稳,无椎管内麻醉禁忌证患者,建议选择椎管内麻醉;而对于凝血功能异常、心肺功能差、术中出现PH危象可能性大的患者,一般选择全身麻醉。

3. 麻醉中监测　有创监测的建立是非常有必要的,建议有创动脉(arterial blood pressure,ABP)与中心静脉压(central venous pressure,CVP),而经食道超声(Transesophageal echocardiography,TEE)或肺动脉压力(Pulmonary arterial pressure,PAP)监测应有条件的进行,不作为常规操作;

4. 维持体肺循环稳定　维持体循环压力高于肺循环压力与避免PH危象密切相关。体肺循环的管理主要有:①容量控制:妊娠合并PH患者容量较难控制,因其既有血容量升高又存在血管扩张和产后出血造成的血容量丢失等情况。考虑到对右心功能的影响,在没有明确大量失血的情况下,建议限制补液,晶体液或1/3胶体液,控制输注速度,严密监测;而右心收缩功能显著障碍的情况下,可考虑应用正性肌力药和利尿剂。②强心:右心功能衰竭是PH进行性发展的最终结果,强心药的应用必不可少。对此类特殊患者应用强心药的同时,还需考虑它们对体肺循环及子宫的影响。小剂量多巴酚丁胺(2~5μg/(kg·min))对肺循环改善有利,但10μg/(kg·min)以上则会升高肺血管阻力;而钙增敏剂左西孟旦治疗效果尚不确定,尽管我们在临的使用已经收到确切效果,更准确的结论需要增加样本量的多中心临床研究证实。其他常用药物可考虑多巴胺、米力农与肾上腺素等。③体循环管理:去甲肾上腺素与去氧肾上腺素是常用的通过激动α₁受体达到缩血管、提升血压的药物,但它们同时也增加肺循环阻力,应用时应注意到其对肺循环的影响。④肺循环管理:避免增加肺血管阻力的各种刺激,同时使用靶向药物治疗。

5. 肺血管靶向药物治疗　对于PH合并心功能不全的患者,建议强心、利尿的同时综合靶向药物治疗。目前特异性扩张肺血管的药物主要包括内皮素受体拮抗剂、可溶性鸟苷酸环化酶激动剂、磷酸二酯酶抑制剂和前列环素类药物。其中内皮素受体拮抗剂及可溶性鸟苷酸环化酶激活剂对胎儿有致畸作用,妊娠期间禁止使用。磷酸二酯酶抑制剂常用西地那非,口服剂量20mg,每8小时1次;前列环素类药物如伊洛前列素、曲前列尼尔等可通过刺激腺苷酸环化酶使平滑肌细胞内cAMP浓度升高从而扩张血管。吸入型伊洛前列素(生理盐水将5U伊洛前列腺素稀释至10ml,缓慢雾化吸入)起效迅速,肺血管选择性好,还可用于PH危象的抢救;曲前列尼尔可皮下或静脉持续注射,起始剂量1.25ng/(kg·min),根据患者耐受程度逐渐加量,不超过40ng/(kg·min)。另外,吸入NO具有直接的血管扩张作用,但应注意停止后肺动脉压快速反弹。

6. 缩宫素的使用 妊娠合并重度PH患者缩宫素是使用禁忌。缩宫素在增加子宫收缩力的同时会收缩肺血管,应尽量避免,如必须使用建议使用最低剂量3~5单位,子宫肌内注射。

7. 多模式镇痛 因疼痛引起患者烦躁等更加剧PH程度,建议术后病情允许的情况下,可选择腹横肌神经阻滞、NSAIDs药物及少量阿片类药物联合使用。

8. 其他 避免由于紧张、焦虑、情绪激动以及麻醉深度不够造成的疼痛刺激,同时注意避免缺氧及酸中毒导致肺动脉压力进行性增高,这也是气管插管全身麻醉的优势之一,通气策略可采用高浓度氧、低潮气量(6ml/kg预计体重)呼吸频率达到轻微过度通气、最佳PEEP(5~10cmH$_2$O);及时反复多次检测动脉血气,纠正酸中毒和电解质紊乱。

【麻醉小结】

妊娠合并PH尤其重度PH患者的死亡率极高,目前没有针对性强、效果好的治疗措施,所以首先应做好预防与筛查,妊娠期间如出现活动后气促、易疲劳、胸痛或心前区不适、头晕、心悸等症状应及时行心电图、尤其超声心动图及等心功能相关检查。妊娠晚期肺小动脉对高心排的失代偿、血液高凝状态和体循环阻力的降低,使右心后负荷增加最终导致心力衰竭,应及时终止妊娠,同时做好充分的术前评估与术中监测,术中麻醉管理的重点在于维持体肺循环的平衡与降低肺动脉压力,围手术期应避免一切诱发PH的因素,同时谨记安全渡过手术后仍有PH危象发生的可能,必要时可早期、联合使用肺血管靶向药物,务必进行密切的监护与持续的循环支持。

(刘 洋 王月兰)

【专家点评】

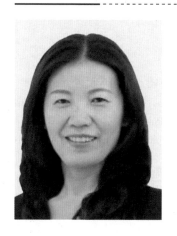

王月兰,二级教授、主任医师、博士研究生导师。山东第一医科大学第一附属医院(山东省千佛山医院)麻醉与围手术期医学科主任,外科重症监护治疗病房主任、山东第一医科大学麻醉学系主任,泰山学者特聘专家、享受国务院政府特殊津贴专家。中华医学会麻醉学分会常务委员兼任五官科麻醉学组组长,中国医师协会麻醉学医师分会常务委员,中国老年医学学会麻醉学分会副会长,山东省医学会麻醉学分会主任委员,山东第一医科大学临床医学专业建设委员会委员、首届学术委员会临床医学专委会委员、学术道德与医学伦理审查专委会委员,山东省医师协会副主任委员。

肺动脉高压(PH)是各类心脏疾病伴发或感染、长期慢性缺氧等非心源性疾病晚期的一种复杂高危疾病。妊娠合并 PH 更加据了妊娠本身带来的血容量增加、心脏耗氧量增多,分娩过程中子宫收缩、疼痛刺激、孕妇高度紧张、体内儿茶酚胺急剧释放等均将进一步使得肺动脉收缩,加剧肺动脉压力升高,导致心功能衰竭、甚至心脏骤停、胎儿宫内缺氧窒息等一系列高危险并发症,因而,妊娠合并 PH 的患者,不仅仅是麻醉管理,而是整个围手术期、围产期都面临着极大危险和挑战;应充分评估病情,PH 危重程度、妊娠前有无规范治疗、心脏功能状态;并有效组织产科、麻醉科、心内科、心外科、ICU,新生儿科等多学科联合救治,制定详细的抢救措施与预案,包括建立体外循环等,以确保母婴安全。

妊娠合并 PH 的原因和机制,目前尚未明确。常见于妊娠前合并心脏疾病和妊娠后期继发的两种情况;继发性的 PH 多数为特发性肺动脉压力增高,与感染、药物或免疫损伤相关,病理改变表现为肺小血管内皮细胞损伤与纤维化导致的肺血管痉挛收缩,近年来,随着对其病理生理的认识,加强产前检查,以及肺血管靶向药物的不断研发应用,大量国内外产科、麻醉科、心胸外科等专家共识或指南对妊娠合并肺功脉高压的早诊断、系统治疗,PH 的预后有所改善,但随着高龄产妇增多,避孕、促孕措施应用等,其发生率和死亡率仍居高不下。

通过本病例其围手术期麻醉管理要点:

1. 充分的术前病情综合评估,合理选择和决定终止妊娠和麻醉方式;目前仍未有明确的规定何种麻醉方法最佳,但主要依据患者当下病情发展和心脏功能状态而定。尤其心脏功能失代偿情况、PH 严重程度及合并症,同时兼顾产科,新生儿科及 ICU 等综合实力和技术。

2. 麻醉与围手术期管理的要点   充分镇痛镇静,保障氧供,扩张肺动脉,避免一切增加肺动脉压力,维持心肺功能;术中不具备 NO 吸入者,入手术室后立即给予静脉泵注前列腺环素类药物、纠正酸中毒等均有益处。但不论何种方法,均应该充分准备各种意外的急救药物和措施,因此类手术中往往不能连续监测肺动脉压力,需依靠氧合、血压波动等推测是否肺动脉压力升高。所以,患者入室后既要维持体循环稳定,也要同步采用扩张肺动脉的措施,甚至预充好 CPB,随时启动。

3. 本例患者最后不良结局也说明了妊娠合并肺动脉高压,不是妊娠结束了,此压力即可缓解,反而由于产后各种代谢产物,回心血量增加,酸碱平衡,抗菌素应用等导致已不可逆的肺动脉进一步收缩,诱发肺动脉高压危象,尤其重度 PH 只有接受心肺移植术方得以根治。国际肺血管研究所特别声明,肺动脉高压者避免妊娠,一旦妊娠就必须严密监测和遵医嘱规范治疗,WHO 心功能 3~4 级或严重右心功能不全者,推荐静脉或吸入依前列醇等,因此,妊娠合并肺动脉高压患者必须密切监测和系统化、规范的长期治疗。

参考文献

[1] 邓小明,黄宇光,李文志. 米勒麻醉学. 9 版[M]. 北京:北京大学医学出版社,2021:1946-1980.

[2] KATHRYN S,YALDA R A,C NOEL B M,et al. Guidelines and consensus:statement on pregnancy in pulmonary hypertension from the Pulmonary Vascular Research Institute[J]. Pulm Circ,2016,6(1):143.

[3] ANNA R H,DAVID G K,BARBARA A C,et al. Statement on pregnancy in pulmonary hypertension from the Pulmonary Vascular Research Institute[J]. Pulm Circ,2015,5(3):435-65.

[4] 中华医学会呼吸病学分会. 中国肺动脉高压诊断与治疗指南(2021 版)[J]. 中华医学杂志,2021,101(1):11-51.

[5] JIAWAN W,JIAKAI L. Anesthesia in pregnant women with pulmonary hypertension[J]. Journal of

Cardiothoracic and Vascular Anesthesia,2021,35(7):2201-2211.

[6] 赵丽云,徐铭军.妊娠合并心脏病围麻醉期中国专家临床管理共识[J].临床麻醉学杂志,2019,35(7):703-708.

38. 合并心肌病伴心功能不全剖宫产术麻醉管理

【导读】

围产期心肌病(peripartum cardiomyopathy,PPCM)指既往无心血管系统疾病史,于妊娠预产期最后 1 个月或产后 5 个月内发生的一种伴左心室收缩功能障碍的扩张型心肌病。其特征主要表现为心肌收缩功能障碍和充血性心力衰竭。此病临床上不常见,但因其起病急、病情重、预后差,孕产妇病死率可高达 25%~50%,可直接威胁到母婴生命安全。因此,加强对本病的了解和重视,做到早发现和预防、早干预治疗,可更好地提高其治愈率和减少围产期并发症。

【病例简介】

患者,女性,30 岁,体重 75kg,因"停经 9 个月⁺,发现血压升高 5 月,胸闷憋气伴下肢水肿 2 周、尿蛋白检测(++)"而入院。入院诊断:足月妊娠,妊娠合并心功能不全,心功能Ⅲ~Ⅳ级,妊娠高血压综合征。

既往史:否认心脏病、糖尿病及高血压病史。

体格检查:体温 36.3℃,HR 112 次/min,R 23 次/min,BP 149/100mmHg;发育正常,营养中等,意识清楚,端坐体位;皮肤黏膜无黄染,无眼睑水肿,颈静脉无怒张;胸廓正常,呼吸急促,听诊双肺呼吸音可,双侧肺底闻及散在湿性啰音;腹部膨隆,无腹壁静脉曲张,下腹壁可见凹性水肿,无压痛、反跳痛、肝脾未触及;双下肢水肿(++)。

辅助检查:白细胞计数 7.42×10^9/L,血红蛋白 136g/L,血小板 193×10^9/L;肝功:胆红素 3.00μmol/L,白蛋白 33.70g/L;BNP:1 540pg/ml,其他未见异常。

心脏超声报告:左心房 42mm,左心室前后径 62mm,估测肺动脉收缩压 28mmHg;左心室扩大、右心室偏小,左心室室壁运动弥漫性减低,二尖瓣反流(轻度),左心室收缩功能减低,左室射血分数(left ventricular ejection fractions,LVEF)值:35%。

诊断:足月妊娠,妊娠合并心功能不全,心功能Ⅲ~Ⅳ,围产期心肌病。入院后经多学科会诊,建议应尽快行剖宫产术终止妊娠。

【麻醉方案与分析】

1. **术前评估** 术前积极纠正心功能不全:术前应用利尿剂、血管扩张剂、洋地黄类药物,症状有所改善,拟行急症剖宫产术。

2. **麻醉管理** 入室后常规进行心电监护,BP 120/68mmHg、HR 126 次/min、SpO₂ 94%;面罩吸氧 6L/min。建立上肢静脉通道,局部麻醉下行左侧桡动脉穿刺置管监测有创血压,右侧颈内静脉置管。静脉泵注硝酸甘油 0.5~1μg/(kg·min)、米力农 0.25μg/(kg·min)。患者坐位下行腰₂₋₃(L₂₋₃)硬膜外间隙穿刺置管。给予 2% 利卡因 3ml,5min 后测麻醉平面为 T₁₁~L₃,坐位变为头高 30°卧位,继续给予 2% 利多卡因 5ml,5min 后测麻醉平面为 T₈~L₄。胎儿娩出，Apgar 评分 1min、5min 均为 10 分，体重 3 200g。

胎儿娩出后，分次静脉给予吗啡 10mg、去乙酰毛花苷注射液 0.2mg、呋塞米 20mg。

术中维持 HR 110~125 次/min，平均动脉压（MAP)66~78mmHg。

术毕转入外科 ICU 监护，给予吸氧、强心、利尿、扩血管药物、低分子肝素预防性抗凝等治疗。患者仍有胸闷憋气，于术后第 5 天转入心血管内科继续治疗。

3. 预后　在心血管内科，复查相关指标，BNP 值 1 540ng/ml。继续给予强心利尿、减轻心脏负荷、控制血压及心率。经治疗 10 天后复查心脏彩超：LVEF 40%，左心室扩大，右心室偏小，左心室壁运动弥漫性减低，左心室舒张功能减低，病情平稳准予出院，出院后继续服用盐酸曲美他嗪、地高辛、培哚普利叔丁胺、琥珀酸美托洛尔、呋塞米等药治疗。

4. 麻醉分析

（1）尽快行剖宫产终止妊娠：此类患者如果继续待产，随时可能出现血压骤升、子痫抽搐、脑血管意外、心力衰竭、肾衰竭、胎盘早剥、凝血功能障碍、肺水肿、肺栓塞等风险，严重者可导致患者死亡；并且继续妊娠过程中随时可能出现胎儿窘迫、胎死宫内等风险，所以，应尽快多学科会诊、评估及采取积极对应措施，尽快终止妊娠。且因本患者心脏功能Ⅳ级，无法耐受强烈宫缩等刺激，阴道分娩增加危险，应选择剖宫产手术终止妊娠。

（2）硬膜外麻醉下行剖宫产术：患者目前处于端坐呼吸状态，心功能Ⅳ级，全身麻醉可能导致母体和胎儿循环呼吸抑制；硬膜外麻醉阻滞交感神经可以降低心脏前、后负荷，有利于改善心脏功能；建议采用坐位下的硬膜外麻醉操作。

【经验与体会】

1. PPCM 诊断和治疗

（1）PPCM 诊断：1971 年 Demakis 等定义了 PPCM 的诊断标准：①心力衰竭发生于妊娠最后 1 个月或产后 6 个月内；②无其他明确的心力衰竭原因；③妊娠前无明确心脏病史。1999 年，PPCM 工作委员会推荐增加超声心动图诊断标准：①射血分数（EF)<45%；②左心室缩短分数 <30%；③左心室舒张末内径 >2.7cm/ 体表面积（m²)。2010 年，欧洲心脏病学会心力衰竭协会重新制定了 PPCM 的诊断标准，即 PPCM 是排除性诊断，无其他明确的病因，发生于孕后期或产后早期，主要表现为继发于左心室收缩功能障碍的心力衰竭，伴或不伴左心室扩张，LVEF<45%。

多次妊娠、高龄（>30 岁）、多胎妊娠、先兆子痫和妊娠高血压等均为围产期的高危因素。围产期心肌病可增加孕产妇和新生儿的死亡率。随着对疾病认识的深入以及诊断和治疗水平的提高，围产期心肌病患者死亡率已有下降趋势。

本例患者的诊断依据主要为：①妊娠后期出现心力衰竭表现；②心力衰竭原因不明；③妊娠前无明确心脏病史；④ LVEF 35%。

（2）PPCM 治疗：及时规范的治疗可缓解症状、促进左心室功能恢复、降低死亡率。药物治疗原则同慢性充血性心力衰竭，如：限制入液量，维持出入量负平衡，限钠摄入 2~4g/d；严重病例发病早期要求卧床休息，可减轻心脏扩大的程度。

规范药物治疗包括：利尿剂、血管紧张素转换酶抑制剂、β 受体阻滞剂、血管扩张药、洋地黄、抗凝药等。但应注意药物对妊娠、哺乳的影响。血管紧张素转换酶抑制剂有致胎儿畸形的可能性，禁用于妊娠期，可用于产后。β 受体阻滞剂可改善远期预后，适用于心脏功能Ⅱ~Ⅲ级，无明显脏器淤血体征，但有加重心力衰竭的危险。血管扩张药，如硝酸酯类等，可改善症状,不改善远期预后。钙通道阻滞剂通常因为其负性肌力作用而应避免使用。孕产妇对洋地黄类药物较敏感,易发生中毒,应慎用,如必须使用,应密切观察毒性反应。由于PPCM有较高的栓塞发生率,对LVEF<35%者建议采取低分子肝素、华法林抗凝治疗。

2. 围产期心肌病患者的分娩方式　自然分娩时每次宫缩心排血量增加20%,第二产程子宫收缩,腹肌及骨骼肌均参与,再有产妇屏气,精神紧张,均使肺循环压力极度增高,使外周血管阻力及回心血量增加,心脏的前、后负荷增加,加重心力衰竭,有报道其死亡率为18%~56%,故PPCM患者分娩方式应首选剖宫产术。

3. 围产期心肌病患者剖宫产的麻醉处理

(1) 积极控制和纠正急性左心衰竭是治疗关键:麻醉管理的主要目标是防止心脏前、后负荷的剧烈变化以及避免药物引起心血管系统的进一步抑制。首先患者应取半卧位,高流量氧气吸入,必要时湿化瓶内加无水酒精去泡沫,减轻肺泡表面张力,改善肺泡通气功能。

强心药物:洋地黄制剂如去乙酰毛花苷0.4mg加10%葡萄糖10ml静脉注射5min;多巴胺或多巴酚丁胺静脉泵入,小剂量多巴酚丁胺可兴奋β_1受体,加强心肌收缩力,兴奋受体β_2受体扩张周围血管,减轻心脏后负荷,改善心功能。

利尿剂:静脉给予髓袢利尿剂呋塞米效果可靠,可短期内大量应用,使用时应注意电解质紊乱。

血管扩张剂:静脉泵入硝酸甘油,减轻心脏前负荷。

胎儿娩出后,产后子宫收缩,大量血液进入体循环,同时子宫对下腔静脉挤压作用解除,盆腔及下肢静脉回心血量增加,患者极易发生急性左心衰竭。通常需要使用血管扩张剂,以避免急性心力衰竭和肺水肿。

(2) 麻醉方式的选择

1) 全身麻醉:主要用于急诊手术或者存在椎管内麻醉禁忌证时,对麻醉药物的选择是实施全身麻醉的关键环节。为了防止新生儿呼吸窒迫,剖宫产全身麻醉快速序贯诱导时通常不使用阿片类药物,但这会造成循环的剧烈波动,对于PPCM患者而言是非常危险的;但应用阿片类药物会造成新生儿呼吸抑制,需要使用盐酸纳洛酮等拮抗剂或者气管插管。有报道,全身麻醉采用依托咪酯和瑞芬太尼对产妇的循环影响较小,对新生儿的呼吸几乎没有影响。

2) 椎管内麻醉:阻滞交感神经可以降低心脏前、后负荷,对PPCM患者有利。单次蛛网膜下腔阻滞会造成循环的剧烈波动甚至心搏停止,不推荐使用。小剂量硬膜外的优势在于循环的稳定,但是其潜在的风险是阻滞不全。硬膜外阻滞联合蛛网膜下腔阻滞的成功率较高,用药量较少,可控性强,循环稳定,也可安全用于PPCM患者。

为确保母婴安全,要制定严密的麻醉方案。从母亲安全的角度出发,其心功能已处于衰竭的边缘,如果选择全身麻醉,全麻药物会进一步加重产妇的循环抑制。椎管内麻醉一般会采取侧卧位进行穿刺,而本例患者不能平卧,给穿刺带来难度;权衡利弊,最终我们制定了坐位下小剂量滴定法硬膜外麻醉的方案。

【麻醉小结】

围产期心肌病的治疗需要心内科、产科、重症监护室、麻醉科和儿科等多科共同参与,以降低孕产妇及新生儿的死亡率和致病率。围产期心肌病的总体治疗原则包括:限制液体及盐摄入、增强心肌收缩力、减低心肌前后负荷、纠正电解质紊乱、预防血栓栓塞及心律失常等并发症的发生。围产期心肌病危重,危及母婴安全,有效控制心力衰竭症状,适时终止妊娠,选择合适的分娩麻醉方式及促进患者的左心室功能的恢复是治疗的关键。

一般认为:对于心功能Ⅲ~Ⅳ级患者倾向于采取全身麻醉,全身麻醉诱导前局部麻醉下行桡动脉穿刺置管和中心静脉置管监测血压和中心静脉压,并根据需要给予血管活性药物。对于心功能Ⅰ~Ⅱ级患者可采取硬膜外麻醉,小剂量分次给药,避免麻醉平面的上升过快。但应做好急救预案,必要时准备体外循环、主动脉反博等心脏辅助支持措施。

(郭 娜 时鹏才)

【专家点评】

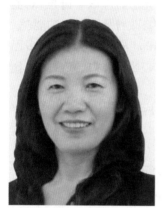

王月兰,二级教授、主任医师、博士研究生导师。山东第一医科大学第一附属医院(山东省千佛山医院)麻醉与围手术期医学科主任,外科重症监护治疗病房主任、山东第一医科大学麻醉学系主任,泰山学者特聘专家、享受国务院政府特殊津贴专家。中华医学会麻醉学分会常务委员兼任五官科麻醉学组组长,中国医师协会麻醉学医师分会常务委员,中国老年医学学会麻醉学分会副会长,山东省医学会麻醉学分会主任委员,山东第一医科大学临床医学专业建设委员会委员、首届学术委员会临床医学专委会委员、学术道德与医学伦理审查专委会委员,山东省医师协会副主任委员。

围产期心肌病临床上发病率低,临床表现非特异性,诊断较困难,容易误诊,本例患者最初曾考虑是妊娠高血压综合征。明确诊断需要超声心动图、心电图和胸片等检查。

围产期心肌病是左心室收缩功能障碍的扩张性心肌病.积极控制和纠正急性左心衰竭是本例患者麻醉管理的关键。术中密切监护,充分考虑麻醉方法和麻醉药物对血流动力学的影响,明确发病的原因,方能正确使用血管活性药物,以获得本例剖宫产的成功。

参考文献

[1] KAREN S,DENISE H K,MARK C P,et al. Current state of knowledge on aetiology,diagnosis,management,and therapy of peripartum cardiomyopathy:A position statement from the heart failure association of the european society of cardiology working group on peripartum cardiomyopathy[J]. Eur J Heart Fail,2010,12(8):767-778.

[2] 曾鸿,李晓曦,赵文秋,等.围产期心肌病合并急性心力衰竭剖宫产麻醉处理1例[J].北京大学学报(医学版),2012,44(5):804-807.

[3] ARANY Z,ELKAYAM U. Peripartum cardiomyopathy [J]. Circulation,2016,133(14):1397-409.

[4] BAUERSACHS J,ARRIGO M,HILFIKER-LIEINER D,et al. Current management of patients with severe acute peripartum cardiomyopathy:Practical guidance from the heart failure association of the european society of cardiology study group on peripartum cardiomyopathy [J]. Eur J Heart Fail,2016,18:1096.

[5] MELINDA B DAVIS,ZOLT ARANY,DENNIS M MCNAMARA,et al. Peripartum cardiomyopathy [J].JACC,2020,75(2):207.

[6] MELANIE RICKE-HOCH,TOBIAS J PFEFFER,DENISE HILFIKER-KLEINER. Peripartum cardiomyopathy:basic mechanisms and hope for new therapies [J]. Cardiovasc Res,2020,116(3):520-531.

39. 合并严重瓣膜病变的肿瘤切除术麻醉管理

【导读】

1. 肿瘤患者由于其独特的病理生理改变,麻醉科医师有必要了解这些病理生理改变对围手术期麻醉的可能影响。

2. 肿瘤患者合并严重瓣膜病变增加麻醉管理的难度和围手术期风险。心脏瓣膜疾病的类型、病变程度及心脏功能救治状态是术前评估的关键。

3. 充分的术前评估和麻醉前准备对肿瘤患者合并严重瓣膜疾病的麻醉至关重要。

【病例简介】

患者,女性,62 岁,60kg。因不全性肠梗阻入院,诊断结肠癌,风湿性心脏病(心功能Ⅲ级)。患者既往有风心病史 24 年,体格检查:心率(HR)88 次 /min,呼吸(R)22 次 /min,血压(BP)123/65mmHg,体温(T):36.7°C。二尖瓣区可闻及 3/6 级舒张期隆隆样杂音。辅助检查:入院超声心动图示:二尖瓣狭窄,瓣口面积 $1.0cm^2$,伴轻度主动脉瓣关闭不全,中重度三尖瓣反流,中度肺动脉高压,肺动脉收缩压(PASP)68mmHg,左心室射血分数(LVEF)60%。拟在全身麻醉下行结肠癌根治手术。

【麻醉方案与分析】

1. **麻醉评估** ASA 分级Ⅲ级、气道(MALLAMPATI)分级 Ⅰ级、NYHA 心功能分级 Ⅲ级。

2. **麻醉方案** 气管插管静吸复合全身麻醉。

3. **注意事项** 肿瘤患者的术前评估包括对肿瘤本身疾病的病理生理的考虑和相关术前治疗对患者的影响的评估。由于肿瘤患者手术多为限期手术和 / 或急诊亚急诊手术,如患者合并严重瓣膜疾病时首先应考虑手术顺序问题,而肿瘤患者如先选择心脏手术有可能导致肿瘤全身远处转移,临床上常需权衡二者利弊。患者有重度二尖瓣狭窄,围手术期应防止患者心动过速是关键。

4. **麻醉实施与管理**

(1)监测:①包括五导联心电图、脉搏血氧饱和度、鼻咽温度、左侧桡动脉有创动脉压、中心静脉压、呼气末二氧化碳分压和尿量。②术中经食管心脏超声监测。③肺动脉导管监测,通过肺动脉导管可以直接测量肺动脉压、肺血管阻力、左心房压、心排血量及混合静脉血氧含量。

(2)麻醉过程:本例患者药物选择咪达唑仑 0.04mg/kg、依托咪酯 0.3mg/kg、舒芬太尼 0.4μg/kg、维库溴胺 0.15mg/kg 进行静脉诱导。术中间断追加维库溴铵、丙泊酚和七氟烷吸入复合瑞芬太尼进行麻醉维持。

(3)术中管理:二尖瓣狭窄患者术中麻醉处理的关键应防止心动过速。二尖瓣狭窄患者需要在患者能耐受的限量内谨慎的扩充容量。围手术期导致肺动脉压增高的因素包括:缺氧、二氧化碳蓄积、使用氯胺酮、输液过多、头低位、胸腔压力增加等,麻醉过程中应避免上述危险情况。任何能增加肺循环阻力的临床因素如缺氧、高碳酸血症、肺过度膨胀或使用笑气等都将会使右心衰竭恶化。术前不要过度镇静,可用鼻导管辅助供氧。由于通过狭窄瓣膜内在的前负荷储备限制,使用多巴酚丁胺和肾上腺素类收缩性药物必须谨慎,从而避免心动过速。心房纤颤并使用了慢性抗凝剂的患者要预计出血合并症。

(4) 术后管理:患者手术麻醉顺利,术毕进行充分镇痛,采用腹横肌平面阻滞合用 PCIA 防止疼痛应激加重患者的心肺负担。

(5) 预后:患者到复苏室后,顺利拔除气管导管,平稳度过围手术麻醉期。

【经验与体会】

1. 肿瘤合并严重瓣膜病变患者的术前评估　肿瘤的常见病理生理改变:肿瘤患者常伴有很多病理生理紊乱(如上腔静脉阻塞、心脏压塞、颅内压增高、肾衰等),这些紊乱可能是威胁生命的临床急症。临床常见的主要病理生理改变主要包括以下几点。

体重减轻和发热、异位激素的分泌(表1)、急性呼吸系统并发症、急性心脏并发症、上腔静脉阻塞、血液异常贫血、神经肌肉异常、肾功能异常、高钙血症等,同时,患者接受多次放疗还可能导致颌面部软组织广泛地纤维变,也可造成颌间瘢痕挛缩,从而导致困难气道,在麻醉前访视患者时一定要充分评估。

表1　临床常见肿瘤分泌的激素及临床症状

激素	相关肿瘤	临床症状
胰岛素	腹膜后肿瘤	低血糖
皮质激素	小细胞癌、甲状腺髓样癌、胸腺瘤、胰岛细胞瘤	库欣综合征
促性腺激素	大细胞肺癌、卵巢癌、肾上腺癌	男子乳腺发育、性早熟
黑色素细胞刺激激素	小细胞肺癌、肺鳞状细胞癌、肾癌、胰腺癌、卵巢癌	色素沉着、甲状旁腺功能亢进
促甲状腺激素	绒毛膜癌、睾丸癌	甲状旁腺功能亢进
降钙素	甲状腺髓样癌	低钙血症
抗利尿激素	小细胞肺癌、淋巴瘤、胰腺癌	水中毒

2. 麻醉管理　二尖瓣瓣膜狭窄面积固定,从而使左心房压力增高而导致肺充血。在二尖瓣狭窄和心房扩大时,尽管窦性节律对左心室舒张末期容积影响不大,但是心房纤颤可因心率增快而使肺水肿突然发生。对于静脉系统,应防止回心血量骤增超过患者的代偿能力以及防止加重患者的肺动脉高压引起肺水肿。导致肺动脉压增高的因素包括:缺氧、二氧化碳蓄积、使用氯胺酮、输液过多、头低位、胸腔压力增加等,麻醉中应避免上述危险情况。

在手术前可以持续的使用地高辛和短效的 β- 受体阻滞剂控制心率。由于长期的利尿治疗,二尖瓣狭窄患者需要在患者能耐受的限量内谨慎的扩充容量。尽管伴有纤维化的风湿性心肌炎可以进一步减少左心室顺应性和充盈量,但是受损心肌工作能力的首要决定因素仍是减轻二尖瓣狭窄和心房纤颤患者的心脏负荷。任何能增加肺循环阻力的临床因素如缺氧、高碳酸血症、肺过度膨胀或使用笑气等都将会使右心衰竭恶化。

3. 术中常见问题的处理

(1) 低血压的预防及治疗:对于二尖瓣狭窄患者,由于其心排血量固定,应循环变化来决定补液量及速度;对于有症状的患者,应根据监护调节补液速度,防止患者出现肺水肿等并发症。

(2) 心房纤颤及室上性心动过速的处理:二尖瓣狭窄患者的左心房扩大重构,有发生心房纤颤的危险。心房纤颤可导致心律不齐、心率加快、心房收缩停止,从而进一步降低通过二尖瓣的血流量,使心排血量进一步下降,加重患者的症状。对于心室率快的心房纤颤,可静脉缓慢(10~20min)给予西地兰 0.2~0.4mg,可有效降低心室率,但注意血钾水平。β_1 受体阻滞剂可预防室上性心律失常,应作为首选。对于常用的广谱抗心律失常药胺碘酮,只有在其他药物无效时才能应用。

(3) 防止肺动脉高压加重及右心衰竭:应避免可能加重肺动脉压升高的情况,如高 CO_2 血症、低氧血症、低体温、代谢性酸中毒等。必要时,可考虑应用降低肺动脉压及增强右心功能的药物。

(4) 充分的术后镇痛:对肿瘤患者合并严重瓣膜疾病手术的患者,要高度重视患者围手术期疼痛的管理,避免患者因疼痛导致患者心肺负担增加从而出现各种不良心血管事件,应在整个围手术期对患者进行有效的焦虑进行评估,同时进行分层镇痛,减少疼痛对患者刺激,让患者平稳度过围手术期。

4. 术后肺水肿的处理

(1) 原因:血液胶体渗透压下降;左心室收缩功能不全,患者术前心功能Ⅲ级;肺动脉高压;患者可能出现室上性心律失常、心室率增快,如心房纤颤可导致心房收缩停止,心室舒张期缩短,从而使肺循环回心血量进一步减少,导致肺水肿。

(2) 肺水肿的预防与治疗:应积极应用利尿药(呋塞米)预防肺水肿,继续应用 β- 受体阻滞剂防止心率过快。镇痛可以有效防止疼痛应激所致的心率增加。除此之外,对于二尖瓣狭窄患者,应给予足够的监护,以便及时发现心律失常等问题;对于症状严重的患者,需要维持外周动脉监测及肺动脉导管至术后 24h。

【麻醉小结】

对肿瘤患者合并严重瓣膜疾病进行麻醉必须对麻醉药物、麻醉方法以及液体管理、各种监测方法做出恰当的选择,同时做好充分的心脏事件预案和术后镇痛,让患者平稳度过围手术期,改善患者的生活质量和预后。

(吴刚明　闵 苏)

【点评专家】

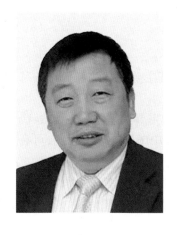

姚尚龙,二级教授,主任医师,博士研究生导师,华中学者特聘教授。湖北省第一层次医学领军人才,享受国务院政府特殊津贴。现任华中科技大学同济医学院附属协和医院麻醉与危重病教研所所长,国家卫生健康委能力建设和继续教育麻醉学专家委员会主任委员,湖北省麻醉临床医学中心主任。获中国消除贫困奖、医学科学家、荆楚楷模等荣誉称号。主要从事麻醉作用机制及围手术期肺损伤等研究。发表论文 400 余篇,其中 SCI 收录 80 余篇。担任 10 余本教材主编和参编专著 30 余本。

肿瘤患者合并心脏病是处理比较困难的临床麻醉病例。而心脏病的病变中严重瓣膜病变更容易导致血流动力学改变,未经处理的严重瓣膜疾病手术中突发意外的概率也非常高,对麻醉的影响也涉及整个围手术期。肿瘤患者合并严重心脏瓣膜疾病患者先处理哪种病变尚存在争论。一般来讲,早期恶性度较高的肿瘤患者先处理肿瘤病变。肿瘤恶性度低的有心脏功能失代偿的严重心脏瓣膜病患者应当先处理心脏病变。本例患者心脏功能尚可,优先处理肿瘤病变。处理此类患者,麻醉科医师掌握肿瘤患者独特的病理生理改变尤其重要,这些病理生理改变对整个围手术期均有重大影响。从术前评估考虑肿瘤患者常伴有的病理生理紊乱,如体重减轻和发热、异位激素的分泌、急性呼吸系统并发症、急性心脏并发症、上腔静脉阻塞、血液异常、神经肌肉异常等等,到心脏病变导致的患者病理生理改变。术中全程麻醉要点的考量,如低血压的预防及治疗、心房纤颤及室上性心动过速的处理、防止肺动脉高压加重及右心衰竭、充分的全围手术期镇痛。术后病例出现的并发症肺水肿的原因分析及治疗处理。

　　本病例可作为典范,为临床麻醉科医师提供了明确的肿瘤患者合并瓣膜疾病的围手术期全程麻醉管理思路以及管理流程,经验值得借鉴。

参考文献

[1] CAO D,CHANDIRAMANI R,CAPODANNO D,et al. Non-cardiac surgery in patients with coronary artery disease:risk evaluation and periprocedural management [J]. Nat Rev Cardiol,2021,18(1):37-57.

[2] KIM S Y,KIM N K,BAIK S H,et al. Effects of Postoperative Pain Management on Immune Function After LaparoscopicResection of Colorectal Cancer:A Randomized Study [J]. Medicine (Baltimore),2016,95(19):e3602.

[3] BOLAND JW,POCKLEY AG. Influence of opioids on immune function in patientswith cancer pain:from bench to bedside [J]. Br J Pharmacol,2018,175(14):2726-2736.

[4] SHIRAKI N,WAKABAYASHI T,SATO T,et al. IntraoperativeB-scan ultrasonography and pars plana vitrectomy for severe open globe injurywith hemorrhagic retinal and choroidal detachment [J]. Graefes Arch Clin ExpOphthalmol,2017,255(11):2287-2291.

[5] 心脏病患者非心脏手术围麻醉期中国专家临床管理共识(2020)[J].麻醉安全与质控,2021,5(2):63-77.

[6] Radosevich MA,Brown DR. Anesthetic management of the adult patient with concomitant cardiac and pulmonary disease [J]. Anesthesiology Clinics,2016,34(4):633-643.

40. 合并严重瓣膜病变的嗜铬细胞瘤切除术麻醉管理

【导读】

　　1. 嗜铬细胞瘤以 20~40 岁青壮年患者居多,男女比例相等,其主要症状为高血压和基础代谢的改变。

　　2. α-受体阻滞剂的使用在嗜铬细胞瘤的药物治疗中具有极为重要的地位。术前 α-受体阻滞剂的使用可控制血压,减少处理瘤体时发生高血压危险;术中酚妥拉明的使用,可有效地阻断 α-受体对挤压瘤体所释放的儿茶酚胺的反应。

　　3. 嗜铬细胞瘤合并严重心脏瓣膜病的患者,由于心脏本身病变可导致异常血流动力学变化,同时由于肿瘤内含大量儿茶酚胺,容易被挤压释放入血,可引起患者血压剧升和心搏骤停,手术和麻醉的风险都很高。

　　4. 嗜铬细胞瘤合并严重瓣膜病变患者在肿瘤切除后,如患者出现血压下降,应及时使用去甲肾上腺素等药物维持外周循环阻力,同时加用 β- 肾上腺素能受体阻滞剂控制心室率,防止心肌氧耗增加,避免发生急性心功能不全。

5. 由于患者术中体内儿茶酚胺水平变化剧烈,循环系统遭受双重打击,术后可能出现血管扩张性休克、急性心肌损伤、急性心功能不全和急性肺水肿等严重循环系统并发症,需要给予密切的动态监测及血管活性药物支持,以避免发生严重心脑血管事件。

【病例简介】

患者,女性,36 岁。因"出汗增多,发作性头晕、心悸、血压高 2 年"入院。上腹部 CT 检查提示:左侧肾上腺占位,约为 5.6cm ×4.6cm,病灶周边呈不规则明显强化,诊断考虑为嗜铬细胞瘤。入院查体:卧位血压(BP)140~190/110~130mmHg,心率 58~126 次 /min;立位 BP 130~160/110~120mmHg,HR 84~140 次 /min,体重 55kg。辅助检查:血红蛋白(Hb)133g/L,血细胞比容(Hct)40%;24h 尿儿茶酚胺提示:肾上腺素 4.25~6.54μg/24h(参考值 1.74~6.42μg/24h),去甲肾上腺素 300.20~480.50μg/24h(参考值 16.69~40.65μg/24h)。心电图(ECG)提示:频发室性早搏。超声心动图提示:主动脉中度到重度关闭不全伴轻度狭窄,心脏收缩期可见主动脉瓣中到重度血液反流,二尖瓣轻度狭窄伴反流;左心增大,左心室心肌回声增强,室壁运动弥漫性减低,收缩功能明显减低,左心室射血分数(LVEF)41%。葡萄糖耐量试验正常。入院诊断:1、嗜铬细胞瘤;2、联合瓣膜病变:主动脉瓣中重度关闭不全并轻度狭窄,二尖瓣轻度狭窄,心功能Ⅲ级。明确诊断后,采用酚苄明、琥珀酸美托洛尔缓释片口服 6 周后,患者卧位 BP 120~150/70~110mmHg,立位 BP 100~120/50~70mmHg,HR 86 次 /min,体重 56kg,Hct 45%。拟于全身麻醉下行腹腔镜右侧肾上腺嗜铬细胞瘤切除术。

【麻醉方案与分析】

1. **麻醉评估**　ASA 分级Ⅲ级,气道(MALLAMPATI)分级Ⅰ级,NYHA 心功能分级 Ⅲ级。

2. **麻醉方案**　气管插管全身麻醉(备体外循环辅助)

3. **围手术期注意事项**　对于嗜铬细胞瘤合并严重瓣膜病变的患者应做好充分的术前准备,评估患者术前存在的可能导致术中血流动力学不稳定的危险因素。围手术期应重点关注心血管和呼吸系统,须密切监测血流动力学,并正确预估术中可能出现的血流动力学变化并及时处理。

4. **麻醉实施与管理**　患者入手术室后常规监测心电图、麻醉深度、血氧饱和度、鼻咽温度、左侧桡动脉压、中心静脉压、呼气末二氧化碳分压、血糖和尿量;麻醉后行经食管心脏超声监测;术中间断监测血糖与动脉血气并根据结果及时调整治疗。

依次静脉注射咪达唑仑 2.0mg、舒芬太尼 0.4μg/kg、依托咪酯 0.3mg/kg,罗库溴铵 0.8mg/kg 进行麻醉诱导,诱导平稳,气管插管顺利。术中麻醉维持采用静吸复合全身麻醉维持,新鲜气流量 2L/min,吸入 3%~5% 七氟烷,瑞芬太尼 0.1~0.2μg/(kg.min)持续泵注,间断追加罗库溴铵 2~3mg/ 次、术中注意呼吸参数的调整。在严密监测下先给予乳酸钠林格氏液 300~500mL,在肿瘤分离切除前,尽可能扩充患者的有效循环容量,维持较适当的心脏前负荷。麻醉深度足够时,术中出现高血压时,采用硝酸甘油持续泵注,必要时分次静脉注射酚妥拉明(1~5mg/ 次)或者钙通道拮抗剂。如患者出现低血压,根据手术进度,在 TEE 监测下快速补液,适当减浅麻醉深度,及时减量或停用扩血管药物,根据循环情况泵注去甲肾上腺素。

手术顺利结束后,选用 0.3% 罗哌卡因对患者进行腹横肌平面阻滞及静脉患者自控镇痛(PCA)进行镇痛。保留气管导管,维持血管活性药物去甲肾上腺素,将患者送回重症监护室,继续予呼吸机辅助机械通气。

5. **预后**   患者顺利拔除气管导管,平稳度过围手术麻醉期。

【经验与体会】

患者严重瓣膜病变与嗜铬细胞瘤并存时,嗜铬细胞瘤会使血流动力学指标更加异常、复杂,严重者可危及生命。由于嗜铬细胞瘤会导致比较严重的血流动力学改变,如果先做心脏瓣膜置换术,术中循环常常不能很好控制,并且容易导致术中严重并发症的发生,因此,常先手术治疗嗜铬细胞瘤病变,去除嗜铬细胞瘤引起的异常血流动力学改变,从而提高心脏瓣膜置换手术时的安全性。现有研究认为无论术前应用何种药物,都无法完全避免嗜铬细胞瘤术中血流动力学不稳定及快速型心律失常的发生。因此,完善的术前准备固然重要,但安全有效的麻醉管理更是保证嗜铬细胞瘤合并瓣膜疾病手术成功的关键。

1. **术前评估**   嗜铬细胞瘤继发严重高血压,病变本身可导致心脏受累,严重者可有心功能不全,一旦容量超负荷可加重心功能不全,如患者合并严重瓣膜疾病,围手术期潜在发生心脑血管意外的风险将极大增加。

(1) 主动脉瓣关闭不全的病理生理改变:主动脉瓣关闭不全主要表现为主动脉反流导致压力和容量均超负荷,在收缩期与舒张期均显著增加了心室壁压力,可诱发呼吸困难症状和不能耐受运动的充血性心力衰竭。主动脉反流患者的临床症状和主动脉反流梯度与左心室收缩末期直径增加大于 55mm 或者射血分数小于 50% 密切相关。因此,做经食管或经胸超声心动图是十分重要的。

(2) 主动脉瓣狭窄的病理生理改变:正常主动脉瓣瓣口面积是 $2.6 \sim 3.5cm^2$, $1.0 \sim 1.4cm^2$ 表示中度狭窄, $<0.9cm^2$ 表示严重狭窄。主动脉狭窄症状包括心绞痛、呼吸困难和晕厥。主动脉狭窄发病的危险因素是主动脉血流速 >4.5m/s 和左心室射血分数 <50%。

(3) 嗜铬细胞瘤的病理生理改变及术前药物准备:嗜铬细胞瘤是分泌儿茶酚胺的肿瘤,主要起源于肾上腺髓质或交感神经节,二者分别被称为肾上腺嗜铬细胞瘤和肾上腺外儿茶酚胺分泌型副神经节瘤(肾上腺外嗜铬细胞瘤)。典型的嗜铬细胞瘤主要表现为发作性头痛、出汗、心悸三联征。大多数患者都伴有阵发性或持续性高血压,但也有 5%~15% 患者的血压正常。

充分的术前准备是手术成功的关键,可使手术死亡率低于 3%,而未予 α- 受体阻滞剂准备的嗜铬细胞瘤手术死亡率高达 24%~50%。儿茶酚胺心肌病可增加围手术期死亡率。术前药物准备的目的在于阻断过量儿茶酚胺的作用,维持正常血压、心率 / 心律,改善心脏和其他脏器的功能;纠正有效血容量不足。

术前用药包括①α- 受体阻滞剂可用药到手术日当天,酚苄明剂量应从 10~20mg/d,分2~3 次口服开始,多数患者每日需要量为 60~250mg。②β- 受体阻滞剂,对于儿茶酚胺或 α-受体阻滞剂介导的心动过速(>100~120次/min)或室上性心律失常等,需加用β-受体阻滞剂,使心率控制在 <90 次 /min。

2. **嗜铬细胞瘤合并瓣膜病变患者的麻醉管理**

(1) 围手术期麻醉管理:嗜铬细胞瘤患者在麻醉操作时及手术过程可刺激肿瘤释放大量儿茶酚胺,引起血流动力学的剧烈改变。理想的麻醉方法及麻醉药物应是在满足手术的前提下将各种操作引起的应激反应降至最低,应考虑对交感神经无刺激作用、不增加儿茶酚胺释放、不增加心脏对儿茶酚胺敏感性的药物,维持术中及术后血流动力学稳定。目前嗜铬细胞瘤合并瓣膜病变的麻醉以静吸复合全身麻醉气管内插管为主。

(2) 麻醉维持原则:麻醉维持的原则是保证麻醉深度,改善容量状况,与术者保持密切沟通,根据手术进度调整血管活性药物使用,维持循环稳定,避免各种因素诱发急性心功能不全。

3. 术中循环管理　气管插管、气腹充气、手术牵拉肿瘤最易促使儿茶酚胺大量释放,导致患者发生高血压危象,在合并瓣膜疾病患者容易发生心力衰竭。肿瘤切除后血儿茶酚胺水平急剧降低可引起低血压甚至休克。血压骤升骤降和心律失常是嗜铬细胞瘤手术最危险的因素。

(1) 术中容量管理:术中可采用 CVP、SVV、TEE 监测患者心功能和指导容量管理。对于嗜铬细胞瘤合并瓣膜疾病的患者,其容量不足状况很难通过术前药物准备得以全面改善。一旦肿瘤分离切除后,体内儿茶酚胺显著减少,外周循环阻力显著下降,容量不足将进一步加重。因此,应在肿瘤分离切除前,尽可能扩充患者的有效循环容量,应在严密监测下可给予晶体液如乳酸钠林格氏液,并可在监测胶体渗透压指导下给予胶体液或者白蛋白。

(2) 高血压的处理:在手术游离肿瘤过程中,伴随手术操作导致的瘤体挤压,大量儿茶酚胺释放入血,导致心率和血压剧烈波动,推荐硝酸甘油持续泵注,根据血压及时调整速度,必要时分次静脉注射酚妥拉明(1~5mg/ 次)。一般主张酚妥拉明与艾司洛尔联合应用。因嗜铬细胞瘤患者血中儿茶酚胺水平异常增高,因此值得注意应先使用 α- 受体阻滞剂后再应用 β- 受体阻滞剂,否则血管上的 β- 受体被阻断后,异常增高的儿茶酚胺兴奋 α- 受体,使血管收缩,导致严重的高血压甚至高血压危象等严重并发症。

(3) 低血压的处理:肿瘤主要滋养血管或全部滋养血管离断后,由于患者体内儿茶酚胺骤减、麻醉药物的影响、控制性降压药的残余作用、原有的心功能不全均可诱发或加重低血压,甚或出现急性心功能不全,这对伴有心脏瓣膜病变的患者尤为不利,容易发生各种心血管意外。在严密监测下快速补液,适当减浅麻醉深度,停用降压药,并根据心率和血压变化,加用多巴胺、去甲肾上腺素、肾上腺素等血管活性药物,尽量避免或减轻低血压状态。

(4) 心律失常的处理:嗜铬细胞瘤合并心脏瓣膜病变患者心律失常最常见的为窦性心动过速,首选是短效的艾司洛尔,应在降压药发挥作用后方可选择应用。如果是室性心律失常,也可考虑应用利多卡因,乙胺碘呋酮等控制心室率。

4. 术后管理　由于术中患者体内儿茶酚胺水平发生剧烈变化,循环系统遭受双重打击,术后可能出现血管扩张性休克、急性心肌损伤、急性心功能不全和急性肺水肿等情况,需要给予密切的动态监测,以避免发生严重心脑血管事件。

对血管扩张性休克的预防和处理,α- 肾上腺素能受体激动剂为一线治疗药物,常使用去甲肾上腺素 0.05~0.4μg/(kg·min) 静脉泵注。当使用去甲肾上腺素效果不佳或需要大剂量时,可考虑加用血管加压素,目前国内应用垂体后叶素 4~6IU/h 静脉泵注。

【麻醉小结】

嗜铬细胞瘤合并瓣膜疾病患者手术麻醉风险大,麻醉科医师应积极参与术前的治疗和准备工作,术中及术后均应进行严密的血流动力学监测,调整适当的麻醉深度,使用血管活性药物调节患者血压,保证整个围手术期患者的安全。

(吴刚明　闵　苏)

【专家点评】

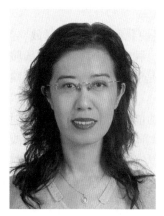

　　李娟,中国科技大学附属第一医院南区(安徽省立医院南区)麻醉科主任,医学博士,主任医师,博士研究生导师。现任中国医师协会麻醉学医师分会常务委员;中国中西医结合学会麻醉学分会常务委员;中国心胸血管麻醉学会胸科分会副主任委员;安徽省中西医结合麻醉学分会副主任委员;安徽省医学会麻醉学专业委员会常务委员;安徽省医师协会麻醉学医师分会常务委员;中国研究型医院学会麻醉学分会委员;中国药理学会麻醉药理学分会委员《中华麻醉学杂志》通讯编委,《临床麻醉学杂志》通讯编委。主要临床研究方向为神经外科及心胸外科手术的围麻醉期处理。

　　作者选择了一个很好的病例:嗜铬细胞瘤合并严重瓣膜病变患者,临床上麻醉处理较为棘手,此为典型的高风险患者实施高风险手术麻醉管理。

　　麻醉管理的难点在于,嗜铬细胞瘤切除术中,可引起患者体内儿茶酚胺水平剧烈波动,从而造成血流动力学的剧烈波动:血压升高或降低,但患者本身又伴有严重的心脏瓣膜病变,无法耐受血压的剧烈波动和容量的变化,易引起心力衰竭或心跳骤停等严重并发症。作者在常规的监测之外,术中全程采用 TEE 监测患者心功能和指导容量管理,及时补充容量,监测心功能,在维持血压的同时,避免出现心功能不全,使患者顺利地度过了围手术期,预后良好。

　　因此对于此类合并症患者,笔者建议:既要熟悉嗜铬细胞瘤患者的围手术期的血流动力学波动的特点,又要具有管理心血管麻醉的经验,在有创动、静脉监测的基础上,最好有心功能监测,如 TEE 或 PICCO 等,以保障患者围手术期安全。

参考文献

[1] YAMAMOTO K,NAMBA N,KUBOTA T,et al. Pheochromocytoma complicated bycyanotic congenital heart disease:a case report [J]. Clin Pediatr Endocrinol,2016,25(2):59-65.

[2] GUPTA M,GUPTA P. Nalbuphine pretreatment for prevention of etomidate inducedmyoclonus:A prospective, randomized and double-blind study [J]. J Anaesthesiol ClinPharmacol,2018,34(2):200-204.

[3] RAMACHANDRAN R,REWARI V.Current perioperative management of pheochromocytomas [J].Indian J Urol,2017,33(1):19-25.

[4] SUFFREDINI G,DIAZ-RODRIGUEZ N,CHAKRAVARTHY K,et al. Anesthetic Management of Pheochromocytoma Resection in Adults with Single Ventricle Physiology [J].Cureus,2017,9(12):e1928.

[5] WCISLAKSM,KINGWS,WALLERBR,et al. Multifocal pheochromocytoma-paraganglioma in a 29-year-old woman with cyanotic congenital heart disease [J].Surgery,2019,165(1):228-231.

[6] MAMILLA D,ARAQUE KA,BROFFERIO A,et al. Postoperative management in patients with pheochromocytoma and paraganglioma [J]. Cancers(Basel),2019,11(7):936.

41. 心房颤动患者行非心脏手术麻醉管理

【导读】

心房颤动是心血管常见疾病,占正常人群的 0.4%~1.0%,65 岁以上人口的 2%~5%,预计到 2050 年我国 60 岁以上心房颤动患者将达到 1 000 万。围手术期心房颤动延长住院时间,增加院内死亡率及术后并发症的发生率,严重影响患者的预后。麻醉科医师应当熟悉心房颤动的病理生理改变,掌握围手术期心房颤动的处理要点,减少心房颤动相关并发症,改善患者预后。

【病例简介】

患者,女性,60 岁,体重 64kg。因查体发现"肝占位"入院。

既往史:"心房颤动"病史一年,未服用任何药物;2018 年在全身麻醉下行胃镜下胃息肉切除术。

体格检查:T 36.4℃,P 65 次 /min,BP 116/78mmHg。双肺呼吸音清晰。心率 112 次 /min,心律不齐,心音强弱不等,心尖区收缩期可闻及柔和吹风样 3/6 级杂音,未闻及心包摩擦音。患者活动后无胸闷、呼吸急促表现,心功能分级(NYHA):Ⅱ级。气道评估:Mallampati 气道分级:Ⅱ级。

实验室检查:白细胞计数:4.63×10⁹/L,血红蛋白:125g/L,总胆红素:12μmol/L,直接胆红素:6.8μmol/L,谷丙转氨酶:66IU/L,肌酐:76μmol/L,血糖:4.54mmol/L,钾:4.23mmol/L,钠:141mmol/L,氯:103mmol/L,余未见明显异常。

腹部 CT 报告:肝右叶Ⅴ、Ⅵ、Ⅶ、Ⅷ段占位,大小为 12cm×10cm,增强扫描后可见动脉期结节明显不均匀强化,门脉期及延迟期病灶密度低于周围正常肝实质,边界欠清晰,考虑原发性肝癌。

心电图报告:心房颤动,心室率 112 次 /min;P 波消失,均被大小不等、形态各异的"f"波代替,R-R 绝对不等。

心脏彩超报告:①双房增大,未见附壁血栓及赘生物;②二尖瓣少量反流、三尖瓣大量反流;③左心室收缩功能正常。

【麻醉方案与分析】

患者拟在全身麻醉下行右肝肿瘤切除术 + 胆囊切除术。

患者入室后监测血压、心率、心电图,局麻下行颈内静脉穿刺置管及左侧桡动脉穿刺置管并连接 FloTrac Vigileo 监测有创血压、每搏量变异度(SVV)等指标。在诱导前患者的心室率为 144 次 /min,开放静脉通路后予胺碘酮微泵(首剂 150mg,10min 左右注射完,继之以 1mg/min 静脉泵入)。待患者心室率逐渐降低到 100 次 /min 以下后,依次静脉给予依托咪酯 0.3mg/kg,顺式阿曲库铵 2mg/kg,舒芬太尼 0.3μg/kg 诱导。诱导完毕后行气管插管机械通气。术中七氟烷复合舒芬太尼维持麻醉,持续泵注顺式阿曲库铵 6mg/h。在术中使用 Narcotrend 监测患者麻醉深度,保持 Narcotrend 指数在 40~60 之间。术中持续泵注胺碘酮,控制心室率在 70~100 次 /min。肝门阻断时间 16min,期间血压稍低,予间羟胺 0.5mg 单次静推后血压回升。术中出血量 500ml,补液量 2 000ml,尿量 400ml,手术持续时间 2.5h。手术结束前 10min 停止吸入七氟烷,术后给予静脉镇痛(镇痛泵配制:舒芬太尼 100μg,曲马多 500mg,凯纷 150mg,胃复安 20mg 加生理盐水稀释至 100ml,背景剂量:2ml/h,Bolus:2ml)。术毕带气管导管转入 ICU,予呼吸机支持治疗,待患者自主呼吸恢复,意识清醒后拔除气管导管;术后第 2 天转入普通病房,为预防血栓形成,予皮下注射低分子肝素治疗;术后第 5 天患者顺利出院。

麻醉分析:

房颤患者行非心脏手术的围手术期管理要点是控制心室率、维护心脏泵血功能和循环稳定,适当补充容量,避免体循环容量的急剧变化。同时做好抗凝管理,平衡栓塞和出血风险。

围手术期麻醉管理要点:

1. 术前准备要充分,在允许的情况下应行内科常规治疗。术中以控制快速心室率为主,增强心肌收缩力,术前心室率宜控制在 110 次/min 以下。

2. 根据患者手术类型、危险分层以及出血和栓塞的风险,对抗凝药物的术前停用和术后恢复的时机制定不同的方案。

3. 维持术中血流动力学稳定:房颤伴心房内血栓的患者血流动力学剧烈变化可能会引起赘生物脱落,造成重要器官的栓塞。

4. 颈内静脉穿刺置管时,要在心电监护下进行。导丝不宜置入过深,否则可能导致附壁血栓脱落,还有可能诱发严重心律失常。

5. 阿托品与新斯的明联用可能引起心动过速和心律不齐,因此麻醉苏醒期应避免使用新斯的明拮抗。

【经验与体会】

房颤时心脏丧失房室同步性,心房无效收缩,心排血量降低,引起心功能恶化。同时由于心房没有有效的机械收缩,血流缓慢淤滞,容易在心房形成血栓,多见于左心房,栓子脱落引起体动脉血栓栓塞,导致严重的合并症,其中主要是脑栓塞。因此,围手术期麻醉科医师应在术前、术中、术后各个环节进行干预,尽可能减少房颤带来的并发症,改善患者的预后。

1. 术前评估

(1) 病史及症状评估:术前评估患者症状、体征(是否伴有心悸、胸闷、头晕、心绞痛、心衰);是否存在动脉系统栓塞、了解房颤的临床类型(阵发,持续,永久)、有无基础心脏病、目前的治疗药物及治疗效果。

(2) 房颤导致脑卒中的风险评估:推荐采用新的 CHA2DS2-VASc 评分对房颤患者进行危险分层,见表 1。

表 1 CHA_2DS_2-VASc 评分

危险因素	评分
充血性心衰 / 左室功能不全(C)	1
高血压(H)	1
年龄≥75 岁(A)	2
糖尿病(D)	1

续表

危险因素	评分
卒中/TIA/血栓栓塞(S)	2
血管疾病(V)	1
年龄 65~74 岁(A)	1
性别(女性)(Sc)	1
总分	9

注:对于男性 CHA_2DS_2-VASc 评分 =0 分,女性 =1 分的患者可定义为低卒中风险;对于男性 CHA_2DS_2-VASc≥2 分或女性≥3 分的房颤患者,建议使用口服抗凝药物预防中风。

(3)房颤患者出血风险评估:目前尚无针对中国房颤患者的出血风险评分工具,目前推荐采用 HAS-BLED 评分评估房颤患者出血风险,见表 2。

表 2　HAS-BLED 评分及相应出血风险

危险因素	评分
高血压(收缩压 >160mmHg)(H)	1
肝、肾功能不全(A)	各 1 分
卒中(S)	2
出血史(B)	1
异常 INR 值(L)	2
年龄 >65 岁(E)	1
药物或饮酒(D)	各 1 分

注:HAS-BLED 评分中,H:高血压;A:异常肝功能(肝酶 3 倍、胆红素 2 倍以上)、肾功能异常(肌酐≥200μmol/L);S:卒中史;B:出血史(既往出血、出血倾向、贫血等);L:异常 INR 值(过高或不稳定,不达标占 60%);E:年龄 >65 岁;D:药物(抗血小板药物联用、非甾体类抗炎药)或酗酒,总计 9 分,≥3 分为出血高危患者。

2. 围手术期房颤治疗　围手术期房颤的治疗目标是缓解症状、保护心功能和预防栓塞,治疗主要包括室率与节律控制(药物及非药物)及抗栓治疗,其中室率控制和抗栓治疗贯穿房颤治疗的全程。

(1)心室率控制:控制房颤心室率的药物主要分为 β- 受体阻滞剂、钙通道阻滞剂、洋地黄制剂和其他药物。房颤急性期心室率控制的建议:①有症状性房颤患者应严格控制心室率,要求静息状态下心室率 <80 次 /min;左室功能正常的无症状性房颤患者,应实施宽松的心室率控制策略,要求静息状态下心室率 <110 次 / 分。②无预激综合征的房颤患者:无应用 β- 受体阻滞剂或非二氢吡啶类钙离子拮抗剂(NDHP-CCB)禁忌时,可静脉注射艾司洛尔或地尔硫控制心室率;房颤伴心力衰竭或左室功能下降的患者,可静脉注射毛花苷 C 或胺碘酮控制心室率;失代偿性心力衰竭患者慎用 β- 受体阻滞剂;有心力衰竭的房颤患者不主张应用 NDHP-CCB。③预激综合征并房颤患者心室率控制可选普罗帕酮;β- 受体阻滞剂、洋地黄、非二氢吡啶类钙离子拮抗剂可加重快心室率反应,甚或诱发室颤,不建议使用。

(2)电复律:对心室率过快致心力衰竭加重、心绞痛加重或血流动力学不稳定的患者需暂停手术,尽快电复律。

（3）房颤患者的抗栓治疗：预防脑卒中和血栓栓塞是房颤抗栓治疗的主要目标。目前，维生素 K 拮抗剂华法林或新型口服抗凝药（NOACs）达比加群、利伐沙班是预防房颤血栓并发症的主要药物。

（4）抗血小板药物：目前的证据证实，阿司匹林预防房颤卒中风险的作用有限，且在高龄老年患者中的安全性并不优于华法林，因此不推荐阿司匹林用于针对房颤相关卒中的抗栓治疗，尤其是老年房颤患者。由于缺乏相关研究证据，目前也不推荐房颤患者应用氯吡格雷单药治疗。对于房颤合并冠心病患者，视合并动脉血栓的风险，决定是否合用抗血小板药物。

3. 围手术期抗凝管理　房颤患者多为房颤血栓高危，服用华法林抗凝的患者接受手术治疗时常需肝素桥接。手术相关出血风险依据手术大小分为不需中断抗凝治疗的手术、小出血风险及大出血风险手术。手术分为择期手术、急诊手术（24~48h）及紧急手术（数小时内）。

（1）择期手术：①使用华法林治疗患者：一般术前 5d 停华法林，术后 12~24h 恢复华法林；②使用 NOAC 治疗患者：一般在术前 1~2d 停药；术后严密监测出血情况，术后 6~8h 确认止血后重新开始给药；如果因手术制动导致下肢深静脉血栓风险增加，术后 6~8h 考虑予以小剂量低分子肝素，术后 48~72h 根据患者出血风险、再次手术的可能决定恢复 NOAC。

（2）急诊或紧急手术：①使用华法林治疗患者：如 INR>1.5，建议静脉或口服低剂量维生素 K1（2.5~5mg），或输注冰冻血浆或凝血酶原浓缩物能加速逆转华法林的抗凝疗效，使 INR 正常后手术；②使用 NOAC 治疗患者：NOAC 最后一剂至少 12~24h 后手术。何时停用新型口服抗凝药 NOAC 应依据患者的临床特点和手术的性质进行个体化管理。

4. 房颤患者的术中管理　围手术期房颤术中管理的注意事项如下：①避免交感神经刺激；②避免容量过高或过低；③及时补充电解质；④避免低氧；⑤阿托品与新斯的明联用可能引起心动过速和心律不齐，建议此类患者麻醉苏醒期避免新斯的明拮抗；⑥地氟醚可能增加兴奋性、增加心律不齐的可能；⑦评估液体状态，对容量过多或不足进行干预；⑧术中经食道超声心动图（TEE）辅助可排除急性心肌梗死、指导高危患者的液体管理；⑨及时的电解质检查可以评估患者的代谢状态。

5. 房颤患者的术后管理　房颤患者术后治疗药物和术前大致相同，主要包括 β 受体阻滞剂、钙通道阻滞剂、地高辛和胺碘酮。围手术期房颤术后管理流程（图 1）。

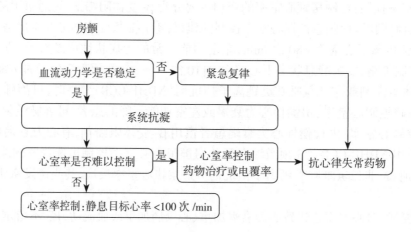

图 1　围手术期房颤术后管理流程

【麻醉小结】

房颤患者麻醉管理要点：①对于血流动力学稳定、心室率快的房颤患者，应以控制心室率为主。②术中需加强监护，严密监测指，维护血流动力学稳定。③在保证容量充足的基础上尽可能限制补液量，减轻心脏前负荷。④准备好急救药物，并做好体表电复律的准备。

（朱成成　陆智杰）

【专家点评】

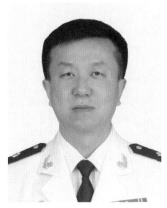

陆智杰，上海东方肝胆外科医院麻醉科教授，现任中国医师协会麻醉学医师分会常务委员，中华医学会麻醉学分会青委副主委，中华医学会麻醉学分会教育与人才培养学组副组长，全军麻醉与复苏学专业委员会委员，上海医学会麻醉专科分会委员兼秘书，上海医师协会麻醉科医师分会委员，《中华麻醉学杂志》《临床麻醉学杂志》《国际麻醉与复苏学杂志》《Anesthesiology》中文版等杂志编委、通讯编委。承担国家自然科学基金及军队、上海市科委基金11项，主编专著《内脏痛》第1、2版。获国家及军队科技进步二等奖各1项。获军队优秀专业技术人才岗位津贴。

房颤是围手术期常见的心律失常，给围手术期管理带来很大挑战。麻醉科医师术前应全面评估患者基本情况，合理使用药物控制心率，减少术中血流动力学的波动，尽可能预防围手术期心脑血管事件。

本病例中患者为快速持续性房颤，发作持续时间较长，过快的心室率会使心室充盈时间缩短、心排血量降低、血压下降、冠状动脉血液灌注量减少而诱发或加重心肌缺血。本次手术中预防和阻止了心动过速，术中血流动力学稳定，使手术顺利实施，保障了患者的安全。

1. 本例患者术前准备不够充分，术前应该进行规范化内科治疗，包括抗凝治疗以及心室率控制，以降低围手术期风险。

2. 在麻醉前使用胺碘酮，有效的降低了心室率，从而延长舒张期以满足心室充盈，进而提高心排血量。

3. 在术中监测了每搏量变异度（SVV），结合有创动脉血压，可实时指导输液量和输液速度，避免了低血容量状态，保障了患者围手术期血流动力学稳定。

4. 麻醉诱导及维持药物选择合理，用量合适，使用 Narcotrend 可精确指导术中麻醉深度的调节，避免了麻醉过深或过浅。穿刺及气管插管过程中动作轻柔，整个围手术期镇痛完善，避免了术中不良刺激。

参考文献

[1] JANUARY C T, WANN L S, CALKINS H, et al. 2019 AHA/ACC/HRS Focused Update of the 2014 AHA/ACC/HRS Guideline for the Management of Patients With Atrial Fibrillation: A Report of the American College of Cardiology/American Heart Association Task Force on Clinical Practice Guidelines and the Heart Rhythm Society [J]. J Am Coll Cardiol, 2019, 74 (1): 104-132.

[2] DOUKETIS J D, SPYROPOULOS A C, KAATZ S, et al. Perioperative Bridging Anticoagulation in Patients with

Atrial Fibrillation［J］. N Engl J Med,2015,373(9):823-833.

［3］梁峰,胡大一,方全,等. 2017 ACC 非瓣膜病房颤患者围手术期抗凝管理决策的专家共识［J］. 中国循证心血管医学杂志,2017,9(11):1281-1287.

［4］苏征佳,梁伟,吴立群. 心房颤动的节律控制管理［J］. 临床内科杂志,2020,37(12):834-837.

［5］VAN GELDER I C,RIENSTRA M,CRIJNS H J,et al. Rate control in atrial fibrillation［J］. Lancet,2016,388(10046):818-828.

第七章 特殊患者心脏手术麻醉管理

42. 肝素诱导血小板减少患者心脏手术麻醉管理

【导读】

肝素作为抗凝剂,在心脏及主动脉手术中有广泛的应用,但也有一系列的副作用及并发症,尤其是对血小板(platelet,PLT)功能及凝集率的影响。肝素诱导血小板减少症(heparin induced thrombocytopenia,HIT),是目前临床中最具破坏力和最严重的免疫介导的药物副作用之一,处理困难,但目前公认尚无类似药物可替代。

【病例简介】

患者,男性,70岁。主诉:胸闷胸痛1个月,加重5天。现病史:患者于1个月前开始出现胸痛,向后背放射,伴恶心呕吐。当地医院诊断为"心绞痛",5天前突然出现恶心呕吐,大汗淋漓,来院就诊,入院后行冠状动脉CT,造影确诊为心肌梗死,三支病变。既往高血压病史20余年,血压控制不良,吸烟史40余年。

【麻醉方案与分析】

1. **术前评估** ECG示ST段压低,血常规、肝功肾功未见异常,凝血检查轻微异常。超声示心脏收缩功能舒张功能均降低,EF值35%。患者高龄、状态差,ASA Ⅳ级,拟行非体外循环下冠状动脉搭桥手术。

2. **麻醉注意事项** 冠脉搭桥手术术中最重要的是维持心脏本身的氧供与氧耗平衡。即充分氧合的状态下维持适度的心率、血压,避免血流动力学的剧烈波动。

3. **麻醉管理** 患者拟行非体外循环下冠状动脉脉搭桥术,术中血流动力学不平稳,改为体外循环辅助下冠状动脉搭桥术,术后放置主动脉内球囊反搏(intra-aortic balloon pump,IABP)。术后第四天开始常规检查中发现PLT进行性下降。请血液科、骨科、普外科等相关科室会诊,诊断为HIT,停用肝素。患者逐渐出现四肢末端剧烈疼痛,肿胀,末梢血运不良。相应治疗后第十四天PLT回升,状态平稳出监护室。之后患者四肢逐渐出现缺血,坏死,转入康复科行功能训练,一年后行四肢截指、截趾。

【经验与体会】

1. **肝素诱导血小板减少症(HIT)** 指患者使用肝素后不久或在肝素抗凝治疗过程中,由肝素诱发的血小板减少,伴或不伴血栓形成,肝素使用后5~14天发病(即典型发作)。停用肝素可使血小板减少症状减轻,HIT 患者平均 PLT 计数 $60 \times 10^9/L$,10% 患者 PLT 计数 < $20 \times 10^9/L$,实验室检测必须证实肝素 - 依赖性抗体的存在。

2. 患者血小板减少的可能原因　首先,排除假性血小板减少,即血小板在血液检测时体外接触抗凝剂乙二胺四乙酸(ethylenediamine tetraacetic acid,EDTA)会发生聚集或被粒细胞吸附(卫星现象),这种聚集物不能被全自动血液分析仪所识别,造成血小板计数下降和白细胞增多,需要改用枸橼酸抗凝。其次,围手术期血小板减少的常见原因有以下:原发的血液系统疾病(特发性血小板减少性紫癜、血栓性血小板减少性紫癜、骨髓疾病等)。可能引起血小板减少的药物(阿司匹林、氯吡格雷、替罗非班、肝素、低分子量肝素等)。

3. HIT 的流行病学　美国每年约 1 200 万人(1/3 住院患者)因心血管手术、动静脉留置管、Swan-Ganz 导管、经皮冠状动脉介入治疗(percutaneous coronary intervention,PCI)、IABP、体外膜氧合(extracorporeal membrane oxygenation,ECMO)、防治深静脉血栓、肺栓塞或急性冠脉综合征等行肝素治疗,约 36 万人罹患 HIT,12 万人伴血栓症,3.6 万人死亡。每年新发 HIT 患者达 60 万,其中被诊断并得到正确治疗者 1.8 万(3%)。

4. 发生 HIT 的危险因素　肝素的来源和种类:来自牛肺的普通肝素 > 来自猪肠的普通肝素 > 低分子量肝素。不同患者人群:外科手术后 > 内科用药 > 产科。连续使用肝素的时间:每天使用肝素超过 5~14 天。人种、性别:黑人 > 白人,女性 > 男性。

5. HIT 的发生机制　Ⅰ型(非免疫反应):肝素分子上的阴电荷和血小板结合后,导致血小板被激活和消耗。Ⅱ型(免疫介导):临床上所说的 HIT 多为Ⅱ型,目前明确与自身免疫有关,多于肝素使用后 5~14 天发病(即典型发作)。此免疫过程由血小板 4 因子(platelet factor 4,PF4)参与,PF4 存在于血小板的 α 颗粒内,血小板活化后,释放 PF4 入血,部分 PF4 与血小板表面结合,由于 PF4 带正电荷,可以与肝素及其他葡萄糖胺聚糖结合,暴露部位作为抗原诱导抗体 IgG 产生,IgG 通过其 Fab 片段与肝素 -PF4 免疫形成复合物,然后与血小板的受体结合,相互作用,启动信号传导和细胞活化,触发血小板的活化和聚集,使血小板释放更多的 PF4,形成正反馈调节。此复合物也能结合并激活内皮细胞与单核细胞释放白介素 -6、组织因子与血管性血友病因子(von Willebrand factor,vWF),进一步激活凝血过程的瀑布效应和凝血酶的产生,造成机体的高凝状态,同时导致循环内血小板持续消耗与减少,从而造成 HIT 这种血小板减少而血栓风险反而增加的看似矛盾的临床现象。

6. HIT 诊断:"4T"临床评分系统

评分	血小板下降程度	血小板下降程度与肝素应用时间	新发血栓形成	其他血小板下降原因
0	血小板下降 30% 或下降小于 $10 \times 10^9/L$	<4 天(无肝素应用史)	无新发血栓	明确有其他原因
1	血小板下降 30%~50% 下降 $10~19 \times 10^9/L$	>10 天或 <1 天(过去 30~100 天内使用过肝素)	新发或可疑血栓	可能有其他原因
2	下降大于 50% 或下降大于 $20 \times 10^9/L$ 且近三天没有进行手术治疗	使用肝素第 5~10 天或 ≤1 天(既往 5~30 天内有肝素暴露史)	明确有新发动静脉血栓	无其他原因可解释的血小板下降

注:0~3 分为轻度怀疑;4~5 分为中度怀疑;6~8 分为高度怀疑。

本患者既往使用肝素或低分子量肝素情况不明,评分为 4 分。

实验室检测:血小板计数,对于及早发现和诊断 HIT 至关重要。

7. HIT 的治疗方案

(1) 高度警惕,早诊早治。

(2) 停用普通肝素(unfractionated heparin,UFH)和低分子量肝素(low molecular weight heparin,LMWH),避免一切潜在肝素来源。

(3) 常规筛查深静脉血栓。

(4) 抗血小板聚集,应用凝血酶直接抑制剂比伐卢定(Direct thrombin inhibitor,DTI)和抗 Xa 制剂以降低血栓形成风险。

(5) 不提倡输注血小板,避免早期使用华法林(Warfarin)。

(6) 当血小板计数恢复至 150×10^9/L 时,可加口服华法林,但首剂不加量。同时满足以下条件方可停 DTI 单用 VKA(维生素 K 拮抗剂):①血小板计数恢复正常并达平台期;②INR 达标后 48h;③DTI 等与华法林重叠最少 5d。

(7) 对单纯血小板减少者,治疗至血小板计数恢复后 2~4 周;对血栓形成者则持续 3~6 个月。

(8) 替代抗凝药物:目前推荐使用的替代抗凝药物有以下五种:达那肝素(danaparoid,证据等级:1B)、来匹卢定(lepirudin,证据等级:1C)、阿加曲班(argatroban,证据等级:1C)、磺达肝素(fondaparinux,证据等级:2C)、比伐卢定(bivalirudin,证据等级:2C)。

8. HIT 患者行心脏手术的处理　术前确诊或高度怀疑者:①应用联合抗血小板药物,如阿司匹林、前列环素 2(prostaglandin I$_2$,PGI$_2$);②应用非肝素抗凝药物替代,如达那肝素、重组水蛭素、阿加曲班;③术前应用纤维蛋白原降解药物,如蛇毒蛋白酶。急性 HIT 心脏手术时使用非肝素抗凝药物有报道,但缺乏大样本、前瞻随机、对照研究,结论不肯定,抗凝效果监测困难,无有效拮抗剂。HIT 抗体转阴后非肝素抗凝药物致出血并发症远大于再次使用肝素致 HIT 风险。因此,建议体外循环术中仍使用肝素抗凝,术毕鱼精蛋白拮抗。如果不能监测抗体,至少抗体消失 100 天以上才能用肝素。术前、术后可考虑非肝素抗凝药物,尽量避免用肝素(在冠脉造影,肝素涂膜导管,预防血栓栓塞疾病时)。维持正常体温:低体温会降低比伐卢定代谢。评估抗凝比较好的指标是蛇静脉酶凝结时间(ecarin clotting time,ECT),但 ACT 也同样有效。疑似 HIT 患者,避免使用肝素冲洗导管和术野,可以用生理盐水代替进行冲洗(如有创动脉加压袋)。尽量采用非体外循环的手术方式,还可以减低抗凝剂剂量。有学者提出交替使用比伐卢定(bivalirudin)、来匹卢定(lepirudin)。

大多体外循环患者 PLT 会出现下降(甚至下降 30%~50%),由于在转流、循环泵和氧合器中血液成分的形态被破坏。血小板下降通常持续 2~3 天,之后可能恢复至正常值范围,在诊断 HIT 之前应注意。HIT 患者行心脏手术,肺脏和肾脏损伤发生率是非 HIT 患者的 2 倍。术前检测血小板肝素 - 依赖性抗体,术中应用肝素替代药物,目前仅能做到这些。

【麻醉小结】

由于心脏主动脉手术患者的增多及肝素的不可替代性,围手术期发生 HIT 的病例会越来越多,临床医师包括麻醉科医师应谨慎小心,规范处理。随着医学的不断进步,人类将来会不断攻克一系列的医学难关,像主动脉疾病,有可能从预防角度解决。但在目前阶段,我们只能立足现有知识层面,尽一切可能为保证患者的生命安全及手术顺利而努力。

(田阿勇　马　虹)

【专家点评】

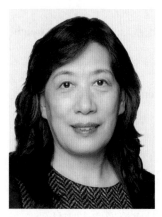

马虹，二级教授、主任医师、博士研究生导师。1986 年毕业于中国医科大学。曾在美国加州大学洛杉矶分校（UCLA）及 Cedars-Sinai 医学中心做访问学者。现任中国医科大学麻醉学科带头人、麻醉专业负责人；中国医科大学附属第一医院麻醉教研室、麻醉科主任；中华医学会麻醉分会副主任委员、中国医师协会麻醉科医师分会常务委员、中华医学会麻醉分会急诊与创伤筹备学组组长；辽宁省麻醉分会主任委员、辽宁省医师协会麻醉与围手术期医学医师分会会长、辽宁省临床麻醉质控中心主任；《中华麻醉学杂志》副主编、《临床麻醉学杂志》《国际麻醉与复苏杂志》常务编委。

本例患者发现及时，治疗后虽发生并发症，但处理相对及时，未危及生命。目前肝素在临床的应用地位不可动摇，所以随着大量医疗行为的开展，会有越来越多的 HIT 病例出现在我们周围。但 HIT 的诊断由于医院中肝素使用率高、获得血清学检测结果时可能延迟以及接受肝素的患者出现 HIT 的原因错综复杂。因此，至关重要的是患者在临床治疗中 HIT 发生之前要有高度警惕性。虽然现在有很多临床研究在积极尝试替代肝素，但短期内不会有乐观结果，希望将来有药物进行替代。

参考文献

［1］GOLLUB S, ULIN A W. Heparin-induced thrombocytopenia in man［J］. J Lab Clin Med. 1962 Mar; 59:430-5.

［2］LINKINS L A, DANS A L, MOORES L K, et al. Treatment and prevention of heparin-induced thrombocytopenia: Antithrombotic Therapy and Prevention of Thrombosis, 9th ed: American College of Chest Physicians Evidence-Based Clinical Practice Guidelines［J］. Chest. 2012 Feb; 141(2 Suppl):e495S-530S.

［3］AREPALLY GM. Heparin-induced thrombocytopenia［J］. Blood. 2017 May 25; 129(21):2864-2872.

［4］Morgan R L, Ashoorion V, Cuker A, et al. Management of heparin-induced thrombocytopenia: systematic reviews and meta-analyses［J］. Blood Adv. 2020 Oct 27; 4(20):5184-5193.

43. 肝素耐药患者的心脏手术麻醉管理

【导读】

肝素耐药是指虽给予患者足量肝素并达到有效血药浓度，但仍不能将激活全血凝固时间（ACT）延长到预期水平。心脏手术中，体外循环（CPB）要求最小安全 ACT 值为大于 400s（35℃以上）。肝素耐药患者如果 ACT 值不能达到最低安全水平，将发生体外循环管路内凝血或微血管消耗性凝血疾病及导致全身脏器栓塞的灾难性后果。

【病例简介】

患者，男性，65 岁，60kg，无明显诱因开始出现胸闷症状 2 个月，持续 20min 左右，休息后缓解，发作时无胸痛及放射痛，无恶心、呕吐，无腹痛、腹泻，无头痛、头晕，未在意、未治疗。因感冒再次出现胸闷症状，无胸痛及肩背部放射痛，至当地医院就诊治疗时，忽然出现胸闷

症状加重,不能平卧,无胸痛;心脏超声检查和实验室检查提示冠状动脉粥样硬化性心脏病 /
急性非 ST 段抬高性心肌梗死 / 主动脉瓣重度反流,为进一步诊断治疗收治入院拟行冠状动
脉搭桥 + 主动脉瓣置换手术。

体格检查:BP 134/76mmHg,颈静脉无怒张,双侧颈动脉未闻及杂音,气管居中,甲状腺
无肿大。胸廓对称无畸形,双肺呼吸音粗糙,可闻及散在湿性啰音。心前区无隆起及凹陷,
心界无扩大,HR 85 次 /min,心尖部可闻及舒张期中度隆隆样杂音,向腋下传导,主动脉瓣第
一听诊区可闻及舒张期吹风样杂音,余各瓣膜听诊区未闻及病理性杂音。腹部平坦,腹软,
双下肢无明显水肿。

既往史:既往"脑梗死"病史 20 年,遗留语言不利。"高血压"20 年,最高血压 160/100mmHg
平素规律口服"马来酸依那普利片",血压维持在 130/80mmHg 左右;"高脂血症"病史 10 多
年,未治疗;"慢性支气管炎"20 年。

辅助检查:超敏肌钙蛋白 T 167.3pg/ml;B 型钠尿肽(BNP)4 244pg/ml。

心电图报告:窦性心律,V5、V6 ST 段压低,V1、V2 QS 波。

超声心动图报告:节段性室壁运动不良,左心、右心房扩大,室间隔基底段增厚,主动脉
瓣反流(重度)、二尖瓣反流(轻度),肺动脉高压(轻度),主动脉窦部增宽,左心室收缩功能减
低,心包积液(少量)。

动脉造影结果:LM(左主干)口部可见斑块,局限性瘤样变:LAD(左前降支)近段 75%
狭窄 LCX(左旋支)主支中段以远闭塞,LCX 近段分出粗大 OM(功能主支),OM 近段 50% 狭窄:
RCA(右冠状动脉)迂曲,远段扩张。

胸部 CT:支气管炎

诊断:

1. 冠状动脉粥样硬化性心脏病;
2. 主动脉瓣反流(重度);
3. 高血压病(2 级很高危);
4. 脑梗死;
5. 慢性支气管炎。

【麻醉方案与分析】

1. **麻醉前评估与计划**　患者入院后给予利尿、抗凝、抗血小板、稳定斑块、降压、抗心肌
缺血、营养心肌等治疗后病情好转,心功能Ⅱ级。拟在全身麻醉下行体外循环下冠脉搭桥 +
主动脉瓣置换术。

2. **麻醉前准备**　患者入手术室后,开放外周静脉,监测心电图、血氧饱和度、无创血压,
生命体征平稳。局麻下行左侧桡动脉穿刺连续监测有创脉压。

3. **麻醉诱导与维持**　面罩纯氧吸入(氧流量 5L/min),单次注射咪达唑仑 2mg,依托咪酯
20mg,阿曲库铵 50mg,舒芬太尼 30μg 诱导,辅助血管活性药物维持血流动力学相对平稳,经
口插入单腔气管导管顺利,肺保护性机械通气。超声引导下行右侧颈内静脉穿刺,置入 7.0F
三腔中心静脉导管,监测中心静脉压。术中采用丙泊酚 4mg/(kg·h)、瑞芬太尼 0.3μg/(kg·min)
微量泵注入,间断按需推注舒芬太尼、阿曲库铵维持麻醉深度。

4. **手术经过与处理**　患者基础 ACT 为 155s,手术操作至合适时机给予肝素 180mg(3mg/kg),
5min 后查 ACT 358s,追加肝素 40mg 后再次测 ACT 值为 338s(不升反降),考虑患者肝素耐

受患者;继续追加肝素 60mg 后 ACT 为 379s,基本确认抗凝血酶Ⅲ(ATⅢ)缺乏。给予血浆 600ml 根据患者生命体征缓慢输入后,再次追加肝素 100mg,测 ACT 值为 640s,体外循环开始。

【经验与体会】

抗凝系统是维持机体出血与止血平衡的重要因素之一,当抗凝系统中某些因子的数量或功能发生改变的时候,就有可能导致出血或血栓形成。抗凝血酶(AT)是人体抗凝系统的主要因子之一,约占抗凝系统总活性的 50%~70%。有生理意义的 AT 有 3 种亚型:AT-Ⅰ、AT-Ⅲ、AT-Ⅵ,但只有 AT-Ⅲ才具有抗凝血酶的作用。1993 年国际血栓和止血协会推荐将 AT-Ⅲ简称为 AT。

AT 主要由肝细胞和血管内皮细胞分泌,是体内重要的天然抗凝蛋白,属于丝氨酸蛋白酶抑制物家族成员。AT Ⅲ是凝血酶及因子Ⅻα、Ⅺα、Ⅸα、Ⅹα 等含丝氨酸的蛋白酶的抑制剂。它与凝血酶通过精氨酸 - 丝氨酸肽键相结合,形成 AT Ⅲ凝血酶复合物而使酶灭活。

AT 缺乏可分三类:①生理性缺乏:6 个月前幼儿 AT 水平较低　②遗传性 AT 缺乏:患病率约 1/5 000,患者常在手术后、创伤后、感染后、妊娠或产后发生静脉血栓,并可反复发生血栓。③获得性 AT 缺乏:A. AT 合成降低,见于肝脏疾病、肝功能障碍。B. AT 丢失增加,见于肾病综合征等。C. AT 消耗增加,见于血栓前期和血栓性疾病,弥散性血管内凝血、外科手术后、口服避孕药、妊高征等。

考虑本例患者 AT 缺乏的原因,既有术前有急性心肌梗死时血浆 AT 消耗性降低等获得性因素,也可有遗传性因素,原因多样。但倾向于遗传因素为主。

体外循环中的血液如果不能抗凝,心肺转流将无法安全进行。理想的抗凝剂应该方便使用、快速起效、可滴定、可预料、短时间内可测量和可中和。肝素是目前为止心肺转流中应用最多的抗凝剂。数十年的应用经验已证明肝素的效果并且无法找到更合适的替代品。给肝素后大约 5min 时,应检测 ACT 来监测抗凝的程度,ACT 基础值为 80~150s,当给予足够的肝素时,CPB 期间至少 ACT>400s(35℃以上时),才能防止 CPB 中微血栓的形成。

肝素是 AT-Ⅲ的激动剂,加速 AT-Ⅲ和凝血酶的结合。肝素与 AT Ⅲ所含的赖氨酸结合后引起 AT Ⅲ构象改变,使 AT Ⅲ所含的精氨酸残基更易与凝血酶的丝氨酸残基结合,AT Ⅲ的抗凝活性可以增加数千倍。一旦肝素 -AT Ⅲ凝血酶复合物形成,肝素就从复合物上解离,再次与另一分子 AT Ⅲ结合而被反复利用。抑制凝血酶活性的作用与肝素分子长度有关,分子越长,酶抑制作用越大。AT 灭活丝氨酸蛋白酶活性的速度依赖于肝素,但灭活丝氨酸蛋白酶的量取决于 AT 的活性,而 AT 的活性与其数量和功能同时相关。足够的 AT 活性对于心脏手术肝素化十分重要。AT 活性 <70%,肝素抗凝效果降低;AT 活性 <50%,肝素抗凝作用明显下降;AT 活性 <30%,肝素抗凝无效。

肝素耐药是指虽给予患者足量的肝素并达到有效血药浓度,但仍不能将 ACT 值延长到预期的水平。肝素耐药与许多因素有关,如败血症、肝硬化和药物因素。许多学者发现手术前使用肝素会导致 AT Ⅲ水平下降,也有人持不同观点。对怀疑 AT Ⅲ缺乏的患者可监测 AT Ⅲ浓度,一般采集安静状态下空腹静脉血,AT 检测已越来越受到临床医师的重视。

心脏手术需体外循环时如遇到肝素耐药患者,可行处理措施:1. 输入一定数量血浆(主要因为血浆内含有一定数量 AT,可以增加活性)2. 加大肝素用量 3. 可选用 AT 制剂治疗。

【麻醉小结】

心外手术术中遇到肝素耐药要高度重视,肝素耐药与许多因素有关,小儿一般是生理性AT缺乏,成人有多种因素,需及早采取处理措施,监测 ACT 值到达体外循环抗凝标准,防止微血栓形成,保证患者安全。

（林　红）

【专家点评】

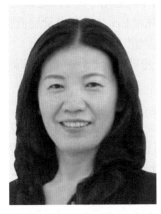

王月兰,二级教授、主任医师、博士研究生导师。山东第一医科大学第一附属医院(山东省千佛山医院)麻醉与围手术期医学科主任,外科重症监护治疗病房主任、山东第一医科大学麻醉学系主任,泰山学者特聘专家、享受国务院政府特殊津贴专家。中华医学会麻醉学分会常务委员兼任五官科麻醉学组组长,中国医师协会麻醉学医师分会常务委员,中国老年医学学会麻醉学分会副会长,山东省医学会麻醉学分会主任委员,山东第一医科大学临床医学专业建设委员会委员、首届学术委员会临床医学专委会委员、学术道德与医学伦理审查专委会委员,山东省医师协会副主任委员。

肝素耐药是指虽给予患者足量的肝素并达到有效血药浓度,但仍不能将 ACT 值延长到预期的水平。心外手术遇到肝素耐药的情况时,如果未充分重视、及时处理,造成体外循环管路微血栓的形成,对患者来说将是难以恢复、灾难性的。本文阐述了肝素耐药的概念、机制、原因与处理方法,会给读者留下很深印象。临床工作中往往遇到特殊患者,隐匿性遗传疾病、糖脂代谢性、长期感染炎性微环境状态下等导致机体细胞内的各种酶结构、功能发生异常而诱发一系列的罕见并发症。

目前心外手术中肝素化是必要的一个步骤和手段,尚未有可替代的药物;尽管罕有报道肝素过敏、肝素诱发血小板减少、肝素耐受等等,但应首先保障肝素化 ACT 达到一定水平之后,再在全身或局部应用一些扩血管的罂粟碱、硝酸甘油等辅助心脏血管通畅性,减少血栓形成。

参考文献

［1］FINLEY A,GREENBERG C. Review article:heparin sensitivity and resistance:management during cardiopulmonary bypass［J］. AnesthAnalg. 2013 Jun;116(6):1210-22

［2］MCNAIR E,MARCOUX JA,BALL C,et al. Bivalirudin as an adjunctive anticoagulant to heparin in the treatment of heparin resistance during cardiopulmonary bypass-assisted cardiac surgery［J］. Perfusion. 2016 Apr;31(3):189-99

44. 心房黏液瘤切除术麻醉管理

【导读】

心脏黏液瘤是最常见的原发性心脏肿瘤,约占 50%~80%。心脏各个房、室均可发生黏液瘤,位于左心房者最为多见,约占 60%~80%,次之为右心房,约占 15%~28%;心室黏液瘤则较少见。早期黏液瘤体积小,大部分患者无临床症状,而是在肿瘤生长增大后出现血流动力学改变、全身表现和血管栓塞症状就诊时才发现。因肿瘤形态及位置特殊,麻醉有一定风险,因此要特别引起关注。

【病例简介】

患者,女性,36 岁,因"心悸、乏力 1 个月余"入院。

现病史:患者于 1 个月前反复出现心悸乏力,运动后乏力加重,休息后症状可缓解。无咳嗽咳痰,无心前区疼痛、大汗淋漓,无头痛、头晕及晕厥,无食欲下降、恶心、呕吐。近来乏力较前加重并出现下肢水肿。外院就诊行心脏超声后提示:左心房黏液瘤;二尖瓣少量反流;左心室舒张功能降低。当天为进一步治疗至我院就诊,以"心脏黏液瘤"收治入院。

既往史:发现"原发性甲状腺功能亢进"半年余,规律服用"甲巯咪唑片"5mg/d、"川黄口服液"。其他既往史无特殊。

体格检查:T 36.5℃,P 138 次/min,R 20 次/min,BP 130/83mmHg,体重 48kg,身高 160cm。贫血面容,自主体位,意识清楚。颈静脉正常,气管居中,甲状腺弥漫性肿大Ⅱ°,无压痛、震颤、血管杂音。胸廓正常,呼吸运动正常,,呼吸规整,双肺呼吸音略粗,双侧肺底可闻及湿啰音,无胸膜摩擦音。心前区无隆起,心尖搏动未见异常,心率 138 次/min,律齐,心脏听诊心尖部收缩期杂音。无心包摩擦音。双下肢轻度凹陷性水肿。

实验室检查:

(1) 血常规:白细胞计数(WBC)11.91 × 10⁹/L,中性粒细胞百分数(NEU%)88.1%,红细胞计数(RBC)2.76 × 10¹²/L,血红蛋白(HGB)67g/L,血细胞比容(HCT)22.3%,血小板计数(PLT)187 × 10⁹/L。

(2) 血型:O 型,RhD(−)。

(3) 凝血功能:凝血酶原时间(PT)15.2s,凝血酶时间(TT)18.7s,活化部分凝血活酶时间(APTT)34.8s,国际标准化比值(INR)1.34,纤维蛋白原 4.1g/L。

(4) 肝肾功、电解质、血糖:白蛋白(ALB)23.6g/L,Ca²⁺ 1.81mmol/L,K⁺3.4mmol/L,血糖6.58mmol/L,余无明显异常。

(5) 甲功五项:FT31.94pg/ml,余正常。

影像学检查:

(1) 急诊床旁心脏超声:EF 67%;左心房稍高回声团,考虑黏液瘤可能(大小约6.7cm × 4.7cm 的稍高回声团,随心动周期变化而摆动,舒张期部分凸向左心室内);二尖瓣前向血流速度增快;二尖瓣关闭不全(中度);肺动脉瓣、三尖瓣反流(轻度);心包积液(少量)。

(2) 胸部 X 线显示:双肺渗出性病变,肺水肿待排,建议治疗后复查;心影增大(心胸比 0.55),性质待定,请结合临床其他检查;考虑左侧少量胸腔积液(图 1)。

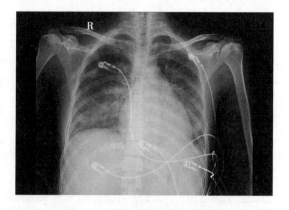

图 1　患者入院后胸部 X 线结果

（3）心电图：窦性心动过速。

诊断：

（1）左心房黏液瘤；

（2）二尖瓣中度反流；

（3）中度贫血；

（4）低蛋白血症；

（5）甲状腺功能亢进。

【麻醉方案与分析】

1. 麻醉前评估

（1）病例特点：患者青年女性，因"心悸、乏力1个月余"入院。心脏超声检查显示有"约6.7cm×4.7cm的左心房黏液瘤"，手术指征明确，拟在全身麻醉体外循环下行左房粘液瘤取出术。患者全身情况较差，合并心血管系统、肺部系统、内分泌系统疾病，生化检查提示贫血、低蛋白血症、水电解质紊乱、罕见血型。

（2）麻醉专科评估：气道评估无异常，Allen试验无异常，Goldman心脏风险指数2级（总分6分，其中胸腹腔或主动脉手术3分、全身情况差3分），活动耐量≤4METs，心功能NYHA分级Ⅲ级，ASA分级Ⅲ级。

（3）围手术期风险：患者围手术期可能出现严重低心排、心律失常、血管栓塞疾病、肺部感染、失血性休克、甲亢危象等严重并发症。

2. 麻醉计划

（1）麻醉方式：气管插管静吸复合全身麻醉。

（2）麻醉前准备

1）患者准备：术前改善患者内环境和营养情况，针对患者麻醉风险与家属及患者做好沟通并签署知情同意书，与手术医师沟通核实备血情况；手术当天患者入室后注意加强监测、各项操作避免任何疼痛刺激等应激反应。

2）药品及麻醉设备准备：按照心脏外科体外循环手术备好麻醉药品、心血管系统和甲亢危象的抢救药品，检查设备仪器正常工作状态。

3）工作人员准备：确保麻醉科医师、手术医师、体外循环医师、器械护士等人员全部就位并准备完善后再行麻醉诱导。

（3）围手术期注意事项

1）加强血流动力学监测，麻醉诱导至体外转流前维持血流动力学平稳、维持足够麻醉深度，避免任何应激反应。

2）注意体位改变对患者血流动力学的影响，避免黏液瘤嵌顿造成的梗阻。

3）术中注意病灶切除干净，并反复冲洗干净，转流中保证灌注压及氧合。

4）患者为罕见血型，中度贫血，术中使用血液回收，确保患者氧和及循环稳定。

5）体外转流结束后注意心功能维护，注意低心排、心律失常、甲亢危象等并发症的处理。

3. 麻醉管理

（1）麻醉准备及实施：患者术前充分镇静，入室后嘱患者以舒适体位卧床，监测心电图（ECG）、血压、SpO$_2$、脑电双频指数（BIS），建立外周静脉通道并局部麻醉下行左侧桡动脉穿刺置管,监测有创动脉血压(IBP)及连续心排血量。

考虑到麻醉诱导期间,因麻醉药物导致外周血管阻力下降及心肌抑制引起血流动力学剧烈波动,甚至发生黏液瘤凸向左心室,出现"卡瓣"而心搏骤停,除备好多巴酚丁胺、去甲肾上腺素等正性肌力及血管收缩药物外,麻醉前手术医师、体外循环师均到位,且体外循环机呈预充("湿备")状态;适当头低位开始诱导。依次静脉注射咪达唑仑 0.05mg/kg,丙泊酚血浆靶控,采用"滴定法",靶浓度从 1.5μg/ml 开始,逐渐递增避免循环剧烈波动,当患者入睡后,启动舒芬太尼血浆靶控输注(靶浓度 1.0ng/ml),同时静脉注射罗库溴铵 0.6mg/kg,气管插管后机械通气,头低位右侧颈内静脉穿刺置入 7.5F 三腔中心静脉导管。随后手术医师、麻醉科医师及巡回护士相互配合轻柔摆体位垫及胸垫。并监测体温(鼻咽温及膀胱温)、动脉血气分析、尿量等,术中行经食管心脏超声(TEE)监测进一步确定肿瘤位置、大小以及瓣膜等情况(图 2)。术中使用丙泊酚、舒芬太尼、罗库溴铵、七氟烷维持合适的麻醉深度。

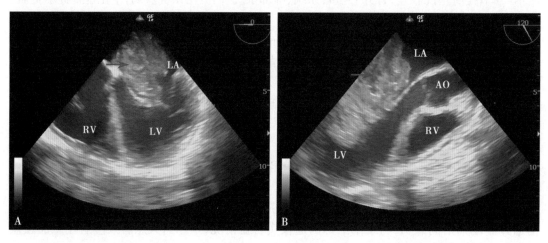

图 2　患者术中 TEE 四腔心切面(A)及左心室流入流出道切面(B)——左心房黏液瘤几乎占据整个左心房,并随心动周期摆动,在舒张期部分凸入左心室

(2) 术中情况:转流前患者生命体征平稳,术中行自体血回收,开胸行主动脉插管、上下腔静脉插管等操作后开始转流,在浅低温体外循环下肿瘤顺利切除。转流过程中动态血气分析及 ACT 值,低温时根据 α- 稳态法管理血气调整水电解质酸碱情况,但降温期间应维持相对较高的 $PaCO_2$ 以减少低温下碱中毒。心脏停搏后沿右心房切开房间隔,连同部分心肌完整切除肿块(图 3),随后使用生理盐水反复冲洗左心室及左心房,去除肿瘤残余碎屑。主动脉阻断总时长约 26 分钟,开放主动脉后 1 分钟内心脏自动复跳。

术中波折:考虑肿瘤影响二尖瓣反流程度的判断,复跳后再次 TEE 评估二尖瓣反流情况,结果(图 4)提示二尖瓣重度反流,再次阻断主动脉行二尖瓣成形术。第二次主动脉开放后患者出现心室颤动(细颤),体外给予利多卡因等药物处理,并心内除颤 3 次(20J/ 次)后恢复窦性心律。停止体外循环前使用小剂量多巴酚丁胺及去甲肾上腺素维持血流动力学稳定,待生命体征平稳后停止体外循环,术后送重症监护室留观。转流中予补充 O 型 RH(–)浓缩红细胞 2U,25% 白蛋白 150ml。体外循环时间 145 分钟,两次主动脉阻断总共 96min,体外

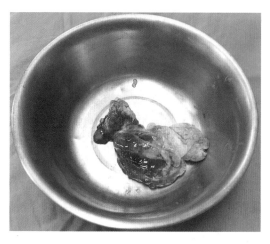

图 3　术中切下的心脏肿瘤

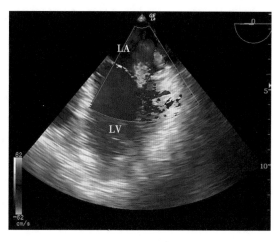

图 4　第一次心脏复跳后评估二尖瓣反流情况

循环过程总入量 2 830ml,总出量 5 270ml。

（3）术后情况:术后予强心、扩血管、利尿、输血、预防感染等治疗。术后病理提示:左心房黏液瘤。复查 ECG 示:窦性心动过速;不完全性右束支传导阻滞;T 波改变。胸片示:符合二尖瓣成形术后;双肺渗出性病变,较前略吸收;两侧少量胸腔积液。

4. 预后　患者术后无明显活动性出血,无低心排、恶性心律失常等并发症。术后复查心脏超声报告显示二尖瓣无明显返流,左心室收缩功能正常。术后第 1 天拔除气管插管,第 3 天停用血管活性药物,第 12 天出院。

【经验与体会】

1. **心房黏液瘤的特点及临床表现**　心脏黏液瘤是成年人最为常见的原发性良性肿瘤,女性发病率比男性略高,90% 心脏黏液瘤为散发性,仅有 5%~10% 为家族遗传。家族性黏液瘤主要在 Carney 综合征出现。散发性黏液瘤常见于中年女性,以左心房孤立性肿物常见。

由于肿瘤的位置、大小、形状、基底部情况、房室瓣膜口受堵程度不一,心脏黏液瘤的症状和体征多样,可随体位变动而改变,主要包括血流梗阻、栓塞、全身表现三方面:

（1）血流梗阻:多数患者主要因肿块阻塞心腔而引起心功能衰竭,主要表现劳累后心悸、气急、胸闷等,伴呼吸困难、端坐呼吸、夜间阵发性呼吸困难、外周水肿等,较大的心房黏液瘤可导致二尖瓣或三尖瓣狭窄,由于瘤体阻塞二尖瓣口致心排量突然低下,出现一过性脑供血不足,引起眩晕、体位性晕厥甚至猝死。

（2）栓塞表现:约 40% 的患者有栓塞表现,其中一半为脑栓塞,其他器官如脾、肾、皮肤、冠状动脉以及远端肢体也可累及。栓塞的原因可能是黏液瘤(尤其是分叶状)在心脏活动中脱落的碎片或者附着于瘤体表面的血栓碎屑随动脉进入周围血管所致。

（3）全身表现:肿瘤的免疫反应以及肿瘤的出血、变性、坏死可引起机体出现全身反应,主要表现为发热、消瘦、乏力、贫血、白细胞升高、红细胞沉降率增快、血清蛋白异常,高 γ 球蛋白血症等。全身情况可影响患者对麻醉的耐受力。

此病例患者主要以比较典型的全身表现如贫血、白细胞增高、低蛋白血症、乏力等以及血流梗阻表现为主,栓塞表现不明显。比较特殊的是患者血型为罕见血型,由于库存血少,术中无法保证 HCT>30%。考虑贫血可能与肿瘤相关,手术摘除肿瘤解除梗阻对患者获益更大,且患者为慢性贫血尚可耐受手术,可通过自体血回收、改善患者凝血功能、手术充分止血等措施减少失血,遂按计划完成手术。

2. 心房黏液瘤手术管理

(1) 术前了解病史:心房黏液瘤虽属良性肿瘤,但其特点决定易出现血流梗阻、栓塞等严重并发症,确诊后应尽快手术恢复心脏功能。其手术麻醉的风险取决于瘤体大小、形态及活动度,房室瓣膜口受堵程度,术前是否存在充血性心力衰竭和心律失常等。重点了解患者是否有晕厥史,体位改变对心功能的影响,另外还需注意术前合并的疾病。超声心动图是诊断心脏黏液瘤最简单、可靠的方法,术前可了解肿瘤大小、形态、基底的大小、蒂的长短、活动度以及心动周期与瓣膜口关系,为麻醉及手术决策提供可靠的信息。

(2) 术中麻醉管理

1) 完善的术前准备、平稳的麻醉诱导和维持:心脏黏液瘤患者手术前最大的风险应谨防"卡瓣"出现"急性二尖瓣狭窄",麻醉诱导前设备、药品、手术器械准备齐全及所有人员到位且体外循环机呈预充("湿备")状态,是患者生命安全的保证。麻醉诱导前可适当头低脚高位使肿瘤远离二尖瓣口,有一定预防血流梗阻的作用。麻醉后经食管超声检查进一步确认肿瘤情况,评估心脏功能及相关瓣膜情况。如果出现顽固性低血压,应警惕肿瘤凸入二尖瓣口发生"卡瓣",一旦发生,手术医师和体外循环医师应紧急建立体外循环。

2) 加强监测:术中加强监测和心肌保护,体外循环中根据血气等监测结果调整全身情况。由于黏液瘤患者自身免疫反应,常有血浆抗凝血酶Ⅲ含量和活性降低出现肝素耐药倾向,体外循环中保证 ACT>480s,根据情况加用肝素。

3) 手术操作注意防止栓塞:黏液瘤多为胶冻状,容易脱落造成栓塞及转移。体外循环中使用微栓过滤器,阻断主动脉前避免搬动心脏及心内、外探查,术中必须干净切除肿瘤并检查其完整性,同时注意保护心脏传导系统,并反复冲洗心腔去除碎屑,防止术后栓塞。

4) 术中 TEE 的应用:明确二尖瓣情况,及时处理,避免二次手术。

5) 及时处理并发症

A. 防治心律失常:主动脉开放心脏复跳后注意心脏传导系统损伤导致心律失常,常见的是传导阻滞,要及时处理避免心律失常引起血流动力学波动。首先排除电解质紊乱,出现房室传导阻滞可选用阿托品、异丙肾上腺素,室性早搏可用利多卡因、胺碘酮,心室颤动注意及时电除颤,药物等处理效果差应及时安装起搏器维持理想的心律。

B. 维持血流动力学稳定:部分患者术前合并充血性心力衰竭,加上体外循环打击和手术损伤,一定程度的心肌损伤在所难免,常需正性肌力药物短期辅助,复温后尽快行 TEE 检查,根据心脏具体情况针对性地选择血管活性药物,同时根据外周血管阻力(SVR)选择药物维持 SVR 在正常范围。

C. 改善全身情况:除了维持患者呼吸循环稳定,体外循环结束后应关注并及时处理凝血功能异常,注意维持内环境及电解质在正常范围。

D. 防治甲亢危象:患者既往有"甲状腺功能亢进"病史,术前 FT_3 稍微偏高,围手术期应警惕出现甲亢危象。术前规律使用药物治疗,手术前提前备好甲亢危象处理的抢救用药,术中避免使用交感神经类药物(如氯胺酮、阿托品、麻黄碱、泮库溴铵),保持足够的麻醉深度避免任何应激反应,以上预防措施能够有效避免发生甲亢危象。如果患者出现体温升高、大汗淋漓、心动过速或房颤心律甚至循环衰竭、电解质紊乱等情况,排除了体外循环导致心脏传导系统损伤及心肌损伤,应考虑患者可能出现甲亢危象。一旦出现甲亢危象,应积极处理,做好患者呼吸循环支持同时,维持足够的麻醉深度,避免任何诱发因素;积极对症支持治疗同时使用药物治疗:①抑制甲状腺素的合成,立即经胃管给予首剂丙基硫氧嘧啶(PTU)600mg,后续贯200mg/8h,症状好转后逐渐将剂量减至常规剂量。②减少甲状腺激素的释放,在服用PTU1小时后使用复方碘溶液30~60滴鼻饲,续贯5~10滴/6~8h。③拮抗外周甲状腺激素 T_4 向 T_3 转化,静脉使用氢化可的松300mg,随后100mg/8h静脉注射;无禁忌者可胃管给予 β 受体阻滞剂普萘洛尔10~40mg/4~6h,或2mg静脉注射,或者使用短效 β- 受体阻滞剂艾司洛尔50~100μg/(kg·min)静脉泵注。极严重患者可能抗甲状腺药物等处理仍没有明显改善,在上述治疗基础上可行血液透析或血浆置换,迅速去除血浆中的甲状腺激素,直到病情缓解。

(3)加强术后管理:由于肿瘤引起瓣膜相对狭窄或反流,导致心功能不全、肺淤血,术后易出现心功能衰竭、肺部感染、呼吸衰竭,手术结束后需送重症监护室继续治疗。心房黏液瘤患者心功能恢复需要时间,术后需控制液体,使用强心药物维持心功能,在强心、利尿、扩血管同时注意预防感染,维持水电解质酸碱平衡,改善患者一般状况。

【麻醉小结】

大部分心房黏液瘤常常到肿瘤长大出现症状后就诊才被发现,心脏超声是诊断心脏黏液瘤最简单、可靠的方法,一旦确诊无禁忌需尽快手术。麻醉科医师、手术医师、体外循环师的协作配合十分重要,在体外转流前维持血流动力学稳定以及体外循环结束后心功能支持是麻醉的关键,需要麻醉科医师熟悉心房黏液瘤的特点并采取一系列措施谨防不良事件发生。

(卢纯华　刘克玄)

【专家点评】

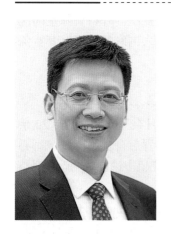

刘克玄,二级教授、主任医师、研究员,博士研究生导师;南方医科大学麻醉学院院长,南方医院麻醉科主任;担任中国医师协会麻醉学医师分会副会长、中华医学会麻醉学分会委员、广东省医学会麻醉学分会候任主任委员等职。

心脏黏液瘤是最常见的原发性心脏肿瘤,其中以心房黏液瘤多见。由于肿瘤生长位置比较特殊,围手术期可能出现肿瘤嵌顿在瓣膜口引起流入流出道梗阻,导致低心排、心律失常,严重可出现猝死意外,麻醉风险高,需要引起广大青年麻醉科医师的高度重视。

此文以常见的左心房黏液瘤为例,讲述心房黏液瘤的麻醉管理。本例中患者临床表现主要以全身表现和血流梗阻表现为主,在实际工作中也有以栓塞症状为主要表现的患者,首诊科室可能为神经内科、血管外科等,进一步检查才发现心脏黏液瘤。此病例特殊的是患者合并甲状腺功能亢进、血型为

RhD(-),加上贫血、低蛋白血症、凝血延长、第三间隙效应等,麻醉科医师术中管理难度大大增加。

了解患者术前的症状和一般状态十分重要,部分患者有头晕、体位性晕厥史要详细询问,有利于麻醉中避免不良事件发生。心脏超声作为麻醉科医师的另一双眼睛,诊断心房黏液瘤非常便捷、灵敏可靠,经胸心脏超声在术前评估起关键作用,而经食管心脏超声可在术中、术后对患者的心脏功能实时评估。麻醉科医师在麻醉前需要详细解读心脏超声报告,了解并分析患者的心脏功能及可能出现的风险;综合患者症状体征、合并症以及其他检验检查,在把握心房黏液瘤手术麻醉总原则的同时根据患者实际情况拟行个体化的麻醉计划,最大程度保证患者安全。文中针对麻醉诱导平稳及维持,体外循环中的细节及肿瘤的处理,术后心律失常、心功能支持等并发症处理做了阐述,麻醉中要求重视细节,预防为主,保护重要脏器,最大限度保障患者安全,加快术后康复。

参考文献

[1] 邓小明,姚尚龙,于布为. 现代麻醉学[M]. 5版. 北京:人民卫生出版社,2020.

[2] SAMANIDIS G,KHOURY M,BALANIKA M,et al. Current challenges in the diagnosis and treatment of cardiac myxoma[J]. Kardiol Pol,2020,78(4):269-277.

[3] CHO J,QUACH S,REED J,et al. Case report:left atrial Myxoma causingelevated C-reactive protein,fatigue and fever,with literature review[J]. BMC Cardiovasc Disord,2020,20(1):119.

45. 梗阻性肥厚型心肌病手术麻醉管理

【导读】

肥厚型心肌病(hypertrophic cardiomyopathy,HCM)是一种以心肌异常肥厚为主要表现的心肌病,根据左心室流出道有无梗阻,可分为梗阻性、非梗阻性及隐匿梗阻性三种类型。梗阻性HCM较非梗阻性的HCM症状严重,进展更快,且具有较高的死亡率。确诊梗阻性肥厚型心肌病(hypertrophic obstructivecardiomyopathy,HOCM)的患者应首选药物治疗,对于药物治疗效果不佳的患者应考虑通过手术治疗改善左心室流出道梗阻症状。外科切除室间隔心肌是经典的外科治疗方法,但是技术要求高、手术风险大、并发症多,围麻醉处理有其特殊性,常要求在有丰富经验的医疗中心进行。

【病例简介】

患者,女性,43岁,因"发现心肌肥厚20余年,劳累后胸闷4个月余"入院。患者20余年前检查发现"心肌肥厚",无明显不适,未行相应治疗。4个月前感冒后自觉胸闷、头晕,心前区压榨性不适,多于体力活动、右侧卧位及精神紧张时出现。心脏超声诊断为"肥厚型心肌病(梗阻性)",为进一步治疗收治入院。

体格检查:意识清楚,T 36.5℃,P 80次/min,R 18次/min,BP 120/83mmHg,体重48kg,身高158cm。心浊音界向左扩大。心尖冲动向左下移位,有抬举性搏动。胸骨左缘下段闻及收缩期喷射性杂音,伴有收缩期震颤。

既往史:无特殊。

实验室检查：血常规、凝血功能、肝肾功能、电解质及甲状腺功能均无明显异常。

影像学检查：

（1）心脏超声：室间隔增厚（室间隔舒张末期厚度 16.8mm），左心室流出道血流速度增快，考虑梗阻性肥厚型心肌病；二尖瓣、三尖瓣反流（轻度）；肺动脉高压（轻度）。

（2）心电图：窦性心律，左心室肥大，ST-T 改变。

（3）胸部 X 线：心影增大，双肺未见明显异常。

（4）选择性冠状动脉造影：左冠状动脉主干、左前降支、左回旋支无明显狭窄；右冠状动脉开口可见 40% 局限性狭窄。

诊断：

肥厚型心肌病（梗阻性）；二尖瓣、三尖瓣反流（轻度）；肺动脉高压（轻度）。

【麻醉方案与分析】

1. **手术指征** 患者术前诊断肥厚型心肌病（梗阻性）明确，左心室流出道与主动脉峰值压力阶差（LVOTG）59mmHg，经内科药物治疗症状及 LVOTG 改善不理想，有外科手术指征。

2. **病例特点**

（1）全身情况：中年女性患者，一般情况尚可，主要症状表现为胸闷，多于体力活动、右侧卧位及精神紧张时出现不适；既往病史无特殊；检验结果无特殊。

（2）心脏情况：以心肌肥厚及左心室流出道梗阻为主要表现。心脏超声提示室间隔增厚（室间隔舒张末期厚度 16.8mm），左心室流出道血流速度增快（血流速度 386cm/s，PG 59mmHg），考虑梗阻性肥厚型心肌病；二尖瓣、三尖瓣反流（轻度）；肺动脉高压（轻度）。EF 值 65.3%，左心室舒张末容积 58ml，每搏量 38ml。

（3）肺部情况：未见明显异常。

（4）麻醉评估：气道无异常，Allen 试验（-），活动耐量≤4METs，心功能 NYHA 分级Ⅲ级，ASA 分级Ⅲ级。

（5）手术方案：拟行"体外循环下左心室流出道疏通术"。

3. **麻醉方式** 气管插管静吸复合全身麻醉。

4. **麻醉管理要点**

（1）给予稍深的麻醉深度，避免过度应激，并适当抑制心肌收缩力；

（2）保持心脏足够的前后负荷，避免加重流出道梗阻；

（3）维持相对较慢的窦性心律及合适的冠脉灌注压；

（4）注意避免室间隔穿孔及Ⅲ度房室传导阻滞，一旦出现应尽早处理。

5. **麻醉管理**

（1）麻醉准备及体外循环前麻醉处理：患者术前适当镇静，入室后监测 5 导联心电图（ECG）、血压、SpO$_2$、BIS，建立外周静脉通道并局部麻醉下左侧桡动脉穿刺置管，监测有创动脉血压（ABP）及连续心排量（Vigileo）。

为避免麻醉诱导时出现外周血管阻力下降引起的左心室流出道梗阻加重，麻醉诱导前适当补充复方氯化钠 200ml，备去氧肾上腺素。诱导用药包括静脉注射咪达唑仑 0.05mg/kg，丙泊酚血浆靶控，采用"滴定法"，靶浓度从 1.5μg/ml 开始，逐渐递增来避免循环剧烈波动，当患者入睡后，启动舒芬太尼血浆靶控（靶浓度 1.0ng/ml），同时静脉注射罗库溴铵 0.6mg/kg。

待 BIS 降至 50 以下,肌松药充分起效后行气管插管,后给予机械通气。经右侧颈内静脉置入 7 Fr 三腔中心静脉导管。

术中监测 ECG、SpO$_2$、ETCO$_2$、Bis、ABP、CVP、Vigileo、体温(鼻咽温及膀胱温)、动脉血气、电解质、血糖、激活全血凝固时间(Activated Clotting Time of whole blood, ACT)、尿量等。术中丙泊酚 - 七氟烷 - 舒芬太尼维持合适麻醉深度,同时微量泵静脉输注罗库溴铵。密切观察血流动力学变化,维持较慢的窦性心律,一旦怀疑出现左心室流出道梗阻加重,首选补充容量及 α1 肾上腺素能受体激动剂如去氧肾上腺素处理。

术中行经食管心脏超声(TEE)监测,重点观察左心室流出道梗阻情况及瓣膜等情况,协助手术医师确定室间隔切削范围。

诱导后 TEE 监测示:室间隔增厚明显,左心室流出道血流速度增快;二尖瓣轻度偏心性反流,可见二尖瓣收缩期前向运动(systolic anterior motion, SAM)(见图 1)。

(2)手术过程:胸骨正中切口,行主动脉及右心房插管、右上肺静脉插管建立低温体外循环,阻断升主动脉灌注停跳液,经主动脉切口,牵开主动脉瓣右冠瓣,探查室间隔和左心室流出道,自右冠瓣中点下方朝心尖方向切除部分室间隔心肌,切除范围一直延展到左侧的二尖瓣前叶,切除约 4cm×2.6cm×0.8cm 大小心肌。

(3)体外循环后麻醉处理:开放主动脉 1min 后自动复跳,待心脏充盈、血压恢复正常时 TEE 评估手术效果及心脏情况。

术后 TEE 监测示:心脏收缩尚可,左心室收缩稍欠协调;室间隔较前变薄,切削处未见过隔血流信号,左心室流出道血流速度较前减慢;二尖瓣未见明显反流,SAM 征消失(图 2)。

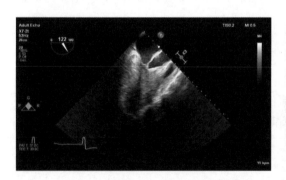 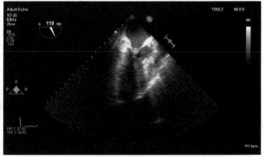

图 1　麻醉诱导后 TEE 图像　　　　　图 2　左心室流出道疏通后 TEE 图像

小剂量多巴酚丁胺及去甲肾上腺素维持血流动力学稳定,脱离体外循环。预防性留置心外膜起搏电极。体外循环后维持窦性心律,避免过度强心,适当补充容量。在血气分析及 ACT 监测下,维持酸碱电解质平衡及凝血功能良好。

6. 预后　患者术后于重症监护室监护治疗,第 1 天意识恢复清醒,自主呼吸恢复良好,拔除气管插管。术后第 4 天脱离血管活性药物后生命体征稳定。患者于术后第 5 天转回普通病房,复查心脏超声提示:左心室流出道疏通术后改变,收缩期左心室流出道血流速度 170cm/s;室间隔增厚;左心室舒张顺应性减退。术后第 7 天顺利出院。

【经验与体会】

1. **梗阻性肥厚型心肌病的特点**　HCM是一种以心肌异常肥厚为主要表现的心肌病，国内报道患病率为180/10万。60%患病者的病因为常染色体显性遗传病，5%~10%患病者的病因为其他遗传疾病，其余病因包括药物及其他未知病因。

HOCM的病理生理改变特点为心肌病理性增厚，增厚呈不对称性，室间隔增厚更加明显。室间隔增厚导致左心室流出道梗阻，而SAM征加剧了左心室流出道的梗阻，并出现二尖瓣反流。心肌的病理性肥厚导致左心室舒张功能异常、心肌缺血等表现。

内科治疗的基础是使用β受体阻滞剂抑制心肌收缩功能，延长舒张期从而改善舒张期充盈。部分患者通过内科药物治疗改善症状。但对于梗阻严重及进展迅速的患者，内科治疗效果可能不明显，需要外科手段干预。

外科治疗的目的是适当切除室间隔的肥厚心肌，降低心脏收缩时左心室流出道与主动脉峰值压力阶差，消除或减轻SAM征。外科治疗应建立在内科治疗的基础上，术前应采用负性肌力药物如β受体阻滞剂、钙离子拮抗剂等进行治疗，这些药物最好持续使用至手术当日。

2. **术中麻醉管理**　由于该类患者心肌异常肥厚使心肌收缩力增强，对β受体阻滞剂、钙离子拮抗剂的耐受能力强，同时亦可耐受麻醉药物。因此主张围手术期以丙泊酚、吸入麻醉药物如七氟烷，阿片类药物如芬太尼、舒芬太尼维持稍深的麻醉深度，一方面可抑制手术刺激造成的应激反应，同时也可适当抑制心肌收缩力，减轻流出道梗阻。

术中应维持心脏的前负荷，心脏充盈有利于减轻左心室流出道的梗阻症状。反之，降低前负荷的因素，如血管扩张药物的使用，会造成左心室腔缩小，从而加剧流出道的梗阻。因此，对于梗阻性肥厚型心肌病患者围手术期高血压的处理主要应为β受体阻滞剂、钙离子拮抗剂及加深麻醉等方式。

该类患者的后负荷与左心室流出道与主动脉的压力差直接相关，后负荷的降低会引起该压力差值的增高，流出道流速增加，从而加重流出道梗阻。因此，术中出现低血压，应采用α1受体激动剂如去氧肾上腺素增加外周阻力，降低左心室流出道与主动脉的压力差，从而减轻左心室流出道梗阻症状。

HOCM患者以心肌肥厚为主要表现，肥厚的心肌使舒张顺应性下降，左心室舒张末压上升造成左心室充盈困难。减慢心率，增加舒张期时间有利于左心室的充盈，另外，对于左心室舒张顺应性差的心脏，应维持窦性心律及房室顺序收缩，在窦性心律下心房的收缩，对左心室的充盈有着重要的贡献。肥厚的心肌、较高的左心室舒张末压力使得冠脉灌注相对不足，因此提高冠状动脉灌注压力（舒张压）有利于改善心肌的氧供。

术中对室间隔的切削有损伤传导束造成Ⅲ度房室传导阻滞的可能。Ⅲ度房室传导阻滞对心功能影响极大，应早期发现并且处理。一旦确认出现Ⅲ度房室传导阻滞，应尽早安装永久双腔起搏器，恢复房室顺序收缩。另外，术中的操作也可能造成室间隔穿孔，一旦发现，应及时处理。

3. **术中TEE应用**　超声心动图是诊断HCM和评价心脏功能的重要方法。术中TEE监测在该类患者的外科治疗以及患者的非心脏手术中都有其独特优势。TEE在HOCM患者的外科手术中作用包括：评价左心室功能及容量状态，指导容量治疗及麻醉处理；术前评估左心室流出道狭窄的位置及程度，协助外科医师确定切削范围；多普勒测量流出道血流速度并计算压差、判断 SAM 征及二尖瓣反流程度、即刻评价手术效果。因此,TEE 对制定手术策略和指导麻醉处理均有较大的指导意义。

4. 术后注意事项　术后左心室收缩功能仍然较强,流出道可能存在一定残余梗阻,因此以上原则仍适用于脱离体外循环后及术后的处理。术后应注意密切观察心功能变化,超声心动图或肺动脉导管监测心脏结构和血流动力学变化。常规应用 β 受体阻滞剂或钙通道阻滞剂控制心率于 60~70 次 /min,血压低时应用去氧肾上腺素或去甲肾上腺素等血管收缩药,出现房性或室性快速心律失常时应用小剂量胺碘酮治疗。

【麻醉小结】

梗阻性肥厚型心肌病是一类症状明显、预后较差的心肌病,内科处理效果不佳时需外科手术治疗。围麻醉期处理的要点与其病理生理学改变密切相关,需要麻醉科医师掌握。围手术期 TEE 监测对此类患者的麻醉处理、手术方案的制定及手术效果的即刻评估都有着不可替代的价值。

（姜　妤　刘克玄）

【专家点评】

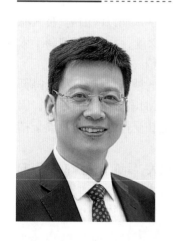

刘克玄,二级教授、主任医师、研究员,博士研究生导师;南方医科大学麻醉学院院长,南方医院麻醉科主任;担任中国医师协会麻醉学医师分会副会长、中华医学会麻醉学分会委员、广东省医学会麻醉学分会候任主任委员等职。

梗阻性肥厚型心肌病是肥厚性心肌病的一种类型,与非梗阻性相比,梗阻性患者的症状更加明显,预后更差。外科手术治疗仅针对内科药物治疗效果欠佳及梗阻严重的患者,因其手术操作精细、难度大,并发症较多,仅在经验较多的医疗中心进行。

此文以一例较典型的梗阻性肥厚型心肌病为例,阐释了该疾病的病理生理学改变及麻醉处理原则,有较大的参考价值。对于广大的青年麻醉科医师,梗阻性肥厚型心肌病行左心室流出道疏通术的麻醉可能并不常见,但在临床工作中可能免不了遇到此类患者行非心脏手术,如产科手术、肿瘤外科手术等,面对某些限期或急诊手术,术前可能并没有机会对心肌病进行完善的内科处理。因此,了解此类疾病的病理生理学改变及处理原则显得尤为重要。以上病例中提出的处理原则同样适用于梗阻性肥厚型心肌病患者行非心脏手术麻醉管理中。

从上述病例中,我们发现,围手术期 TEE 对患者的麻醉管理、手术方案的制定及手术效果的即刻评价都发挥了重要作用。近年来,TEE 除了用于心脏手术,在心脏患者非心脏手术、危重患者围手术期管理及危重患者抢救中都发挥了不可替代的作用。依据心脏超声的容量管理、血管活性药物的精准使用让我们距离精准麻醉的目标更近了一步,最大程度地保证了患者的安全,促进患者术后的快速康复。

参考文献

[1] 李立环 . 卡普兰心脏麻醉学:超声时代 . 6 版 [M]. 北京:人民卫生出版社,2016.

[2] 于晖.围手术期经食管超声心动图学[M].北京:人民卫生出版社,2018.

46. 老年患者梗阻性肥厚型心肌病手术麻醉管理

【导读】

梗阻性肥厚型心肌病为常染色体显性遗传疾病,病理生理特点为心室壁肌层和室间隔增厚使左心室流出道狭窄,致左心室排血受阻。当临床症状明显,内科治疗效果欠佳,静息时左心室腔和流出道收缩压差超过 50mmHg 时,应尽早外科手术治疗,切除室间隔肥厚的心肌以解除梗阻。

【病例简介】

患者,男性,72 岁,因反复胸闷、胸痛、心悸,活动后气急 2 年,加重伴头晕、乏力、晕厥 2 个月入院。劳累后、情绪变化时可诱发,休息和服用麝香保心丸可缓解。为进一步明确诊断和治疗收住入院。

体格检查:意识清楚,血压 150/100mmHg,心率 70 次 /min,心浊音界向左扩大。心尖冲动向左下移位,有抬举性冲动。胸骨左缘下段心尖内侧可闻及收缩中期或晚期喷射性杂音,向心尖传播,伴有收缩期震颤,偶闻期前收缩。

既往史:1 年前因右上肺结节在外院拟行右肺上叶楔形切除术,全身麻醉后放置侧卧位时,血压下降,多巴胺等药物抢救无效,血压最低至 60/30mmHg,遂放弃手术,平卧抢救成功后保守治疗直至出院,出院诊断怀疑患者有肥厚型心肌病。

实验室检查:

心肌酶谱:乳酸脱氢酶 120IU/L,谷草转氨酶 12IU/L,磷酸肌酸激酶 56IU/L,磷酸肌酸激酶同工酶 10IU/L,谷丙转氨酶 8IU/L。

辅助检查:

(1) 心电图:显示 V_1~V_6 导联冠状 T 波,Ⅰ、Ⅱ、Ⅲ 导联 ST 段压低,T 波倒置,AVR 导联 ST 段上抬。动态心电图发现偶发房性和室性早搏,ST-T 改变。

(2) 冠状动脉造影:提示左冠状动脉前降支中段心肌桥。

(3) 超声心动:左心房内径增大,左心室内径正常,左心室室间隔于二尖瓣以下至乳头肌水平明显肥厚达 21mm,左心室侧壁、下壁、前壁和后壁乳头肌水平以下也明显肥厚约 17~21mm。二尖瓣前叶瓣尖段收缩期前移致左心室流出道梗阻,梗阻最严重部位内径为 5mm。连续多普勒估测该处压差为 108mmHg。主动脉根部扩张(30mm),主动脉瓣轻度反流,二尖瓣轻度反流。左心室收缩功能正常(射血分数 80%,左心室短轴缩短率 38%)。

诊断:梗阻性肥厚型心肌病,心肌桥,主动脉瓣关闭不全,二尖瓣关闭不全,偶发室性早搏,心功能Ⅱ级。陈旧性右上肺结节。

【麻醉方案与分析】

诊断明确后,开始 β 受体阻滞剂、钙通道阻滞剂和抗心律失常等内科治疗,琥珀酰美托洛尔缓释片 47.5mg,1 次 /d,尼卡地平片 10mg,3 次 /d。同时准备于一周后在全身麻醉体外循环下行经主动脉切口室间隔心肌切除和切开术。

梗阻性肥厚型心肌病的重要病理生理改变特点为心室壁肌和室间隔增厚使左心室流出道狭窄,使左心室排血受阻。梗阻发生在收缩期,因心室收缩时,肥厚的室间隔突入左心室腔,二尖瓣前叶移位靠近室间隔,致使左心室流出道梗阻。这类梗阻程度变异不定,随每次心搏而变化。心肌病理性肥厚使心室舒张期顺应性降低,左心室舒张末压升高,妨碍左心室充盈。

围手术期管理中,凡是增强心肌收缩力、减小前负荷、降低后负荷的因素均可加重流出道梗阻,而抑制心肌收缩力、增加前负荷和后负荷的因素则可减轻梗阻。因此,如何避免流出道梗阻加重,是围手术期管理的关键。

【麻醉管理】

1. **术前用药**   患者服用 β- 受体阻滞剂、钙通道阻滞剂至术日晨,并肌内注射吗啡 0.1mg/kg。患者入手术室情绪稳定,处于浅睡状态。

2. **麻醉前准备**   患者入手术室后测得无创血压 148/98mmHg,心率 68 次 /min。开放静脉后,20min 内输入乳酸林格液 500ml,同时在局部麻醉下行左侧桡动脉穿刺并置管,监测有创动脉压。并连接 FloTrac Vigileo 监测每搏量变异度(stroke volume variation,SVV)等指标。

3. **麻醉诱导与维持**   补液后开始诱导,咪达唑仑 2mg,依托咪酯 30mg,舒芬太尼 50μg,顺式阿曲库铵 50mg。同时给予艾司洛尔 20mg 控制心率。血压波动在 96~125/58~63mmHg,心率53~83次 /min。顺利插入气管导管。麻醉维持采用2%~3% 七氟烷和舒芬太尼 0.5μg/(kg·min),间断追加肌松药顺式阿曲库铵。

诱导完成后经右颈内静脉置入肺动脉导管,监测中心静脉压(central venous pressure,CVP)、肺动脉压(pulmonary artery pressuer,PAP)、肺毛细血管楔压(pulmonary capillary wedge pressure,PCWP)和各项心功能指标。期间严格控制血压于正常范围,血压偏低时以补液和给予小剂量去氧肾上腺素处理。血压偏高时以加深麻醉和给予 β 受体阻滞剂艾司洛尔和钙通道阻滞剂地尔硫草为主。尽力保持心率于术前水平,出现异位节律及时用硫酸镁等处理。

4. **手术与体外循环**   手术开始后顺利建立体外循环,采用浅低温体外循环技术,实施严格的心肌保护措施。体外循环期间维持灌注压于 55~65mmHg 之间,保持麻醉深度。手术完成后心脏顺利复跳,此时使用多巴胺 4μg/(kg·min)辅助,经调整各项心血管指标后顺利脱离体外循环。停机后循环稳定,逐步降低多巴胺剂量,并最终停用。

5. **体外循环后的处理**   停机后根据 CVP、PCWP 和 SVV 及时调整容量治疗,并控制心率在 60~85 次 /min 之间,仍以加深麻醉、小剂量去氧肾上腺素、艾司洛尔和地尔硫草为主控制血压。完善镇静镇痛措施,患者顺利送返监护室。

【经验与体会】

1. **术前准备与处理**   梗阻性肥厚型心肌病患者术前使用大量 β- 受体阻滞剂和钙通道阻滞剂,麻醉处理应相应作出调整,维持用药至术日晨,并加大术前镇痛镇静措施,努力使患者入手术室时处于浅睡眠状态,降低紧张、焦虑等引起的交感神经反应。

2. 麻醉处理原则

（1）以适当的麻醉深度抑制心肌收缩力，避免应激反应。梗阻性肥厚型心肌病患者术前左心室收缩功能多数较正常人强，对麻醉药、β-受体阻滞剂和钙通道阻滞剂的耐受性较强，尽管术前已大量使用β-受体阻滞剂和钙通道阻滞剂，但心脏仍能耐受较深的麻醉。该类患者体外循环前发生心室颤动等循环意外者，多是因为麻醉深度偏浅，未能有效抑制机体对手术刺激的应激反应，血流动力学波动大所致。大剂量舒芬太尼复合强效吸入麻醉药麻醉技术能有效抑制心肌收缩力，保持循环稳定，并维持或增加心室充盈的作用。

（2）保持前、后负荷，避免使用血管扩张药。梗阻性肥厚型心肌病患者前负荷降低可使左心室容积缩小，加重流出道梗阻，后负荷降低不仅反射性增强心肌收缩力，而且增加左心室和主动脉间的压力阶差，也加重流出道梗阻，因此必须维持较高的前、后负荷。由于左心室顺应性降低，左右心充盈压差别很大。CVP 的绝对值对左心室舒张末压（left ventricular end-diastolic pressure，LVEDP）的判断意义不大，但 CVP 的动态变化对血容量的估计有一定意义。PCWP 优于 CVP，维持 PCWP 12~15mmHg 或以上更安全。降低 PCWP 的措施可能促发低血压，加重流出道梗阻。应综合患者的血压、心率、CVP、PCWP 等的动态变化，以维持血流动力学稳定为原则调整液体入量。避免机械的以 CVP 和 PCWP 的绝对值估计前负荷。试图通过血管扩张药降低后负荷改善心功能的方法不适用于此类患者。术中血压过高以加深麻醉为主，辅以 β-受体阻滞剂和钙通道阻滞剂，均可降低心肌收缩力，减少心肌氧耗，改善心肌顺应性。

（3）维持合理"满意"的心率和血压，避免使用增强心肌收缩力的药物。"满意"的心率应维持在术前或略低于术前静息的水平。麻醉诱导和维持期间应保持较深的麻醉深度，避免使用增快心率的药物，如肌松药泮库溴铵、罗库溴铵（注射痛刺激）。这类患者心率增快可降低舒张压力时间指数与张力时间指数的比率。从而减少肥厚心肌的氧供，进一步加剧已有的氧供需矛盾。心率增快使舒张期缩短，心室充盈减少，恶化流出道梗阻，应尽力避免。出现异位节律，应积极治疗以恢复窦性节律，因为此类患者心房收缩对左心室的充盈至关重要。术中出现血压下降，应首先补充容量，效果不佳时，可使用 α-受体激动剂增加外周阻力，如小剂量去氧肾上腺素或甲氧胺。这两个药物可消除或减少左心室与主动脉间的压力阶差，明显缓解流出道梗阻。避免使用增强心肌收缩力的药物，避免加重流出道梗阻，导致循环意外。

【麻醉小结】

由于梗阻性肥厚型心肌病左心室流出道梗阻的病理生理特殊改变，加之患者术前大量使用β-受体阻滞剂和钙通道阻滞剂等药物，故麻醉处理也相应具有特殊性。全面深入了解这类患者的病理生理改变，才能在围手术期保持血流动力学稳定，避免出现循环意外。

（朱文忠 邓小明）

【专家点评】

邓小明，二级教授、主任医师、博士研究生导师，海军军医大学第一附属医院麻醉学部名誉主任兼任中华医学会麻醉学分会候任主任委员及麻醉科护理学组组长、中国高等教育

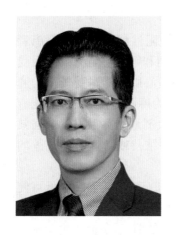

学会医学教育专业委员会常务委员与麻醉学教育学组组长、全国高等医药院校麻醉学专业第四届教材编审委员会主任委员以及《国际麻醉学与复苏杂志》总编辑和《中华麻醉学杂志》与《临床麻醉学杂志》副总编辑等。在疑难复杂高危患者麻醉与围手术期管理方面具有丰富的临床经验，主要研究方向为脓毒症。主编或主译著作或教材 30 余部。以第一作者或通讯作者发表论文 400 余篇，其中 SCI 论文 100 余篇。

梗阻性肥厚型心肌病患者在临床上并不罕见，在未明确诊断或经治麻醉科医师对该疾病的病理生理特点未充分掌握的情况下，依据常规方式处理血流动力学变化往往导致灾难性结果，尤其是在行非心脏手术期间。

本例患者虽然合并多种心脏疾病，但梗阻性肥厚型心肌病是患者出现众多症状和体征的主要病因，临床诊断明确。梗阻性肥厚型心肌病由于其心室壁肌和室间隔增厚使左心室流出道狭窄的病理生理特性决定了其围手术期血流动力学处理的特殊性。患者既往的非心脏手术麻醉史中，由于梗阻性肥厚型心肌病的诊断不明确，加之经治医师不熟悉该疾病的病理生理特征，导致患者出现血流动力学波动时，采用强心药处理失败，血流动力学恶化。虽经抢救存活，但未能按预期实施肺病变切除手术，给患者造成损害。本次手术由于术前充分掌握患者病情，准备充分，使手术顺利成功实施，患者病变得以纠正，保障了患者安全。

1. β- 受体阻滞剂、钙通道阻滞剂等治疗药物用至术日晨，同时适当加大术前镇静镇痛药剂量，避免应激导致的交感神经反应。

2. 入室开放静脉后及时补充容量，并建立有创动脉压监测。避免术前禁食等造成的低血容量状态，使心脏前负荷得到补充，也为即将开始的麻醉诱导可能导致的低血容量状态做好准备。

3. 麻醉诱导与维持的药物选择合理，以适当深度的麻醉抑制应激反应，同时避免血流动力学波动，防止心脏后负荷降低。

4. 术中血压过高以加深麻醉为主，辅以 β- 受体阻滞剂和钙通道阻滞剂，降低心肌收缩力，减少心肌氧耗，改善心肌顺应性。避免使用血管扩张药。

5. 术中血压偏低以补充容量和小剂量 α- 受体激动剂去氧肾上腺素处理为主，避免使用增强心肌收缩力的药物。

6. 维持较低于术前的心率，有利于肥厚心肌的氧供，保持氧供需平衡。

参考文献

［1］王古岩，李立环，樊丽姿 . 梗阻性肥厚型心肌病患者左心室流出道疏通术的麻醉管理［J］. 中华麻醉学杂志，2006，26：275-276.

［2］张宝仁，徐志云 . 心脏瓣膜外科学［M］. 北京：人民卫生出版社，2007. 745-757.

［3］李立环 . 心脏外科手术麻醉［M］. 北京：人民卫生出版社，2011. 295-297.

［4］ALINA N，MADHAV S. Diastolic dysfunction，diagnostic and perioperative management in cardiac surgery［J］. Curr Opin Anesthesiol，2015，28：60-66.

［5］ALI JM，EUGENE B. Hypertrophic Cardiomyopathy Genetics，Pathogenesis，Clinical Manifestations，

Diagnosis, and Therapy [J]. Circ Res, 2017, 121 (7):749-770.

[6] HALA MB, GHADA S, REDA A, et al. Prognostic significance of left ventricular end diastolic pressure using E/E' in patients with hypertrophic cardiomyopathy [J]. Echocardiography, 2019, 00:1-9.

第八章 特殊生命支持与监测的临床应用

47. 心脏起搏器或除颤器植入患者的围手术期麻醉管理

【导读】

随着人口老龄化,伴有心血管疾病的患者接受手术治疗的需求愈发增多。由于近年来植入性心脏起搏装置的发展迅速,起搏器和植入性心脏除颤装置(implanted cardiovertor defibrillator,ICD)的植入指征扩大,使得伴有植入性心脏起搏装置的心血管疾病患者围手术期数量增多,病情复杂,增加了围手术期麻醉管理难度。

【病例简介】

患者,女性,66岁,因"发现右下颌无痛性肿物四天"入院。患者4天前发现右下颌肿物,无明显疼痛及自觉症状,进展缓慢。为进一步诊治,经门诊收治入院。

体格检查:体重75kg,身高158cm。神志清,体温36.7℃,心率62次/min,心律齐。面部不对称,右下颌略隆起,皮肤表面未见异常,可触及1.5cm×1.5cm大小肿物,表面光滑,边界清晰,质地中等,无触压疼,活动度好。

既往史:患者因肥厚型心肌病12年前行化学消融术,4个月前因心源性晕厥行心脏ICD植入术。高血压病30余年,口服马来酸依那普利10mg/次,1次/d,富马酸比索洛尔5mg/次,1次/d,阿司匹林100mg/次,1次/d治疗,自述血压控制良好。

实验室检查:血常规:血红蛋白127g/L,血小板212×10^9/L,白细胞计数6.24×10^9/L;血生化:血钾4.1mmol/L;心电图检查:窦性心律,完全性右束支传导阻滞;心脏彩超:左心房偏大,二、三尖瓣少量反流,左心室肌顺应性下降,左心室收缩功能正常,室间隔中段心肌稍增厚,EF 59%,左心室流出道流速138cm/s;B超:右侧颌下区实性结节,性质待定;

诊断:右颌下肿物(混合瘤可能),高血压病,梗阻性肥厚型心肌病,心脏起搏器植入术后。

【麻醉方案与分析】

1. **术前评估** 充分了解患者术前合并症及其治疗情况,综合评估其心肺功能;了解手术部位及可能术中出血量、邻近脏器损伤等情况,以做好相应的应急预案。尤其对术前评估ICD型号、功能、电池状态。起搏器程序重新设定至符合围手术期要求。术中注意单极电刀电极贴片位置,保证电流不直接经过起搏器。术中建立有创动脉压监测,关注每搏量变化。术中处理血流动力学,避免使用正性心率药物。术后注意事项及时调整ICD程序至术前程序状态。

2. 麻醉过程　患者术晨至心内科起搏器门诊评估 ICD,重新设定程序,关闭 ICD 感知,起搏器设定为 VOO 模式,起搏心率为 70 次 /min。患者可耐受,无明显不适。

患者入室后建立静脉通道、常规行心电图、无创血压和脉氧饱和度监测。入室起搏心律,心率 70 次 /min,血压 140/90mmHg。左胸及左背部贴附一次性除颤电极,右上肢放置单极电刀电极贴片,局部麻醉下行左桡动脉穿刺置管监测有创动脉压;麻醉诱导,依次静脉给予咪达唑仑 1mg,舒芬太尼 25μg,顺式苯磺酸阿曲库铵 20mg,依托咪酯 20mg,5 分钟后气管插管并给予机械通气。诱导及术中间断分次给予艾司洛尔共 50mg,抑制短暂增快心率及血压增高。术中采用丙泊酚与瑞芬太尼全凭静脉麻醉维持。术中心率维持 70 次 /min,血压维持在 120~140/70~90mmHg。手术过程顺利,手术时长 55min。术毕待患者清醒,肌力恢复,可配合完成睁眼和握手动作,拔出气管导管,安返病房。

3. 预后　术后恢复好,无特殊,术后第二日至心内科起搏器门诊,检查示 ICD 各项功能状态良好,调整 ICD 程序至术前状态。术后第 9 天顺利出院。

【经验与体会】

1. 植入性心脏除颤装置患者往往术前合并复杂心血管疾病,在关注 ICD 围手术期处置同时,需要关注患者疾病情况。术前需要关闭 ICD 感知,适度调整起搏功能状态,术中严密观察血流动力学状态,备好术中除颤装备,及时处置相关心血管并发症。在本病例中,因需使用单极电刀,术前关闭了 ICD 功能,并设置了非同步起搏。因手术损伤小,且为梗阻性肥厚型心肌病患者,起搏心率设为 70 次 /min。术中准备了体外除颤设备,并将单极电刀电极板放置在右上肢。

2. 围手术期管理主要关注三个方面:患者方面、植入装置方面和手术方面。

1) 患者方面:详细了解接受心脏起搏植入装置的病因及是否起搏器依赖。2012 年美国心血管病学会 / 美国心脏病协会 / 美国心律协会重新制定了植入心脏起搏器指南。起搏器适应证主要包括:窦房结功能不全、成人获得性房室传导阻滞(AVB)、慢性双分支阻滞、急性心肌梗死伴房室传导阻滞、颈动脉窦过敏和心脏神经性晕厥、持续性或有症状的缓慢性心律失常且没有恢复希望的心脏移植术后患者,这些适应证具体条件都有详细分述。ICD 适应证包括:心室颤动或血流动力学不稳定的持续性室性心动过速(VT),除外其他可逆原因,导致心搏骤停的幸存者;有器质性心脏病且有自发持续性 VT,无论血流动力学是否稳定;有晕厥史,电生理检查明确诱发血流动力学不稳定的持续性 VT 或心室颤动(VF);心肌梗死 40 日后,左心室射血分数≤35%;缺血性扩张型心肌病,左心室射血分数≤35%;心肌梗死前有左心室功能不全,心肌梗死 40 日后,左心室射血分数≤30%。因此,根据植入性起搏器或除颤器适应证来看,接受这类装置治疗的患者多数存在致命性心动过缓或心律失常。多数患者还伴随先天性、缺血性心脏病,甚至部分存在心力衰竭。因此,术前对这类患者相关心血管疾病必须关注,并积极参与围手术期相关疾病的优化调整。

部分接受这类装置的患者会成为起搏器依赖患者,一旦终止起搏器治疗,可能会出现明显的症状甚至心搏骤停。因此术前心电图提示心律为起搏心律,一定要注意这类患者可能会存在起搏器依赖。另外,目前逐渐增多的双心室起搏治疗,通常被认为是接受心脏再同步治疗(CRT),已被证明能通过同步左心室收缩可以降低死亡率、心力衰竭症状和心力衰竭住院率。这种设备可以是起搏器(CRT-P),但更多的是除颤器(CRT-D),而接受 CRT-D 治疗的患者需要被认为是起搏器依赖患者。

　　结合本病例,患者因梗阻性肥厚型心肌病行化学消融术后,发生晕厥后植入 ICD,并同时具有高血压病。因此术前需要针对高血压病进行药物治疗控制,另外梗阻性肥厚型心肌病需要控制心肌收缩力,避免左心室流出道梗阻,术前继续服用 β- 受体阻滞剂,以控制围手术期心率。另外术中避免使用正性心率和正性肌力药物,因患者术前存在晕厥症状,并且梗阻性肥厚型心肌病患者需要观察每搏量改变,术中需要加强循环监测,行有创动脉压监测,以便及时发现和处置血流动力学问题。

　　2)植入装置方面:ICD 可以分为单腔、双腔和三腔 ICD。通常这样的分类是指传统经血管植入心脏的 ICD,新近出现的 ICD 为全皮下植入的 ICD,新型 ICD 的出现虽然在功能上并不能完全替代传统 ICD,但是由于不经血管和心脏可以完全避免相应的感染风险。目前传统 ICD 还是常见 ICD,围手术期的电磁干扰、血流动力学变化、内环境改变以及患者病情变化均可能对 ICD 造成影响,因此需要相应处置,预防和应对相应不良事件的发生。

　　在围手术期应进行相关检测,以便在术前获得植入装置的型号、功能、设定程序,电池情况及导线类型。并根据情况进行相关调整,如电池需要更换,术前应及时更换电池等。再根据手术需要,评估术中电磁干扰的风险,如果存在电磁干扰风险,需要关闭起搏器感知功能,关闭 ICD 功能及其他相关高级功能,并根据需要设置患者疾病状态可耐受且能满足术中血流动力学需求非同步起搏心率。植入 ICD 患者因术中 ICD 功能关闭,手术室内需备好体外除颤装置。

　　结合本病例,手术当日患者至心内科起搏器门诊复诊,获得相关起搏器信息:圣犹达单腔复律除颤器(CD1231-40Q),ICD 感知起搏功能正常,电池情况良好。根据患者术前心电图检查提示心率,因手术本身创伤较小,术中因治疗导致血流动力学变化可能性较低。考虑患者为梗阻性肥厚型心肌病,心率控制不宜过快,因此设置非同步起搏心率为 70 次 /min,设置后患者感觉良好。手术当日,术后第二天患者恢复顺利,将相关设置调整至术前程序状态。

　　3)手术方面:要考虑术中电磁干扰,其次注意手术对血流动力学的影响。电磁干扰是围手术期心脏起搏器或除颤器功能异常最常见的原因。单极电刀是术中电磁干扰的主要因素。因此对术中有计划使用单极电刀的手术,必须加强关注。通常情况下,在术前对起搏器程序重新设定屏蔽感知并设置非同步心率是最为安全的方法,也有使用磁体使相关设备转入磁性设置的情况。有学者认为手术部位在脐以下的,可以不进行起搏器非同步设置,电磁干扰相对于脐以上是较小的。但是如果设备陈旧或手术室过于狭小,电刀设备无法设置在脐以下,甚至术中电刀跨越脐水平连通,术中也可能产生相关影响。因此,如果没有针对电磁干扰进行非同步设置,术中观察更需严密。其次,在使用电刀手术中,必须注意电刀电极的安置,避免电流直接通过起搏器或除颤器,造成相关装置的损害。另外,对可能出血较多的手术,非同步设置需要适当增加心率以满足失血代偿心率增快的需要。

【麻醉小结】

　　植入性心脏除颤装置患者往往术前合并复杂心血管疾病,在关注 ICD 围手术期处置同时,需要关注患者疾病情况。术前需要关闭 ICD 感知,适度调整起搏功能状态,术中严密观察血流动力学状态,备好术中除颤装备,及时处置相关心血管并发症。

(许　涛　邓小明)

【专家点评】

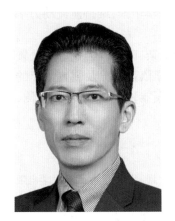

邓小明，二级教授、主任医师、博士研究生导师，海军军医大学第一附属医院麻醉学部名誉主任兼任中华医学会麻醉学分会候任主任委员及麻醉科护理学组组长、中国高等教育学会医学教育专业委员会常务委员与麻醉学教育学组组长、全国高等医药院校麻醉学专业第四届教材编审委员会主任委员以及《国际麻醉学与复苏杂志》总编辑和《中华麻醉学杂志》与《临床麻醉学杂志》副总编辑等。在疑难复杂高危患者麻醉与围手术期管理方面具有丰富的临床经验，主要研究方向为脓毒症。主编或主译著作或教材 30 余部。以第一作者或通讯作者发表论文 400 余篇，其中 SCI 论文 100 余篇。

随着人口老龄化，心内植入起搏和电除颤装置适应证的临床应用增加，愈来愈多的这类患者有手术需要。因此心内植入起搏和电除颤装置的患者围手术期管理日益增多，且病情及围手术期相关管理较为复杂。关于这类患者的处理原则上必须关注患者、心内植入设备及手术三个方面。患者应该是三个因素的核心管理问题。在临床处置过程中应该是以患者为中心的，设备管理和手术影响因素的防范是保障患者围手术期安全的重要方面，但是只有深入理解了患者特殊病理生理情况，才可以保证围手术期处置优化的正确性和合理性。相较于起搏器，植入心内 ICD 装置的患者术前多伴有心源性晕厥、心力衰竭和严重恶性室性心律失常，因此后者的病情往往更为严重，围手术期处置风险更加高，处置难度更加大。

本例患者因心源性晕厥植入心内 ICD 装置，因此术中必须保证一旦发生心室颤动室性心动过速的电除颤治疗，然而由于围手术期电磁干扰的影响，容易引发 ICD 装置的误除颤，并导致医源性不良事件，因此电除颤治疗并不能依赖心内植入性 ICD。除此之外，围手术期还要关注患者共存疾病，显然肥厚梗阻型心肌病是该患者重要的心脏疾患，可能在术中引发严重血流动力学的波动甚至导致相关恶性事件，因此有必要进行相关参数的严密监测和控制。因此在本例患者中，术前关闭 ICD 感知，起搏器设定为 VOO 模式，起搏心率为 70 次 /min，并评估患者耐受度的起搏器程序重新设定是一个合理的术前优化。在术前维持 β 受体阻滞剂，控制围手术期心率，针对肥厚梗阻型心肌病本身也进行了相关优化处置。术中严密监测心电图，留置有创动脉，监测每搏量，备体外除颤装置，为患者提供了术中充分保障。

围手术期存在电磁干扰的起搏器或除颤器感知功能的关闭是诸多机构的推荐。但是临床上可以采用程序重新设置及磁体应用两种方式，前者相对操作较为复杂但是提供了更为安全的设置参数，后者相对较为简单对未合并严重心血管疾病的患者可能更为适合。因为本例患者合并存在肥厚梗阻型心肌病，对心率及血流动力学参数要求较高，因此采用了重新设置程序的方式来保障围手术期患者安全。在程序重设方面，植入性 ICD 的型号是圣犹达单腔复律除颤器（CD1231-40Q），并不是新型起搏除颤装置，在设置程序方面相对比较简单。需要注意的是随着起搏器技术的发展，功能的复杂，在今后的设备设置上面可能也会更为复杂。譬如无导线起搏器和皮下除颤器，在起搏器管理方面和传统起搏器不完全一样，需要特别注意。

　　手术上必须关注术中的电磁干扰及相关血流动力学影响。前者特别需要注意单极电刀的影响,其次要关注电刀电极板的放置和电流回路影响。另外要关注的是手术本身可能会对患者血流动力学造成一定影响,在关键步骤要进行相关血流动力学干预,维持血流动力学稳定。

　　总之,植入性心脏起搏器/除颤器患者的围手术期管理较为复杂,以患者为核心的处置原则必须关注到患者原发疾病,以及对起搏器或除颤器装置的治疗依赖情况及装置治疗的围手术期干扰因素。优化原发病药物治疗,合理设置起搏器或除颤器装置,加强术中监测,充分准备备用装置,这样才能为患者提供相应保障。

参考文献

[1] MICHAEL A. GROPPER. 米勒麻醉学. 9 版[M]. 邓小明,黄宇光,李文志,译,北京:北京大学医学出版社,2021,1194-1205.

[2] 邓小明,姚尚龙,于布为,等. 现代麻醉学. 5 版[M]. 北京:人民卫生出版社,2020:2648-2651.

[3] CRONIN B,ESSANDOH M K. Perioperative Interrogation of St. Jude Cardiovascular Implantable Electronic Devices:A Guide for Anesthesiologists[J]. Journal of Cardiothoracic & Vascular Anesthesia,2018,32(2):982-1000.

[4] N BHATIA,M EL-CHAMI. Leadless pacemakers:a contemporary review[J]. J GeriatrCardiol,2018,15(4):249-253.

[5] SB WESTERMAN,M EL-CHAMI. The subcutaneous implantable cardioverter defibrillator—— review of the recent data[J]. J GeriatrCardiol,2018,15(3):222-228.

48. 体外膜氧合技术临床应用及进展

【概论】

　　体外膜氧合(extracorporeal membrane oxygenation,ECMO)是从体外循环技术发展而来的,用于常规治疗无效的严重呼吸衰竭或休克患者生命支持治疗的一种技术。ECMO 技术最早开始于 20 世纪 50 年代,被应用于心脏手术后的心功能支持,20 世纪 70 年代被用于急性呼吸窘迫综合征的呼吸功能支持。1989 年国际体外生命支持组织(extracorporeal life organization,ELSO)正式成立,2005 年 ELSO 制定了第一个 ECMO 国际指南,随后 ECMO 的发展明显加快,近几年国内也有较多的医疗单位开展 ECMO 技术。

　　1. ECMO 的设备　ECMO 的设备包括驱动泵、控制台、血流量测量仪、恒温浴箱、空氧混合器、应急电源等组成,根据实际的需要,还可以选配氧饱和度测量仪、ACT 测量仪等辅助设备(图 1)。ECMO 的耗材包括氧合器、血管内导管、血循环连接管路、供氧管等。

　　在这些设备中,驱动泵提供给驱动血液流动的动力,控制台实现 ECMO 参数的设置和人机对话,氧合器

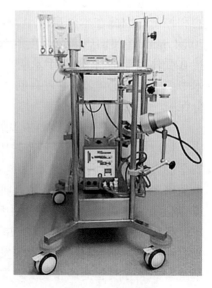

图 1　ECMO 设备

用来增加血液的血氧含量同时降低血液的二氧化碳含量,是 ECMO 的关键核心部件。

2. **ECMO 管路的建立**　建立 ECMO 血液循环管路有 3 种方法,包括切开血管置管法、半切开血管置管法和经皮穿刺置管法,用 15~23Fr 号置管。尚无研究证据表明哪种置管方法更合适,操作者应当选用自己最为熟悉的置管方法。

静脉置管型号的原则是,静脉引流压力越小越好。对于一般成年患者,通常采用 21~25Fr 导管(图 2)。动脉置管的选择,应当预先评估目标血管的粗细,一般成年患者,通常采用 19~21Fr 导管。目前国外还有双腔导管,一腔引血,另一腔回流,适用于 V-V ECMO,可以仅使用单一的血管内置管,即完成 ECMO 的血流回路(图 3)。

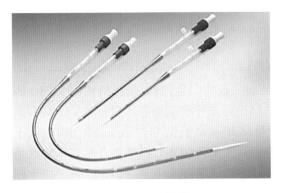

图 2　ECMO 导管

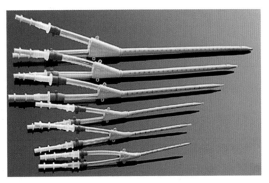

图 3　双腔 ECMO 导管

3. **常用的 ECMO 模式**　ECMO 模式有静脉 - 静脉的 ECMO(VV-ECMO)和静脉 - 动脉的 ECMO(VA-ECMO),另外还有动脉 - 静脉的 ECMO 等模式(AV-ECMO)。其中 VV-ECMO 和 VA-ECMO 是临床中最常用的模式。

VV-ECMO 是指经静脉引出血液,在体外氧合后,再返回静脉的治疗模式。通常从股静脉或颈内静脉置入导管,从下腔或上腔静脉引出血液,通过膜肺气体交换后,再经颈内静脉或股静脉置入的另一根导管,回到上腔静脉或下腔静脉(图 4)。也可采取只经颈内置入一根特制双腔导管的做法,该导管较长,远端能达到下腔静脉,从导管的远端开口引出血液,通过膜肺气体交换后,再经同一根导管的近端回输。

VA-ECMO 是指经静脉引出血液,在体外氧合后,再返回动脉的治疗模式。通常是经股静脉置入导管,从下腔静脉引出血液,通过膜肺气体交换后,再经股动脉置入的另一根导管,回到腹主动脉(图 5)。在特殊情况下,也可经颈内静脉置入导管,从上腔静脉引血,或者回到颈内动脉或锁骨下动脉。婴儿还可采用中心插管的

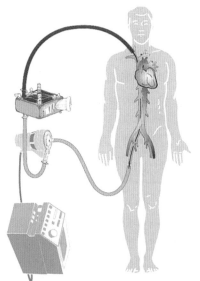

图 4　VV-ECMO 示意图

方法,直接从右心房引血,回到升主动脉。具体置管和引流的方式,应该根据患者的实际情况而定。

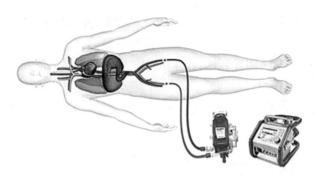

图 5　VA-ECMO 示意图

【适应证和禁忌证】

因为 ECMO 属于较大的有创治疗,且并发症较多较为严重,故应当严格把握 ECMO 的适应证。一般来说,ECMO 适用于常规手段无法维循环或呼吸的患者。对于 VA ECMO,典型患者的临床特点是收缩压低于 90mmHg,尿量 < 30ml/h,乳酸超过 2mmol/L,SVO2 低于 60%,意识状态改变 6 小时且对最佳治疗无反应。对于 VV ECMO,典型患者的临床特点是在机械通气设定最优化前提下,氧合指数 <50mmHg 持续超过 3 小时,或 <80mmHg 持续超过 6 小时,或动脉 pH<7.25 且 $PaCO_2$>60mmHg 持续超过 6 小时。但是我们仍然强调,对于 ECMO 的适应证,应当依据患者的个体情况,个性化的掌握。

ECMO 并没有绝对的禁忌证,但是对于下列患者,在选择 ECMO 治疗时应当极其慎重,包括:

(1) 有严重的活动性出血,或有明显的出血倾向,有抗凝禁忌者。

(2) 没有恢复或移植可能的慢性呼吸或心脏疾病。

(3) 院外心脏停搏,伴长期低血流。

(4) 严重主动脉瓣反流或 A 型主动脉夹层。

(5) 高龄多器官功能衰竭综合征。

(6) 严重的中枢神经系统损伤。

(7) 重度免疫抑制。

【临床应用】

VV-ECMO 可以实现部分或全部肺功能的支持,适用于循环尚能维持的严重呼吸衰竭患者。VV-ECMO 辅助气体交换,可以降低机械通气的参数,有利于肺保护。且 VV-ECMO 可以通过改善氧供、缓解反应性肺动脉高压等途径,改善重度 ARDS 时右心衰竭,增加心排血量。目前尚无使用 VV-ECMO 的明确标准,2012 年 ARDS 柏林定义认为,对于重度的 ARDS 患者,可使用 VV-ECMO。但目前有研究认为,VV-ECMO 不能降低严重 ARDS 患者的病死率。

VA-ECMO 可以实现部分肺功能及心功能的支持,适用于严重循环衰竭的患者,尤其是心源性休克的患者,包括心搏骤停而预计常规心肺复苏效果不佳的患者。目前尚无使用 VA-ECMO 的明确标准,一般认为持续低心排(CI<2L/min、大于 3h),导致灌注持续不足,而出现休克、器官功能受损的患者,可考虑行 VA-ECMO 治疗。

【并发症】

ECMO 转流过程中的并发症较多,预防和处理并发症是保障 ECMO 治疗效果的关键。因并发症种类较多,本书仅列举较为常见的并发症。

1. **血栓形成**　ECMO 转流过程中,膜肺和管路存在着形成血栓的可能性,因此需要常规给予抗凝治疗。一般而言,需要使用普通肝素持续泵入将 ACT 提高到 180s 左右(正常值的 1.5 倍),并根据患者是否有出血的倾向做相应的调整。目前有一些 ECMO 套包已采用抗凝涂层技术,从而减少血栓的发生率,这类套包需要的抗凝水平较低。另外,血栓的形成也与流速相关,当转流流速慢时,更加容易形成血栓。同样,当转流不稳定,间断出现流速下降时,也容易形成血栓。

为了预防形成血栓,应当保证充分的抗凝效果,动态的监测 ACT 或 APTT 等凝血指标的变化。同时应当设置合适的流速,不应当长期在低流速状态转流。保持转流稳定也同样重要,这要求导管的位置合适、患者容量状态充足,以及管路通畅等条件。如果已经形成血栓,导致膜肺氧合能力下降、管路阻力升高或存在血栓脱落等风险时,应当考虑部分或整体更换 ECMO 膜肺及管路。

2. **出血**　ECMO 转流过程中的出血,可以发生在置管部位,也可以发生在置管部位以外。发生在置管部位的出血,往往和置管过程中损伤血管相关。而发生在置管部位以外的出血,常和过度抗凝、ECMO 转流或原发病导致凝血功能紊乱以及严重的应激反应有关。

在置管过程中,应当谨慎操作,妥善止血。如果采用经皮穿刺置管法,可在超声的实时引导下操作,从而避免反复的穿刺损伤血管。如果置管过程中损伤了血管,可采取加压止血或外科修复血管的方式止血。在 ECMO 转流过程中,应当密切监测凝血功能,防止抗凝过度。如果原发疾病影响到了凝血功能,应当适度的减低抗凝剂量、停用抗凝,严重时可输入血浆、冷沉淀及血小板等血液成分,或输入活化凝血Ⅶa 因子等提升凝血功能。采用含抗凝涂层的膜肺和管路,可以减少抗凝剂的用量,减少过度抗凝导致出血的风险。

3. **感染**　由于 ECMO 转流患者存在较多血管内导管、反复采集血液标本、需要输入较多治疗液体及病情较重往往存在免疫抑制等因素,故而感染的发生概率较高。

因此对于 ECMO 患者,应当在置管时和采集血液标本时,高度强调无菌操作。可预防性应用抗生素,尽量缩短 ECMO 治疗的时间,用于预防感染。如果一旦发生感染,则要反复留取血培养,明确病原菌,甚至更换 ECMO 的膜肺、管路和导管。

4. **溶血**　ECMO 转流过程中,不可避免的会存在红细胞的破坏。溶血的临床表现为血红蛋白下降、游离血红蛋白升高以及血红蛋白尿等。管路不平滑存在狭窄部位,静脉引流端负压过大,血泵运转不稳定等因素,均会导致溶血加重。

为了减轻溶血,可采用离心泵,避免使用滚柱式血泵。应当保证 ECMO 管路平顺,避免出现狭窄部位。保持引血通畅,避免静脉引流端负压过大。一旦发生严重溶血,可适当输入红细胞,碱化尿液避免肾损伤,或者行 CRRT 治疗排出游离血红蛋白。

5. **远端肢体缺血坏死**　远端肢体缺血坏死常见于行 VA-ECMO 时,由于动脉置管占据了动脉腔,导致该动脉供血的肢体供血不足。常常表现为远端肢体温度降低、皮肤出现花斑、组织肿胀甚至坏死,血肌红蛋白可有明显的升高。

在行 VA-ECMO 时,可常规置入远端肢体灌注导管。该导管从 ECMO 的动脉回输端,分支桥接到肢体远端的动脉血管,以改善肢体远端的血供。在行 ECMO 转流时,应当密切观察远端肢体供血情况。严重的远端肢体缺血坏死,可能会导致严重的全身中毒反应,可能导致截肢。

6. 急性肾损伤　急性肾损伤是 ECMO 转流过程中常见的并发症,临床表现为少尿、血肌酐及尿素氮升高,同时可能伴随有酸碱电解质的失衡,常见于 ECMO 开始后的 24~48 小时。其原因可能与肾供血供氧不足,ECMO 过程中产生毒性代谢产物,如游离血红蛋白、肌红蛋白等有关。一旦产生严重的急性肾损伤,则可使用血液净化治疗,清除代谢产物、控制循环容量、调节酸碱电解质平衡。

7. 其他　其他并发症包括管路漏气引起空气栓塞、脑水肿、脑梗死、心肌受损、心脏内血栓形成、肺缺血坏死、酸碱电解质平衡紊乱等,这些都需要在行 ECMO 的过程中,密切观察,积极处理。

【注意事项】

在行 VV-ECMO 治疗期间,ECMO 血流量应该达到满足机体氧供和充分排出 CO_2 的水平,同时采取合理的保护性机械通气设置,使肺得到充分的休息。而行 VA-ECMO 时,ECMO 血流量应当恰当的替代心排血量不足的部分,既使心脏得到休息,又要避免心脏的后负荷过度。要密切的监测动脉及混合静脉血气,注意动脉氧分压、动脉二氧化碳分压、动脉血氧饱和度、中心静脉血氧饱和度、乳酸等指标,及时修正 ECMO 的血流速。要给予恰当的抗凝治疗,通常采用持续泵入普通肝素的方式,也可使用凝血酶抑制剂如阿加曲班等,ACT 常规维持在 180s 左右(正常值的 1.5 倍)。过去曾经认为 ECMO 患者需要将血红蛋白提升到正常水平,然而最新的研究提示限制性输血并没有明显的危害。转流期间要密切监测酸碱、电解质,使其保持平衡。同时还要密切监测各器官功能。还有研究表明,ECMO 转流期间患者行物理康复治疗是安全可行的。

ECMO 目前已经成为抢救危重患者的重要技术,但因其启动和管理的难度较高,且研究表明开展例数较多的医疗中心 ECMO 存活率高,故推荐仅在地区级医学中心开展。但要求麻醉、重症及急诊等相关科室的医师,应当了解其基本原理和指征,以便更好的救治患者。

(余　愿　尚　游)

参考文献

[1] THIAGARAJAN R R,BARBARO R P,RYCUS P T,et al. Extracorporeal life supportorganizationregistry international report 2016[J]. ASAIO J,2017,63(1):60-67.

[2] MIRANDA D R,BRODIE B R,BAKKER J. Right ventricular unloading after initiation of venovenous extracorporeal membrane oxygenation[J]. Am J Respir Crit CareMed,2015,191(3):346-348.

[3] COMBES A,HAJAGE D,CAPELLIER G,et.al. Extracorporeal membrane oxygenation for severe acute respiratory distress syndrome[J]. N Engl J Med. 2018 May 24;378(21):1965-1975.

[4] GATTINONI L,TONETTI T,QUINTEL M. How best to set the ventilator on extracorporealmembrane lung oxygenation[J]. Curr Opin Crit Care,2017,23(1):66-72.

[5] ANDREWS J,WINKLER A M. Challenges withnavigating the precarious hemostaticbalance during extracorporeal life support:implicationsfor coagulation andtransfusion management[J]. Transfus Med Rev,2016,30(4):223-229.

[6] AGERSTRAND C L,BURKART K M,ABRAMS D C,et al. Blood conservation in extracorporealmembrane oxygenation for acute respiratory distress syndrome[J]. Ann ThoracSurg,2015,99(2):590-595.

［7］WELLS C L，FORRESTER J，VOGEL J，et al. Safety and feasibility of early physical therapy for patients on extracorporeal membrane oxygenator：university of maryland medical center experience［J］. Crit Care Med，2018，46（1）：53-59.

［8］REPESSE X，AU S M，BRECHOT N，et al. Recombinant factor VIIafor uncontrollablebleeding in patients with extracorporeal membrane oxygenation：report on 15cases and literature review［J］. Crit Care，2013，17（2）：R55.

［9］BARBARO R P，ODETOLA F O，KIDWELL K M，et al. Association of hospital-level volumeof extracorporeal membrane oxygenation cases and mortality. Analysis of the extracorporeal life support organization registry［J］. Am J Respir CritCare Med，2015，191（8）：894-901.

49. 主动脉内球囊反搏技术临床应用及进展

【概论】

主动脉内球囊反搏（intra-aortic balloon pump，IABP）是在主动脉内放置球囊，通过充气放气增加患者血压和改善冠状动脉灌注的技术。1953 年 KANTROWITZ 等首先提出 IABP 基本概念，并在实验中发现，通过机械方法把动脉收缩时压力波相应延迟到舒张期，提高主动脉舒张压，可以增加冠状动脉血供，用于改善心脏功能。1961 年 CLAUSS 等通过动物实验证实在心脏收缩时主动脉抽出一定量的血液，在心脏舒张时加压泵入主动脉以辅助心脏循环。1962 年 MOULOPOULOUS 提出通过导管将球囊经股动脉放入主动脉内，通过充气和放气控制与心脏活动同步。1968 年，KANTROWITZ 等首先报道 1 例心肌梗死后心力衰竭在内科药物治疗无效后，应用 IABP 获得成功救治。1969 年第一台有比较完善控制、驱动系统的主动脉内球囊反搏仪器研制成功。1980 年，BREGMEN 经多年精心研究，改进了球囊结构及置入动脉的方法，提出了经皮穿刺置入 IABP 的方法。1981 年双腔主动脉球囊反搏应用于临床。1986 年有多种驱动模式的主动脉内球囊反搏机问世。欧洲、美国市场在 2000 年研制出全英文全自动的 S98XT 型 IABP 机器，我国在 2005 年推出全中文更高智能的 CS100 型 IABP 机器，2012 年 CS300 在中国上市，其智能技术先进，在 IABP 领域是一次质的飞跃。

目前，IABP 已成为心功能不全等多种高危疾病治疗应用最广的机械循环辅助手段，且 IABP 作为急性心肌梗死合并室间隔穿孔抢救治疗措施，在临床中应用越来越广泛，也得到了指南推荐。

【适应证和禁忌证】

IABP 主要适应证是各种原因引起的心脏功能衰竭和心源性休克，包括：体外循环心脏术后停机困难、心脏术后低心排血量综合征、急性心肌梗死后心源性休克、心肌缺血引起的顽固性心绞痛、高危冠心病介入治疗前后的保护性循环辅助、心肌缺血性心律失常及急性心肌梗死后严重并发症（室间隔穿孔、乳头肌断裂致二尖瓣关闭不全、大室壁瘤）引起的血流动力学不稳定、重症心肌炎、心肌严重挫伤及心脏移植或人工心脏置入前过渡治疗等。

IABP 主要禁忌证是主动脉瓣关闭不全和主动脉夹层动脉瘤、严重粥样硬化等疾病及严重的凝血功能障碍、不可逆性脑损伤等。

【临床应用】

1. **应用原理**   IABP 通过置于胸主动脉(左锁骨下动脉与肾动脉之间)的球囊,在左心室舒张期突然充气,阻挡降主动脉内血流,使近端主动脉内舒张期血压升高,更多血液流入冠状动脉,改善冠状动脉供血供氧;在左心室收缩瞬间球囊突然放气,主动快速塌陷,主动脉压力骤然下降,减轻左心室后负荷,降低左心室射血阻力,减小左心室壁张力及左心室做功和耗氧,有效改善了心肌氧供 - 氧耗平衡,并通过增加心排血量及平均压(主要是舒张压),提高脑、肾灌注,改善全身状况。

2. **临床应用**   IABP 球囊放置主要途径为经皮穿刺股动脉置入法。股动脉穿刺完成后,经穿刺针将导引导丝送入股动脉,拔除穿刺针。在导引导丝指引下,用扩张器钝性扩张皮肤和股动脉壁后送入鞘管。抽空球囊内气体,球囊经过鞘管在导引导丝引导下放进主动脉腔内,理想球囊位置应处于左锁骨下动脉开口远侧(左锁骨下动脉开口下方 1~2cm),不影响左锁骨下动脉血液供应。鞘管留置在穿刺部位。IABP 启动后球囊反搏时相控制非常重要,应密切监控心电、血压等血流动力学指标。一般采用心电图控制,心律不规则时采用动脉压力波形控制。理想反搏效果是在每一次血压收缩波刚刚开始下降时,出现一个更高的反搏波。在心率过快(大于 120 次 /min),特别是房颤心室率过快时,球囊膨胀和塌陷速度不能满足快速心率的需要,采用 1∶2 辅助频率会确保反搏有效性。如果安装双腔起搏器,应确保 IABP 控制装置不将起搏峰当作 QRS 复合波,否则会发生严重后果。体外循环中股动脉搏动不明显时可采用股动脉切开法。血管较细时,可使用没有鞘管的 7F 导管,以减少腿部缺血的发生。髂动脉、腋动脉及腹主动脉极少情况下也可使用。严重股动脉或髂动脉病变,可以在术中经胸升主动脉置入。

短期使用 IABP,可不抗凝,如果术后数天内仍需使用 IABP,应静脉使用肝素,保持部分凝血酶原时间为正常值的 1.5~2 倍,减少缺血和血栓形成概率。如在中等剂量正性肌力药物作用下心排血量满意[心指数(CI)大于 2.5L/(m^2·min)],平均动脉压大于 80mmHg,尿量大于 1ml/(kg·h),可以考虑撤离 IABP。一般采用逐渐撤离的方法,即将辅助频率从 1∶1 降低到 1∶2,观察 2~4 小时后,再降低到 1∶3,观察 1~2 小时情况仍然稳定,可以撤除 IABP。拔除球囊后,压迫穿刺点近端股动脉 30min 以上,以确保穿刺部位没有出血。

若有 IABP 相关并发症出现,如下肢缺血、球囊工作不正常、血小板计数下降或者感染,也可提前撤除 IABP。

【并发症】

1. **下肢缺血**   是 IABP 主要并发症,发生率为 9%~20%。为预防下肢缺血,应在 IABP 置入前就记录足背动脉搏动情况,球囊置入后,每小时检查足背动脉搏动、足部皮肤颜色、色斑、温度及毛细血管充盈情况。出现疼痛、感觉麻木及其他循环不良表现时要及时处理。如果这些表现持续存在,表明肢体有持续性缺血,会影响肢体恢复,应考虑拔除鞘管,或再经对侧股动脉安装 IABP,尽可能使用直径较小的球囊并拔除鞘管。

2. **气囊破裂**   气囊破裂时反搏波形突然消失,气囊导管气路管内有血液。可能的原因是①接触尖锐的器械;②在使用过程中不正常的球囊膜折叠可能导致球囊疲劳破裂;③与钙化的斑块接触时,由于表面的摩擦,最终导致球囊膜穿孔。发现气囊破裂应立即拔出球囊导管,如进入气囊内的血液凝固,气囊无法拔除,可通过动脉切开取出气囊。

3. **动脉损伤**　在动脉穿刺和置入球囊导管时可能发生股动脉、髂动脉和主动脉损伤。多为操作不当或因血管存在原发性病理改变,如动脉迂曲、动脉内膜斑块、内膜不平损伤造成。动脉损伤会引起动脉内膜剥离、夹层动脉瘤形成甚至动脉穿孔破裂出血,也可为局部隆起。预防方法为操作准确、轻巧,插管遇阻力时不可盲目用力,应改换其他插管路径。

4. **其他并发症**　出血、血小板减少、感染等。置入球囊后应密切观察穿刺部位、牙龈、皮肤黏膜等处是否有出血点,有无柏油样便等。监测血常规、出凝血时间、体温变化。

(陈善良　毕严斌)

参考文献

[1] STERTCH R,SAUER C M,YUH D D,et al. National trends in the utilization of short-term mechanical circulatory support:incidence,outcoms,and cost analysis [J].J Am Coll Cardiol 2014;64:1407-15.

[2] IBANEZB,JAMES S,AGEWALL S,et al. 2017 ESC Guidelines for the management of acute myocardial infarction in patients presenting with ST-segment elevation:The Task Force for the management of acute myocardial infarction in patients presenting with ST-segment elevation of the European Society of Cardiology (ESC) [J]. Eur Heart J,2018,39(2):119-177.

[3] SU D,YAN B,GUO L,et al. Intra-aortic balloon pump may grant no benefit to improve the mortality of patients with acute myocardial infarction in short and long term:an updated meta-analysis [J]. Medici ne(Baltimore), 2015,94(19):e876.

[4] SCHAMPAERT S,VAN NUNEN LX,PIJLS NH,et al. Intra-aortic balloon pump support in the isolated beating porcine heart in nonischemic and ischemic pump failure [J]. Artificial Organs,2015,39(11):931-938.

[5] ASSALIA R,BROSH D,BEN-DOR I,et al. The impact of renal insufficiency on patients outcomes in emergent angioplasty for acute myocardial infarction [J]. Catheter Cardiovascular Intervention,2017,69(3):395-400.

[6] 李红,贾若飞,孟帅,等. 主动脉内球囊反搏辅助经皮冠状动脉介入治疗急性冠状动脉综合征合并心源性休克患者的特质及预后分析[J].中国介入心脏病学杂志,2017,25(3):7-12.

[7] VAN NUNEN L X,NOC M,KAPUR N K,et al. Usefulness of intra-aortic balloon pump counterpulsation [J]. The American journal of cardiology,2016,117(3):469-476.

50. 肺动脉漂浮导管临床应用及进展

【概论】

20世纪70年代,漂浮导管(Swan-Ganz导管)进入临床,用于危重患者床边血流动力学监测。目前,漂浮导管已有很大改进,可监测心内压力、血氧饱和度;计算心排血量、肺血管阻力等重要血流动力学参数,在临床疾病诊断与治疗中发挥重要作用。

2000年美国约售出1 500万漂浮导管,据估计约1/3用于心脏手术患者,1/3用于冠心病监护病房及导管室,1/3用于高危外科患者、严重创伤及ICU患者。近年来,虽然大量研究表明,Swan-Ganz导管不能降低患者死亡率,因而使用量逐渐下降。但在某些临床诊疗过程中Swan-Ganz导管仍发挥至关重要作用,包括终末期心功能衰竭患者治疗、评估是否需机械循环支持、早期诊断射血分数(EF)保留的心功能衰竭患者、诊断和治疗肺动脉高压、判断肺动脉高压患者预后。此外,对心功能衰竭患者放置内置型血流动力学监测设备,Swan-Ganz导管也发挥了重要作用。

Swan-Ganz导管的临床应用得到进一步延伸,如,外科ICU医师Cohn利用Swan-Ganz

导管发明了"自动生理数据"来监护围手术期患者血流动力学、氧消耗以及组织氧利用情况。Louis Del Guercio 一名外科医师,美国危重病协会(SCCM)创始人之一,利用"自动生理数据",采用不同治疗方法降低了老年患者手术死亡率。Shoemaker 该协会第 3 任主任,研究了超常供氧是否可改善危重手术患者预后。Forrester 等在急性心肌梗死患者中使用 Swan-Ganz 导管判断预后及指导治疗等。很快 Swan-Ganz 导管在各类 ICU 中被常规使用。但随后却出现大量负面报道,认为 Swan-Ganz 导管不能改善患者预后,在一些患者中甚至影响预后。1996 年 Connors 等报道了在 5 735 例危重患者中使用 Swan-Ganz 导管,结果未见明显获益,且死亡率升高,花费增加。随即出现反对使用 Swan-Ganz 导管的争议。这些结果都是非对照研究得出的。2002 年发表的第一个随机对照(RCT)研究结果发现,在高危外科患者,休克及 ARDS 患者,危重患者及急性心功能不全患者中常规使用 Swan-Ganz 导管不能改善最终结果,导致 Swan-Ganz 导管在美国各类 ICU 中的使用快速下降,选择使用 Swan-Ganz 导管更加慎重。2013 年 Cochrane 对 13 个研究中的 5 686 例 ICU 患者进行了回归分析,表明 Swan-Ganz 导管不能降低死亡率,也不能缩短 ICU 停留时间及住院天数,但 ICU 花费没有明显变化。最近有人对 6 篇相关文章进行了系统分析,5 篇为随机或对照研究,另一篇为专家推荐。研究结果表明,是否使用 Swan-Ganz 导管对所有心外科患者及冠脉搭桥患者死亡率没有影响。在高危心外科患者中,使用 Swan-Ganz 导管可增加死亡率。是否使用 Swan-Ganz 导管对冠脉搭桥术后患者 ICU 停留时间没有影响,但使用 Swan-Ganz 导管患者,术后住院天数超 30 天例数及住院费用增加。但并发症与放置中心静脉导管相比无明显差异。

多种原因导致上述结果,医师缺乏 Swan-Ganz 导管知识,对数据解释不准确,没能有效减少风险和并发症。另外,还与 ICU 患者选择不当,尽管使用 Swan-Ganz 导管,但缺少有效治疗措施有关。

合理使用 Swan-Ganz 导管要求:

(1) 熟知 Swan-Ganz 导管风险,操作力求精细,准确分析数据,将风险降到最低。

(2) 选择合适病例,使 Swan-Ganz 导管优势得到最大发挥。

(3) 尽量缩短使用时间。

(4) 充分利用 Swan-Ganz 导管客观数据如 SvO_2。

(5) 多关注数据变化趋势,而不是某个数据绝对值。

(6) 由具备专业知识并经过训练的团队使用。

(7) 需进一步研究,制定和不断完善适应证。

【适应证和禁忌证】

1. 适应证

(1) 高危心脏病和非心脏病患者,但非常规使用。

(2) 心源性休克,行生命支持治疗患者。

(3) 严重慢性心功能不全需强心剂、血管活性药物及血管扩张药物治疗患者。

(4) 疑似假性脓毒血症患者。[高心排、低体循环阻力、低右心房压及高肺动脉楔压(PAWP)]

(5) 具有可恢复性收缩性心力衰竭患者,如暴发性心肌炎、围产期心肌病。

(6) 肺动脉高压血流动力学鉴别诊断。

(7) 毛细血管前型肺动脉高压,以及混合型肺动脉高压治疗效果判断。

（8）脏器移植患者病情评估及手术适应证判断。

（9）出血性胰腺炎。

（10）高危患者术中、术后管理。

（11）复杂循环系统疾病。

（12）高危产科患者管理。

（13）成人呼吸窘迫综合征。

（14）心输出量测定。

（15）药物中毒等。

2. 禁忌证

（1）左束支传导阻滞患者在穿刺置管过程中可能发生右束支传导阻滞，甚至发生完全性传导阻滞，应立即使用临时起搏器。

（2）慢性败血症或高凝血状态患者，不考虑使用，因可加重败血症和引起血栓。

（3）预激综合征和三尖瓣下垂患者使用可能发生心律失常。

（4）磁共振成像（MRI）可能会对导管产生损坏（融化）。

3. 慎用指征

（1）急性感染性疾病。

（2）细菌性心内膜炎或动脉内膜炎。

（3）心脏束支传导阻滞，尤其是完全性左束支传导阻滞。

（4）近期频发心律失常，尤其是室性心律失常。

（5）严重的肺动脉高压。

（6）活动性风湿病。

（7）各种原因所致的严重缺氧。

（8）严重出血倾向。

（9）心脏及大血管内有附壁血栓。

（10）疑有室壁瘤且不具备手术条件者。

【并发症】

Swan-Ganz 导管相关并发症可分为：穿刺操作并发症、导管置入并发症和保留导管期间并发症。

（1）穿刺操作并发症：①空气栓塞；②动脉损伤；③颈交感神经麻痹综合征；④局部血肿；⑤神经损伤；⑥膈神经麻痹；⑦气胸。

（2）导管置入并发症：①心律失常；②导管打结；③扩张套管脱节；④肺动脉痉挛。

（3）保留导管期间并发症：①气囊破裂导致异常波形；②用热稀释方法测量心排血量时发生心动过缓；③心脏瓣膜损伤；④导管折断、心脏内嵌顿；⑤深静脉血栓、沿导管血栓形成；⑥心内膜炎；⑦肺部影像学、超声心动图出现假阳性；⑧血尿；⑨手术操作损坏导管或使导管移位；⑩肺动脉穿孔、动静脉瘘形成；⑪肺栓塞；⑫全身性感染；⑬收缩期杂音；⑭血小板减少。

【注意事项】

1. 导管顶端通过右心室时是插管过程中最易引起致命并发症阶段，应确保气囊已充气,操作要轻柔、迅速,尽可能缩短导管顶端在右心室内停留时间。

2. 导管进入右侧肺动脉最佳。进入左肺动脉同样可行正常血流动力学指标测量,但由于导管行程中出现再次反方向转折,导管位置不易固定,尤其活动时极易脱出。

3. 注意校正压力监测系统零点水平。对整个管路进行常规冲洗,保证压力传导通路通畅。

4. 用压力指标反映心脏前负荷时,应注意心室顺应性、胸腔内压力改变等相关影响因素。

5. 抽取混合静脉血标本时应首先确定 Swan-Ganz 导管顶端在肺动脉内,出现典型肺动脉压力波形,并将气囊排空,再采集血液标本,因在气囊嵌顿状态下所抽取的是肺动脉远端血而非混合静脉血。

【临床应用】

1. 心导管室常规使用漂浮导管监测心内压力和心排血量。心排血量一般使用热稀释法测得,但严重三尖瓣反流以及心内分流患者还需使用 Fick 法来测心排血量。在有较大左向右分流时,热稀释法可高估心排血量,因肺循环血量大于体循环血量。而在右向左分流时,却可低估心排血量。

2. 急性冠脉综合征　用于急性冠脉综合征病情评估,病情监测、疗效判断及常见机械性并发症诊断。

3. 在心源性休克治疗中也发挥重要作用,特别是常规治疗效果不佳时,使用漂浮导管监测指导可改善疗效。美国心脏病学会基金会及美国心脏协会 2013 年指南将急性心力衰竭患者经常规治疗仍伴持续症状时,使用 Swan-Ganz 导管推荐为Ⅱa级。对伴有液体量不明,体循环阻力与肺血管阻力不明,收缩压 <90mmHg 或伴有症状低血压,按常规治疗出现肾功能损害,需血管活性药物,需机械循环支持以及需要移植情况下,也推荐使用 Swan-Ganz 导管。

4. 右心室心肌梗死　根据肺动脉压力波形特殊变化来诊断右心室心梗(此时肺动脉脉压很窄)。虽然右心室心梗不一定需漂浮导管诊断,但心源性休克合并右心室心梗时,Swan-Ganz 导管血流动力学监测对治疗是有帮助的。

5. 非冠脉综合征危重患者诊治　常用于 ICU 中低血压及休克患者管理。行 Swan-Ganz 导管监测可判断病情危重程度、进行病因分析及对治疗效果和预后趋势评估等。

6. 慢性收缩性心功能衰竭　使用 Swan-Ganz 导管可判断病情严重性,指导治疗,做出准确预后判断。

7. 肺动脉高压　虽早期筛选可使用超声多普勒,但其对进一步诊断与治疗均不能提供准确信息。肺动脉高压诊断、分级以及治疗均靠有创血流动力学监测。肺动脉高压患者行有创监测间隔时间尚无专家共识,但 Swan-Ganz 导管监测对评价口服与非口服降肺动脉压药物疗效有一定价值。

8. 心脏移植术　Swan-Ganz 导管常规用于心脏移植受体的评估。通过测定肺动脉压,更重要的是测定肺血管阻力及左右心衰竭严重程度、肺血管阻力对肺血管扩张药物反应性来判断是否适合心脏移植或心肺联合移植。Swan-Ganz 导管也常用于移植术后血流动力学监测。移植术后暂时性右心室衰竭很常见,可根据 Swan-Ganz 监测数据来指导临床治疗。

(毕严斌)

参考文献

［1］DE BACKER D，VINCENT J L. The pulmonary artery catheter，is it still alive? ［J］. Curr Opin Crit Care，2018，24（3）：202-208.

［2］GIDWANI U K，GOEL S. The pulmonary artery catheter in 2015：The Swan and the Phoenix ［J］. Cardiol Rev，2016，24（1）：1-3.

［3］VINCENT JL. The pulmonary artery catheter ［J］. J Clin Monit Comput，2012，26（5）：341-345.

［4］DEMISELLE J，MERCAT A，ASFAR P. Is there still a place for the Swan-ganz catheter? Yes ［J］.Intensive Care Med，2018，44（6）：954-956.

［5］JOSEPH C，GARRUBBA M，SMITH J A，et al. Does the use of pulmonary artery catheter make a difference during or after cardiac surgery ［J］. Heart，Lung and circulation，2018，27（8）：1-9.

［6］GIDWANI U K，MOHANTY B，CHATTERJEE K. Pulmonary artery catheter A critical reappraisal ［J］. Cardiol Clin，2013；31（4）：545-565.